U0269326

乳腺 X 线摄影教学图谱
Teaching Atlas of Mammography

（第 4 版）
4th edition

［瑞典］拉斯洛·塔巴　编著
瑞典乌普萨拉大学医学院放射学教授
法伦市中心医院乳腺 X 线检查科医学主任

［芬］彼得·迪安　编著
芬兰图尔库大学放射诊断系教授
图尔库大学医院乳腺影像科主任

感谢　蒂伯·托特
瑞典法伦市中心医院病理和临床细胞科主任，病理学副教授

杜红文　主译
中华医学会放射学分会乳腺学组委员
西安交通大学第一附属医院医学影像科教授

河南科学技术出版社
·郑州·

重要提示：医学是不断发展变化的科学。研究和临床经验不断扩充着我们的知识，特别是疾病处理方式和药物治疗方面的知识。本书所提到任何剂量或临床应用，读者可以放心参考，作者和出版者尽一切努力确保这些参考文献严格地与本书出版时的知识状态相一致。

然而，这并不意味着作者和出版者对这本书中任何关于剂量的说明和临床应用形式介绍做出保证或担负责任。请每位读者仔细检查和核对每种药物的说明书，如果有必要可咨询医生或药剂师，药品制造商描述的给药方案或禁忌证是否与目前这版图书中所陈述的不同。对于那种很少使用或刚刚投放市场的新药来讲，这样的咨询尤其重要。每一个给药方案或所用的临床应用方式全部由读者承担风险和责任。作者和出版者恳请每一位读者指出所发现的差异和不准确之处。

Copyright © of the original English language edition 2012 by Georg Thieme Verlag KG,
Stuttgart, Germany.

Original title: Teaching Atlas of Mammography, 4/e
by László Tabár and Peter B. Dean; with the contribution of Tibor Tot
版权所有，翻印必究
著作权合同登记号：图字 16-2012-113

图书在版编目（CIP）数据

乳腺X线摄影教学图谱：第4版 /（瑞典）塔巴，（芬）迪安编著；杜红文主译. —郑州：河南科学技术出版社，2015. 5
ISBN 978-7-5349-7752-7

Ⅰ.①乳… Ⅱ.①塔… ②迪… ③杜… Ⅲ.①乳房疾病-X射线诊断-图集 Ⅳ.①R816.4-64

中国版本图书馆CIP数据核字（2015）第073995号

出版发行：河南科学技术出版社
　　　　　地址：郑州市经五路66号　　　邮编：450002
　　　　　电话：（0371）65788613　65788870
　　　　　网址：www.hnstp.cn
策划编辑：马艳茹　李　林
责任编辑：李　林
责任校对：胡　静
封面设计：张　伟
责任印制：朱　飞
印　　刷：郑州新海岸电脑彩色制印有限公司
经　　销：全国新华书店
幅面尺寸：230 mm×310 mm　　印张：39　　字数：714千字
版　　次：2015年5月第1版　2015年5月第1次印刷
定　　价：398.00元

如发现印、装质量问题，影响阅读，请与出版社联系并调换。

参译人员名单

主　译

杜红文

中华医学会放射学分会乳腺学组委员

西安交通大学第一附属医院医学影像科教授

参译人员（按姓氏笔画排序）

丁宁宁	西安交通大学第一附属医院
杜红文	西安交通大学第一附属医院
张毅力	西安交通大学第一附属医院
梁　挺	西安交通大学第一附属医院

乳腺癌是全球性的重大公共卫生问题。有证据显示，高质量的乳腺X线筛查，有助于在临床早期阶段检出乳腺癌，降低死亡率，同时可以减少或避免创伤性治疗。乳腺X线摄影在乳腺癌筛查工作中有着非常重要的作用。

本教学图谱收集了大量的乳腺病例，包括随访长达25~30年的筛查病例，总计669张X线检查图片和病理图片，几乎覆盖所有的乳腺异常。每一个X线征象都附有清晰的图示和病理对照图片，并给予详细的注释，系统地阐述X线影像的读片方法和不同的影像征象。读者可以通过教学图谱系统地学习如何分析图像，以及通过对乳腺X线征象进行适当的评估并做出正确的诊断。

感谢杜红文教授及其合作者为翻译和出版此书所做出的贡献，我欣赏他们严格仔细的工作精神，并祝贺所取得的成就。

我希望这部书的出版发行，能够帮助放射科医生熟练掌握乳腺疾病的X线影像表现，为从事乳腺X线诊断和相关专业临床工作的医生提供一本有价值的参考书。

本图谱内容丰富、全面，结构简洁、明了，我很乐于为其作序，并热忱推荐给我国从事乳腺癌筛查和临床诊治工作的所有医务工作者，相信此图谱的出版发行必将对我国乳腺X线诊断水平的提高起到积极的作用。

中华医学会放射学分会常委、乳腺学组组长

2014年10月于北京

译者序

非常荣幸应河南科学技术出版社的邀请翻译由拉斯洛·塔巴医学博士（László Tabár，MD）和彼得·迪安医学博士（Peter B. Dean, MD）编著、Georg Thieme Verlag 出版的 *Teaching Atlas of Mammography* 一书。本书是乳腺放射诊断医生不可多得的佳作，也是从事乳腺疾病治疗的相关肿瘤内外科医生的很有价值的参考书。本书自 1983 年第一版出版发行以来，以英文、德文、西班牙文、意大利文、葡萄牙文、波兰文、日文和法文八种语言出版发行。1995 年，在我有幸接触乳腺 X 线诊断工作之初，得到了第二版英文原版书，它成为工作之中经常翻阅的重要参考书之一，对我和同事的临床工作有极大的帮助。

随着科学技术的发展，目前已有多种影像技术应用于乳腺疾病的检查，如 X 线摄影、超声、MRI 和 PET–CT 等，但乳腺 X 线摄影仍是目前国际公认的首选检查方法，在乳腺癌筛查工作中有着不可替代的重要作用。

本书系统地收集了大量的临床资料和乳腺 X 线摄影筛查资料，包括随访长达 25 年的乳腺筛查病例，所选病例几乎覆盖了所有的乳腺异常；本书还介绍了分析图像的方法，指导读者通过对乳腺 X 线征象进行正确评估，做出准确诊断。相比本书最初的两个版本，第三、四版增加了许多彩色病理学图片，尤其是清晰真实的组织学亚肉眼（3D）图像，为乳腺影像科医生诠释乳腺图像提供了组织细胞变化的病理生理信息。

我非常乐意将这本有价值的参考书推荐给国内的影像学和相关专业的广大医务工作者，希望本图谱能为我国的乳腺疾病诊断医生在临床实践中提供有益的指导作用。

感谢参与翻译本书张毅力、丁宁宁、梁挺，感谢支持我工作的家人和朋友们。

杜红文
西安交通大学第一附属医院
2014 年 9 月于西安

第二版前言

本图谱系统地收集了乳腺病变的 X 线检查图片，包括许多早期甚至最早可检测的发展阶段病变图片。这些图片反映了乳腺 X 线筛查人群中所发现的病变类型。小的恶性病变被认为是大病变、转移病变的先兆。在乳腺癌早期阶段，切除病变可以阻止其发展到晚期致死阶段。

毫无疑问，高标准的乳腺 X 线筛查和足够频繁的复查，可检出大多数临床前期阶段的乳腺癌，降低乳腺癌的死亡率；对许多病例，可以减少不必要的伤残或避免创伤性的治疗。

撰写本书的目的在于帮助放射科医生熟练掌握乳腺 X 线诊断。随着越来越广泛的乳腺 X 线筛查，这种需求将持续增长。

这个版本没有做重大修改，也没有添加额外的图表。我们感谢许多同行的建设性批评，在第二版里我们尽力对他们的评论做出回应。

瑞典 法伦市，László Tabár

芬兰 图尔库市，Peter B. Dean

第三版前言

时光的流逝使我们可以长期随访 20 年前被诊断为乳腺癌的病例，这个版本中包含有她们的乳腺 X 线片，同时我们也替换了一些病例，以便强调教学重点。

这些年来，我们对正常乳腺和病态乳腺解剖结构在乳腺 X 线片上表现的了解有了很大程度的提高，这主要归功于组织学的厚层切片分析和三维知识的获取。另外，本版也介绍了一些术语上的变化。在修订书稿时，作者们还介绍了 15 年来他们在乳腺 X 线教学中所积累的经验。

这些因素解释了为什么本书在这一版中改写了如此多的文字。

如果一名放射科医生要想从他的患者中得到教益或教训，那么，与经验丰富的病理学家密切合作是至关重要的。在此，对为我们提供组织病理学图像的蒂伯·托特（Tibor Tot）医学博士表示衷心的感谢。

瑞典 法伦市，László Tabár

芬兰 图尔库市，Peter B. Dean

第四版前言

在过去的 10 年里，乳腺 X 线数字成像技术的转化、引人注目的乳腺超声检查技术的改善，以及乳腺磁共振成像（MRI）的崛起，需要放射科医生非常熟悉正常乳腺的放射解剖学和良、恶性乳腺病变引起的异常表现。所有这些成像技术的重大进展，为我们呈现了更接近真实乳腺组织的亚肉眼（3D）影像。

正常和病态乳腺组织的 3D、厚层切片组织学图像在所有不十分完美的分辨率成像方法和显微镜下所见细胞细节之间起着重要的补充作用。此外，研究这些 3D 图像有助于理解乳腺组织出现特殊变化的病理生理过程。熟悉 3D 层面上这些变化的乳腺影像诊断医生，不论面对什么样的影像方法，他们在诠释乳腺图像方面都会有很大优势。

乳腺成像方法取得巨大突破性改进的同时，乳腺影像诊断医生在 3D 组织学与成像方法对照研究中变得更加聪明，术前诊断更加准确，能发现更小的肿瘤，对疾病严重程度的描述也更加精确，特别是多发病灶和扩散的乳腺癌，患者可以得到更充分的个体化治疗。

这些影像学进展服务于所有的女性。对于健康女性，可以确诊她们没有患乳腺癌；对于那些已经患病的女性，早期发现和正确诊断将确保她们得到最好的远期疗效。在很多情况下不那么激进，量身定制的治疗方案将使治疗的不良反应降至最低限度。

乳腺癌筛查的长期（25 ~ 30 年）随访证实了乳腺癌的早期诊断和手术完全切除的益处，随着随访时间的不断延长，许多所谓的"危害"传说逐渐消失。肿瘤特征谱的显著变化要求卫生保健管理人员参与到乳腺癌患者的诊断和治疗中，重新评估疾病的诊断和治疗方法。带着这些想法，我们修订了这本教学图谱。

瑞典 法伦市，László Tabár

芬兰 图尔库市，Peter B. Dean

引言

编写这本教学图谱的目的是指导放射科医生分析乳腺 X 线影像图片的方法，通过对 X 线表现的准确分析得出正确的诊断结果。本书所选病例几乎覆盖了所有的乳腺异常，包括患者的临床资料和大量的乳腺 X 线摄影筛查资料，本版增加了随访长达 25 年的筛查病例结果。

诠释乳腺 X 线检查图像有两个基本步骤：认识和分析。

乳腺 X 线检查的最大好处就在于尽可能在最早期阶段检出乳腺癌，必须在每一张乳腺 X 线检查图片上对恶性肿瘤的细微提示进行系统地观察。该图谱描述了系统的观片方法（第二章），教授如何认识图像，给读者提供了一系列乳腺 X 线检查图片，许多属于不典型的疑难病例，鼓励使用这种方法进行实践练习。借助于坐标系统，精确地给病变定位，认识实践始终贯穿于整个图谱。在乳腺 X 线检查图片上发现异常后，通过对肿瘤特征的仔细分析可以做出诊断。在使用其他成像检查之前，有必要附加局部加压摄影和微焦点放大摄影对病变做进一步分析。

本图谱不是从诊断和展示典型表现开始，而是教导读者如何分析图像，通过对乳腺 X 线征象的准确评估，做出正确的诊断。认识和评价乳腺 X 线征象的先决条件包括最佳摄影技术、了解解剖学知识、熟悉引起乳腺 X 线表现的病理过程。

乳腺病变非常多样化，期望某种单一的成像方法能够反映所有乳腺疾病的亚型是不现实的。

因此，在过去的几十年里开发了辅助成像技术和介入诊断方法，以提高乳腺成像的敏感性和诊断的准确性。增加和改进的这些方法并没有降低乳腺 X 线检查的重要性。相反，仔细分析乳腺 X 线的细微征象有助于放射科医生选择最恰当的辅助影像技术和介入诊断方法，从而对疾病做出准确的诊断并判断其真实的发展程度。

目录

第一章 乳腺解剖

乳腺解剖的描述基于 Wellings 及其同事[1-3]和 Azzopardi[4]所做的大量工作,他们使乳腺的解剖结构更加清晰。解剖学上的乳腺可以分为以下实性结构:

乳腺叶(图 I):人类的乳腺含有 15～18 个乳腺叶。乳腺叶大都有一个主导管开口于乳头。

终末导管小叶单位(TDLU)(图 II~IV):主导管分支最后形成终末导管小叶单位,由乳腺小叶外的末端导管和乳腺小叶组成[1]。

乳腺小叶:由特殊、松散的结缔组织围绕的小叶内末端导管和微导管形成(图 II)。在某些命名中,微导管相当于腺泡[4]。有两个特征可以对乳腺小叶外末端导管和乳腺小叶内末端导管进行区别。

1.乳腺小叶外末端导管有弹性组织包绕,而乳腺小叶内末端导管和微导管没有。

2.乳腺小叶外末端导管内衬柱状细胞,而乳腺小叶内末端导管内衬立方细胞[4]。

解剖细节很重要,因为一定的乳腺疾病起源于特定的解剖位置[3、4]。

主导管及其分支:

1.乳腺良性病变:

(1)良性乳头状瘤主要起源于大导管。

(2)导管扩张。

2.乳腺恶性病变:充满导管及其分支导管的高级别恶性病变常被称为 DCIS(导管原位癌),但是,它也可以表现为具有侵袭性、低分化的导管形成的乳腺癌(新生导管样癌),出现不可预料的后果,这种情况约占所有乳腺癌的 15%。

终末导管小叶单位:

Wellings[3]认为,终末导管小叶单位十分重要,因为它是下列疾病的原发部位。

1.良性乳腺病变:

(1)乳腺增生性改变,如纤维囊性变、纤维腺瘤及各种类型的腺病(硬化性腺病、乳腺腺管型腺病等),伴有或者不伴有细胞改变,如顶浆分泌化生、柱状细胞增生和不同类型的上皮细胞的改变(图 V~XI)。

(2)大的、可扪及的囊肿,累及乳腺小叶和相邻的部分导管系统。乳腺小叶上皮细胞进行顶浆分泌转换,液体分泌增加,液体聚集导致终末导管小叶单位扩张,并填充一定长度皱褶的大导管。如果皱褶导管沿自身轴向扭转,那么近端导管扩张就会形成囊肿(图 X)。

2.恶性乳腺病变:绝大多数乳腺癌起源于终末导管小叶单位,而不是大导管。因此,传统的术语"导管原位癌"或浸润性导管癌多数与起源于终末导管小叶单位的病变有关。

术语解释:

1.腺病(图 V、图 VI):终末导管小叶单位的增生和肥大。

2.上皮增生:原有的终末导管小叶单位内的上皮细胞增生。

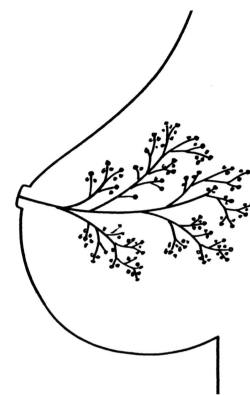

图 I　乳腺叶示意

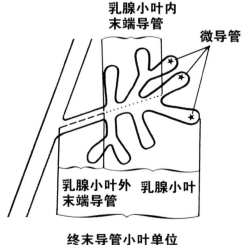

图 II　终末导管小叶单位示意(来自 Wellings)[3]

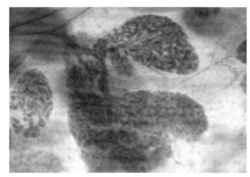

图 III　数个终末导管小叶单位的 3D 组织学切片图像

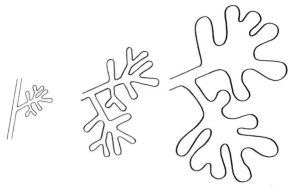

图 V　腺病发展示意

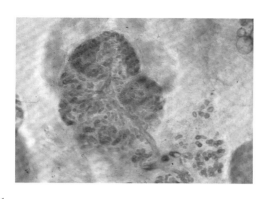

图 VI　腺病的 3D 组织学切片图像，终末导管小叶单位的增生和肥大

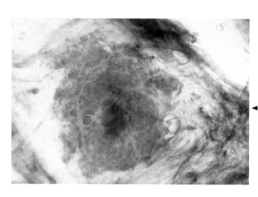

图 VII　无钙化的硬化性腺病的 3D 组织学切片图像

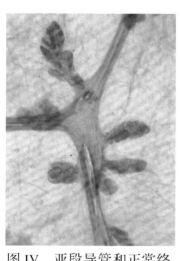

图 IV　亚段导管和正常终末导管小叶单位（大多数乳腺病变的起源部位）3D 组织学切片图像

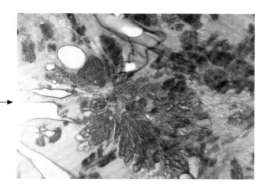

图 VIII　放射状瘢痕的 3D 组织学切片图像

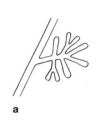
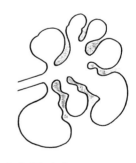

图 IXa　纤维囊性变发展示意

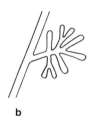

图 IXb　伴有钙化的纤维囊性变发展示意

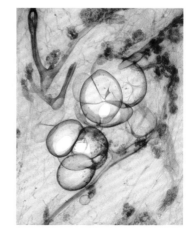

图 X　终末导管小叶单位转变为囊肿的 3D 组织学切片图像

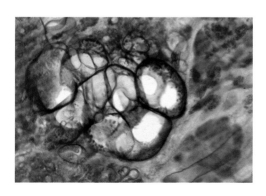

图 XI　被正常终末导管小叶单位包绕的多房囊肿 3D 组织学切片图像

第二章　乳腺 X 线片的
　　　　　系统观察方法

左右乳腺详细对比观察提高了不对称结构的检出率。通过有序的遮蔽技术观察限定区域的乳腺 X 线摄影图像，有助于细微变化的检出。

遮蔽方法对于阅读胶片和数字化影像是同等必要的。手持式遮光筒是观片的极佳工具（图 XII）。当在显示器上观察数字图像时，数字软件可以实现这个功能。

水平遮蔽法：尾方向（图 XIII）和头方向（图 XIVa、b）。

斜遮蔽法：头方向（图 XV）和尾方向（图 XVI）。

观察目的：

1. 发现不对称密度（图 XIV~XVI）。

2. 检出结构扭曲（图 XVII）。

3. 检出乳腺实质轮廓的变化，如收缩（图 XVIIIa、b 和图 XIXa）、帐篷征（图 XVIIIc~g）和突出（图 XIXb）

4. 发现乳腺 X 线片上的钙化。

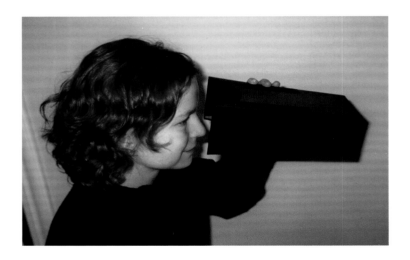

图 XII　手持有效消除外部光线的遮光筒，可以提高对 X 线片中小的和低对比度病变的检出

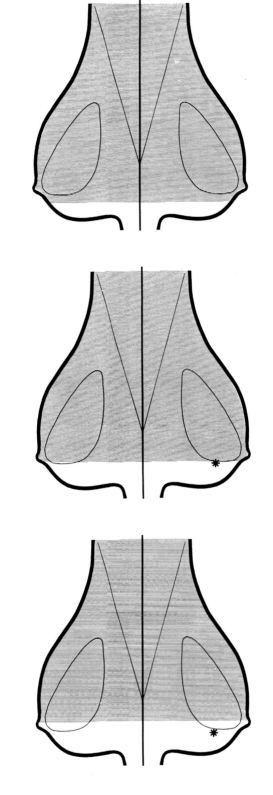

图 XIII　水平遮蔽法：尾方向

当阅读乳腺 X 线摄影图像时，用遮光筒逐步水平遮蔽图像；而在阅读数字乳腺 X 线图像时则使用特别设计的软件，有助于两侧乳腺相应区域的对比。遮蔽法排除了遮光筒遮蔽的阴影区域，有利于观察剩余的影像部分。

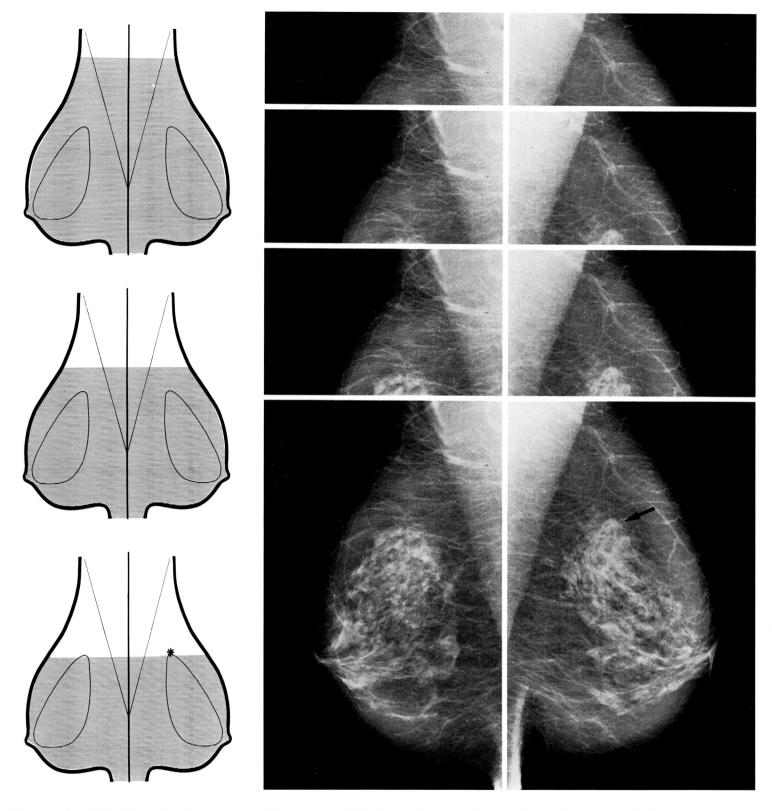

图 XIVa 水平遮蔽法：头方向

观察左右侧乳腺内外斜位片，逐步水平遮蔽有助于比较两侧乳腺的相应区域。

图 XIVb 水平遮蔽法：头方向 ［病例 72 内外斜位（MLO）图像］

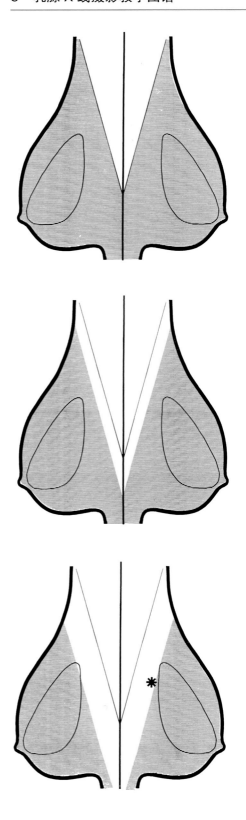

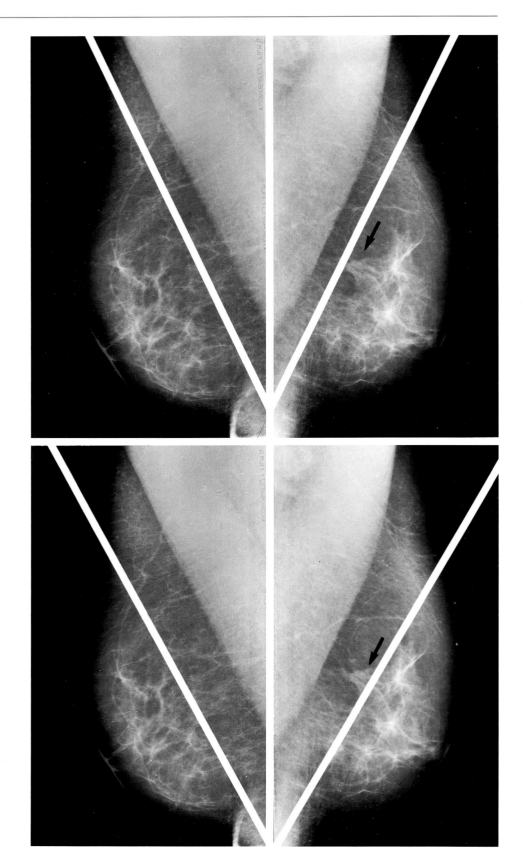

图 XVa　斜遮蔽法：头方向

　　使用遮光筒，使注意力集中在左右乳腺的相应区域。观察左右乳腺内外斜位（或外内）投影。遮光筒最初沿胸大肌的边缘放置，平行于胸大肌逐步对称性移动，有助于比较双侧乳腺 X 线片的相应区域。

图 XVb　自头方向的斜遮蔽法（病例 74），对观察病例 76、78、82 也是非常有帮助的

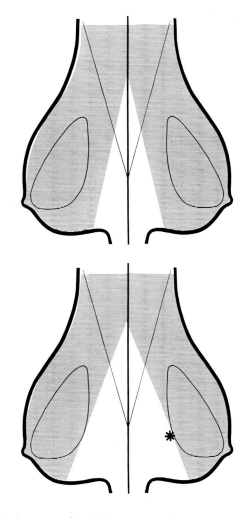

图 XVIa　斜遮蔽法：尾方向

　　两个遮光筒逐步地向外旋转，使相应区域的比较更容易。

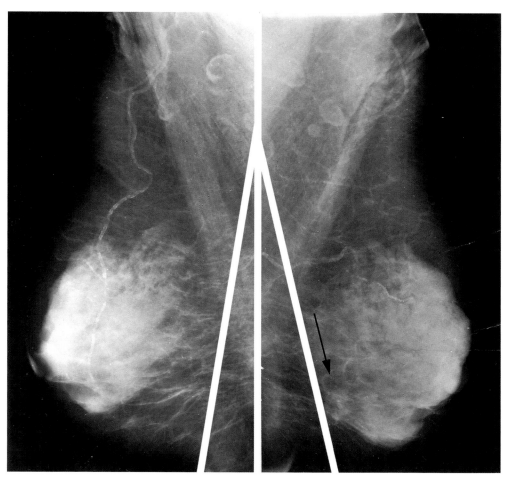

图 XVIb　斜遮蔽法：尾方向（乳腺 X 线摄影图像）

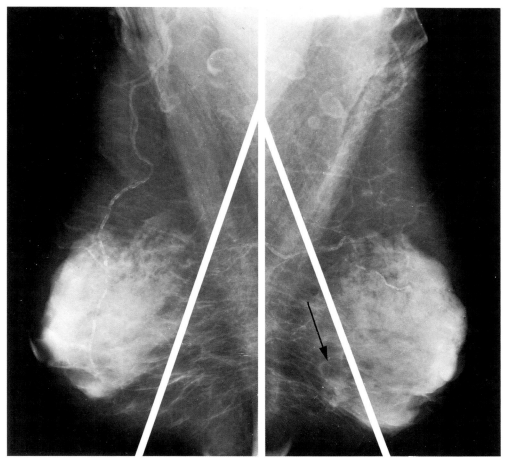

图 XVIc　斜遮蔽法：尾方向（乳腺 X 线摄影图像）

图 XVIIa：乳腺实质不对称，如局灶性密度增加或结构扭曲，可能是检出星芒状病变的唯一征象。认识这种细微改变，需要仔细地、系统地比较两侧相应区域乳腺实质的结构。

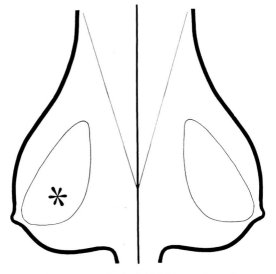

图 XVIIa　乳腺腺体结构扭曲示意

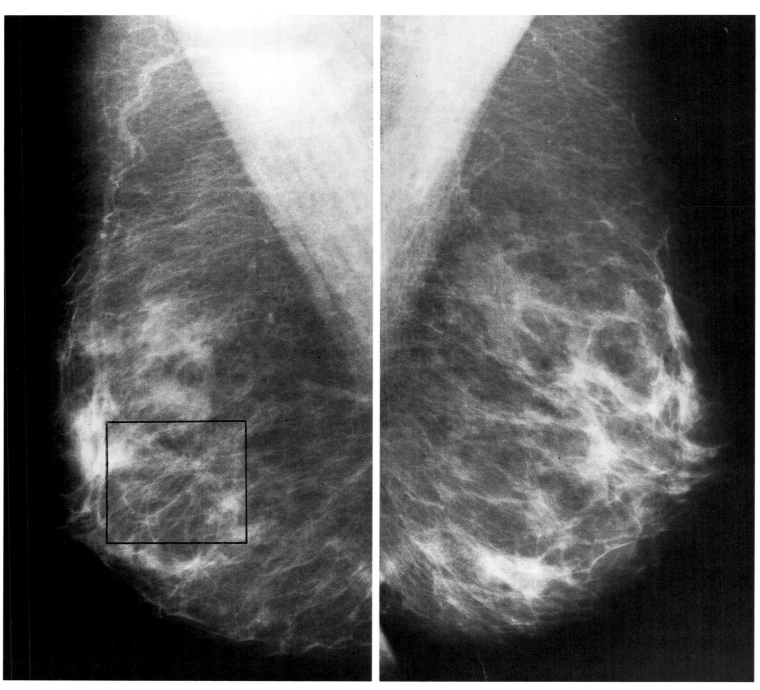

图 XVIIb　左右乳腺 X 线内外斜位图像。右乳方框内可见放射状结构

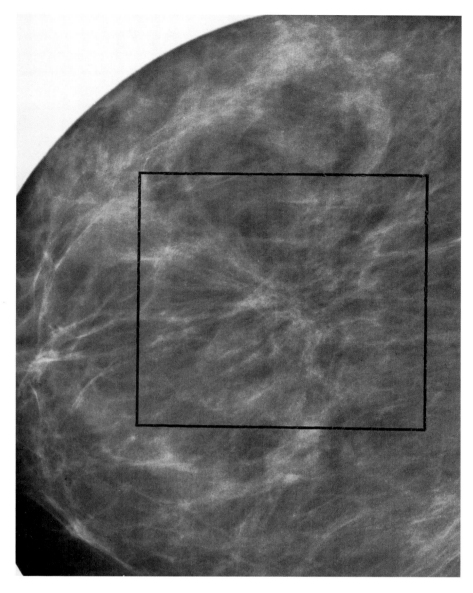

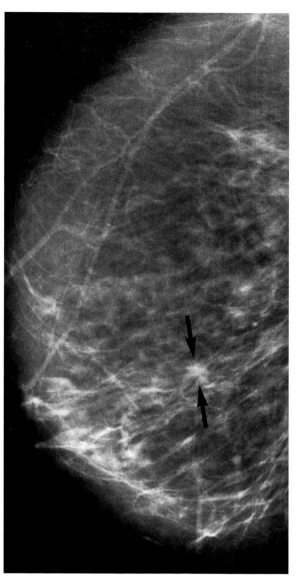

图 XVIIc　结构扭曲的局部放大图像，有助于更好地分析乳腺实质结构扭曲（病例 61）

图 XVIId　在正常结构中观察到结构扭曲（箭头），可检出小的星芒状病变（病例 70），也见于病例 77

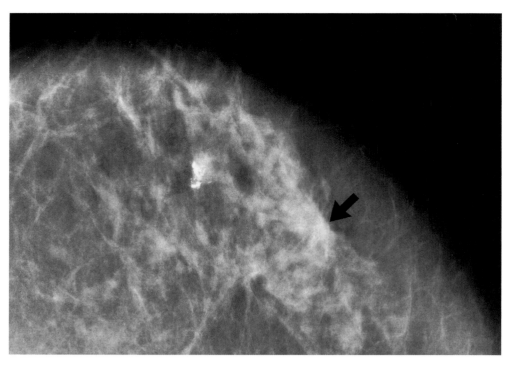

图 XVIIIb　乳腺 X 线摄影图像
　　一个小癌变病灶引起的乳腺实质轮廓收缩（箭头）。

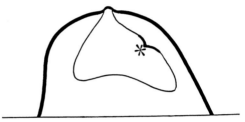

图 XVIIIa　头尾位示意
　　沿乳腺实质外侧边缘可见乳腺实质轮廓收缩。

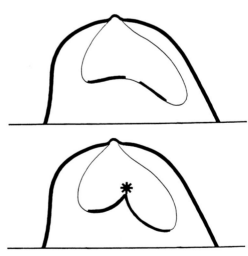

图 XVIIIc　头尾位示意
　　沿着乳腺实质的后缘收缩，产生了一个特殊的征象。正常情况下，后缘是光滑的，通常凹陷。然而，收缩可使其拉直或者两边凸起，像一个帐篷顶（帐篷征）。

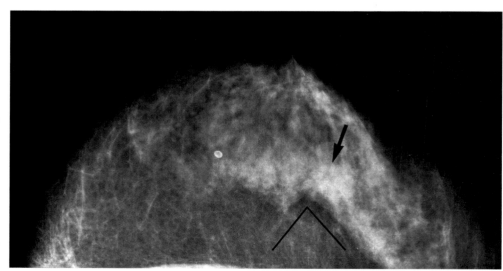

图 XVIIId　乳腺 X 线摄影图像（病例 71）
　　肿瘤（箭头）引起的帐篷征，也见于病例 80。

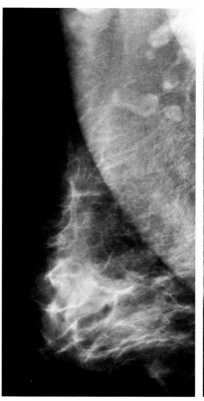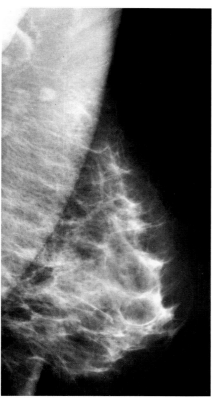

图 XVIIIe　35 岁女性，双侧乳腺内外斜位图像
　　未见肿瘤。头尾位图像见图 XVIIIf、g。

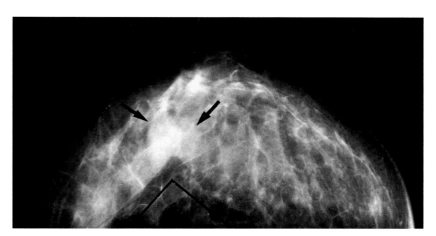

图 XVIIIf　右乳头尾位图像
　　典型的帐篷征（沿乳腺实质后边缘收缩），由癌引起（箭头）。

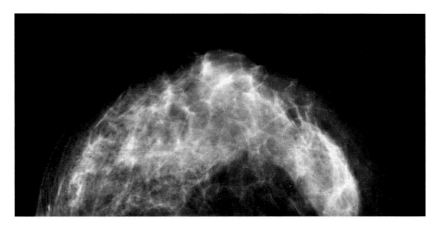

图 XVIIIg　左乳正常头尾位图像

图 XIXa　双侧乳腺内外斜位示意

　　因发现乳腺实质轮廓收缩，得以诊断出隐藏于致密乳腺中的小肿瘤。内外斜位示意图显示左侧乳腺实质外缘收缩凹陷。

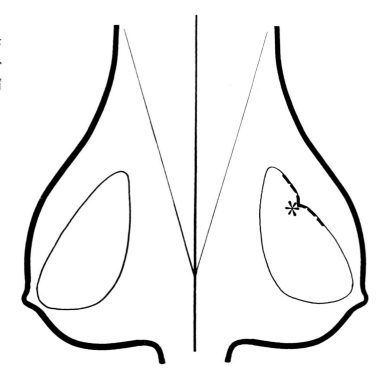

图 XIXb　乳腺 X 线摄影图像

　　与对侧乳腺相应区域相比较，左侧乳腺实质轮廓局灶性突出（箭头），见病例 80。

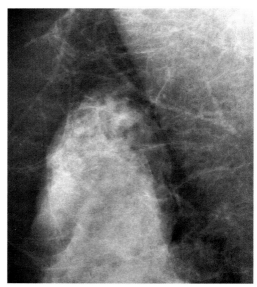
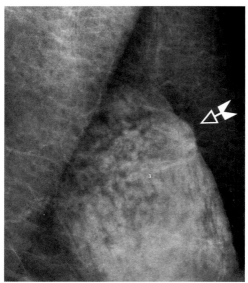

第三章　乳腺 X 线摄影图像的观察与影像发现的诠释

阅读乳腺 X 线摄影图像，应该采取三个步骤：

第一步：确定图像质量是否满足诊断。依据乳腺位置、图像对比和空间分辨率等方面进行判断。低质量图像和投照位置不当往往会造成诊断错误。

第二步：寻找病变。系统地、一步一步地观察乳腺 X 线摄影图像，评估乳腺结构变化的细节。系统地观片应包括循序渐进地对左右两侧乳腺相对应区域进行比较（第二章），在发现第一个病变后，不要停止寻找。

第三步：仔细分析每一个检出的病变。

首先，把每一个病变归类为下列五个分类中的一个。

I：圆形 / 卵圆形病变，可以是单个或多个病变。

II：星芒状 / 毛刺状病变与结构扭曲。

III：钙化，可以伴有或不伴有肿块。异常发现可能就是一个或多个钙化。

IV：皮肤增厚综合征。在乳腺 X 线摄影图像上，病变区相应部分或大部分乳腺皮肤增厚，并且伴有乳腺密度增高和网状改变。

V：以上任意两个或两个以上异常发现。

其次，在对每个检出病变分类后，应对其进行详细分析（见第四至第七章）。

第四章　圆形 / 卵圆形病变

3D 组织学图像

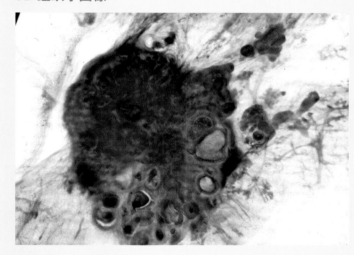

浸润性导管癌伴原位癌成分

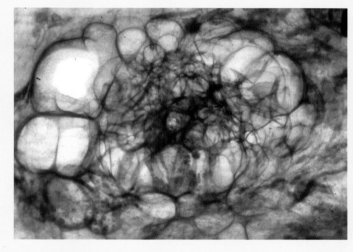

多房性张力性囊肿

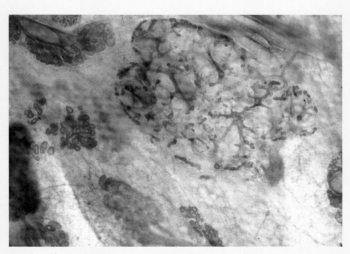

终末导管小叶单位的纤维腺瘤样改变

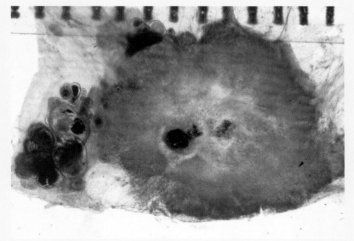

浸润癌伴中心纤维化

圆形 / 卵圆形病变的边缘清晰或模糊，呈圆形、卵圆形或分叶形，可单发或多发。

如果圆形 / 卵圆形病变伴有钙化，则要对病变与钙化进行单独分析，然后再相互结合分析。

通过对圆形 / 卵圆形病变的轮廓与密度分析，可以快速地做出良性或恶性病变的乳腺 X 线诊断。下面四个分析步骤有助于快速地做出乳腺 X 线诊断。

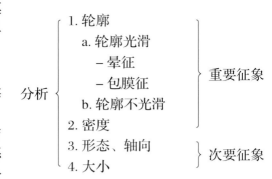

分析
1. 轮廓
　a. 轮廓光滑
　　– 晕征
　　– 包膜征　　重要征象
　b. 轮廓不光滑
2. 密度
3. 形态、轴向　　次要征象
4. 大小

圆形 / 卵圆形病变诊断的重要征象

晕征 / 包膜征：存在或不存在

晕征是围绕在圆形 / 卵圆形良性病变周围、窄的、可透射线的环（马赫带）（病例 17、21、49、50、52、53、56）。

包膜征是一条细的、弯曲状、不透射线的线影，仅见于含有透射线物质的病变周围（脂肪：如脂肪瘤或纤维腺脂肪瘤；油：油脂囊肿）（病例 1、3、4、5）。晕征和包膜征都是良性病变的特征。它们的存在几乎总是意味着病变是良性的。只有三种罕见情况例外：

1. 囊内癌。
2. 乳头状癌。
3. 发生在纤维腺瘤内部的癌（病例 103）。

这三种情况为恶性病变，但可有晕征。

注释

因为晕征的存在提示良性病变，应该附加额外的拍片来查找它，特别是局部加压放大摄影。

当被可透射线的脂肪组织包围或填充有可透射线的脂肪组织时，乳腺 X 线摄影图像可以显示环绕圆形 / 卵圆形病变的包膜征。因为这样的病变总是良性的，所以，乳腺 X 线摄影图像上的包膜征有一定的诊断价值。圆形 / 卵圆形病变的密度评估应该总是与寻找晕征或包膜征相结合。

最常见的圆形 / 卵圆形病变是囊肿和纤维腺瘤，围绕大部或全部病变的明显晕征是单纯囊肿的特征。

进一步鉴别诊断：囊肿通常发生在围更年期的女性，而纤维腺瘤常见于较年轻的女性。囊肿经常有压痛，而纤维腺瘤却没有。

乳腺超声是最具价值的、无创的检查圆形 / 卵圆形病变的方法。

圆形 / 卵圆形病变的密度

在圆形 / 卵圆形病变的鉴别诊断中，密度（不透射线 / 透射线）的评判非常重要。病变密度应与病变周围乳腺实质密度相比，在脂肪退化的病例中则应与乳头密度相比。病变与周围乳腺实质相比，密度情况如下：

1. 可透射线的。
2. 透射线和不透射线相结合的。
3. 不透射线的低密度（与周围乳腺实质密度相同），或不透射线的高密度（高于周围乳腺实质密度）。

一旦确定病变的密度，诊断选择的范围就会缩小：

透射线的圆形 / 卵圆形病变
1. 脂肪瘤（病例 1、2）。
2. 油脂囊肿（病例 3、4、139）。
3. 积乳囊肿。

透射线和不透射线相结合的病变
1. 纤维腺脂肪瘤（乳腺内乳腺）（病例 5、6）。
2. 积乳囊肿（病例 7、8）。
3. 乳房内淋巴结（病例 9、10、47、123）。
4. 血肿（病例 11、12、46）。

不透射线的低密度病变
"透过"病变（重叠）可以看到周围的乳腺实质结构（血管、小梁等）。
1. 纤维腺瘤（病例 13、14、15、16、30、49、50、51）。
2. 囊肿（病例 17、18、19、52、56）。
3. 罕见的病变：
（1）巨纤维腺瘤（病例 21）。
（2）皮脂腺囊肿（病例 31）。
（3）小海绵状血管瘤（病例 23）。
（4）乳头状瘤，多发乳头状瘤（病例 27、48、127、128）。
（5）皮肤疣（病例 24、25）。
（6）脓肿。
（7）叶状肿瘤（病例 26）。
（8）乳头状癌。
（9）黏液癌（病例 28、32、44）。

注：诊断这些恶性病变可能会较困难。

不透射线的高密度病变
这些病变的密度高于周围的乳腺实质，"透过"致密的病变一般不能看到血管、小梁等结构。

1. 癌［如髓样癌，浸润性导管癌（非特异性）］（病例29、33、41、54）。
2. 肉瘤。
3. 乳腺转移癌（病例36、40）。
4. 叶状肿瘤（病例37）。
5. 囊内乳头状瘤。

6. 脓肿（病例38、42）。
7. 血肿。
8. 大的海绵状血管瘤（病例151）。
9. 增大的病理性淋巴结（淋巴瘤、白血病、类风湿关节炎、转移瘤）（病例43、45）。
10. 大的皮脂腺囊肿（病例22）。

注：所有透射线的、透射线和不透射线相结合的，以及大多数不透射线的低密度病变是良性病变。

圆形／卵圆形病变诊断的次要征象

在轮廓及密度分析的基础上，这些征象用来支持乳腺X线的进一步诊断。

圆形／卵圆形病变的形态与轴向（图XXa、b）

囊肿通常是具有光滑边缘的圆形或卵圆形病变。当拉长时，病变轴向通常指向乳头，与乳腺小梁结构方向一致（病例53、56）。

实体肿瘤（如乳腺纤维腺瘤、癌）可能是光滑的圆形／卵圆形或分叶状边缘病变。其轴向是随机的，不与乳腺小梁结构方向保持一致（病例49、54）。

大小

圆形／卵圆形病变依照大小分为三种类型，可以提供一定程度的鉴别诊断。

非常大的圆形／卵圆形病变（>5 cm）

乳腺肿瘤极少长这么大，它们取代了大部分乳腺组织，可有以下几种诊断：
1. 透射线的：脂肪瘤（病例1）。
2. 透射线和不透射线相结合的：纤维腺脂肪瘤（病例5、6）。
3. 不透射线的（低密度）：
（1）巨纤维腺瘤（病例21）。
（2）囊肿（病例17、56）。
（3）叶状肿瘤（病例26）。
（4）黏液癌（病例32）。
4. 不透射线的（高密度）：

（1）癌（病例54）。
（2）肉瘤。
（3）叶状肿瘤（病例37）。
（4）囊肿。
（5）脓肿（病例38、42）。
（6）淋巴结（淋巴瘤、白血病、转移瘤）。

中等大小的圆形／卵圆形病变（2 ～ 5 cm）

1. 透射线的：
（1）脂肪瘤。
（2）油脂囊肿（病例139）。
2. 透射线和不透射线相结合的：
（1）纤维腺脂肪瘤。
（2）血肿（病例46）。
3. 不透射线的（低密度）：
（1）纤维腺瘤（病例13、49、50、55）。
（2）囊肿（病例39、52）。
（3）皮脂腺囊肿。
（4）黏液癌：可能会诊断困难。
4. 不透射线的（高密度）：
（1）癌。
（2）肉瘤。
（3）乳腺转移癌（病例40）。
（4）叶状肿瘤。
（5）脓肿。
（6）囊肿（病例20）。
（7）皮脂腺囊肿（病例22）。
（8）淋巴结（淋巴瘤、白血病、类风湿关节炎、转移瘤）（病例43、45）。

较小的圆形／卵圆形病变（<2 cm）

1. 透射线的：
（1）脂肪瘤（病例2）。

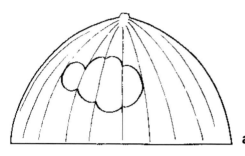

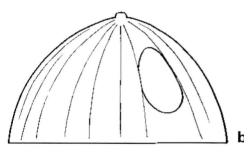

图XXa、b　实体肿瘤的轴向（纤维腺瘤、癌等）通常是随机的，因为它们生长的方向并不与乳腺小梁结构方向保持一致（a），而乳腺小梁结构会影响囊肿的生长方向（b）

（2）油脂囊肿（病例3、4）。
（3）积乳囊肿。
2. 透射线和不透射线相结合的：
（1）积乳囊肿（病例7、8）。
（2）乳房内淋巴结（病例9、10、47、123）。
（3）血肿（病例11、12）。
（4）纤维腺脂肪瘤（病变小的很罕见）。
3. 不透射线的（低密度）：
（1）纤维腺瘤（病例14、15、16、30、51）。
（2）囊肿（病例18、19、53）。

4. 不太常见的病变：

（1）皮脂腺囊肿（病例 31）。

（2）乳房内淋巴结。

（3）乳头状瘤，多发乳头状瘤（病例 127、128）。

（4）血管瘤（病例 23）。

（5）癌：黏液癌（病例 28、44）最常见，也可为乳头状癌。

（6）皮肤疣（病例 24、25）

5. 不透射线的（高密度）：

（1）癌（病例 29、33）。

（2）乳腺转移癌（病例 36）。

（3）淋巴结（转移癌、白血病、淋巴瘤、类风湿关节炎）。

策略

在按上述四个步骤（轮廓、密度、形态和轴向、大小）分析后，应该做出乳腺良性或恶性病变的初步 X 线诊断。

乳腺 X 线摄影检查对脂肪瘤、纤维腺脂肪瘤、油脂囊肿、乳房内淋巴结和大部分纤维肿瘤的诊断是非常可靠的。在无症状的女性中会发现很多触诊不到的圆形 / 卵圆形病变。乳腺 X 线摄影、乳腺超声检查和空心针穿刺活检的联合运用对大多数病例可以做出正确诊断，仅有一小部分病例需要进行外科手术活检。

乳腺超声检查对圆形 / 卵圆形病变是非常重要的诊断手段，特别是囊实性病变的鉴别诊断。

通常，在超声引导下完成的穿刺活检能够获得显微镜下病理诊断。圆形 / 卵圆形病变的乳腺 X 线摄影检查诊断的程序如右侧所示。

检查诊断程序

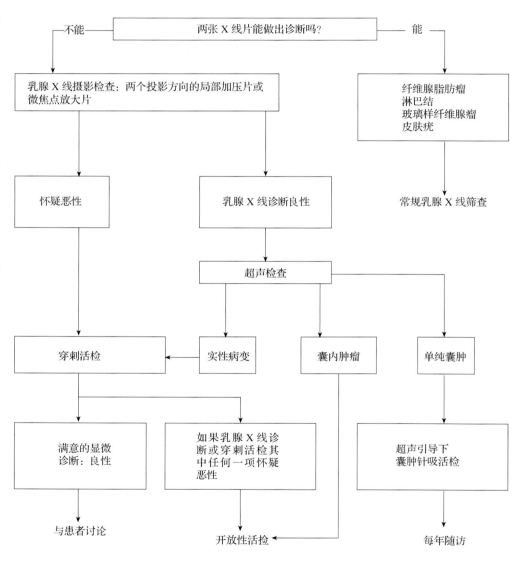

圆形／卵圆形病变的分析实践

（病例 1~56）

1

女性，85 岁，无临床症状，第一次乳腺 X 线摄影检查。

体格检查
右侧乳腺可触及巨大圆形肿块，质软。

X 线摄影检查
图 1：右乳内外斜位图像。巨大的、有包膜的病变占据整个乳房，中心有钙化。

分析
形态：圆形／卵圆形。
轮廓：光滑，边缘有包膜。
密度：透射线。
大小：巨大，12 cm × 12 cm。

结论
巨大透射线的乳腺肿块是脂肪瘤。

注释
病变中心的环形和不规则钙化，有些伴有中心透射线区，是由于脂肪坏死所致（见第 242 页）。

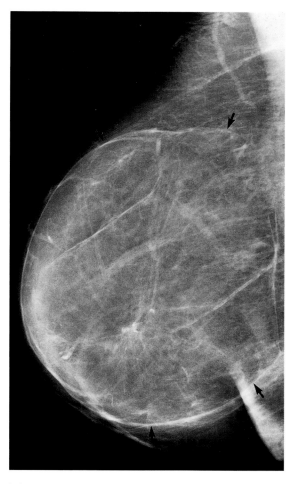

图 1

2

女性，34 岁，乳房疼痛。

体格检查
无明显肿块。

乳腺 X 线摄影
图 2：右乳内外斜位图像。内上象限距乳头 5 cm 处可见孤立性病变，无钙化。

分析
形态：圆形 / 卵圆形。
轮廓：边缘光滑，病变有包膜。
密度：透射线。
大小：20 mm × 15 mm。

结论
病变密度是乳腺 X 线诊断的决定因素，最终诊断为脂肪瘤。

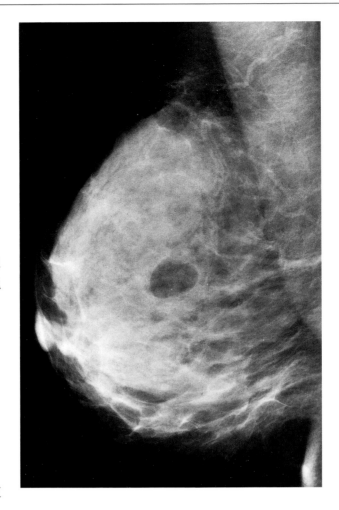

图 2

3

女性，58 岁，右侧乳腺曾行良性病变切除手术。

乳腺 X 线摄影

图 3a、b：右乳内外斜位图像。右乳中心部位可见有包膜的卵圆形透射线的病变（图 3a 箭头），不伴钙化。病变与皮肤之间可见瘢痕（图 3b 箭头）。

分析

形态：圆形／卵圆形。

轮廓：光滑，无晕征，但有明确的包膜。

密度：透射线。

大小：15 mm × 12 mm。

结论

外科活检病史与手术区的乳腺 X 线表现是油脂囊肿的特征（见第 242 页）。

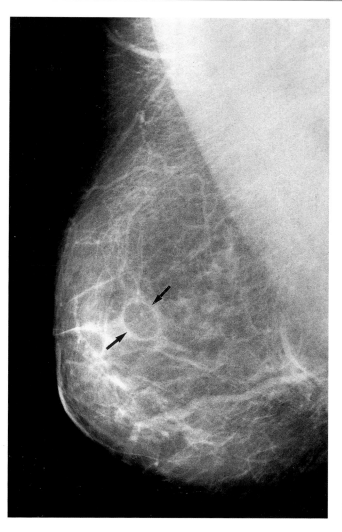

图 3a

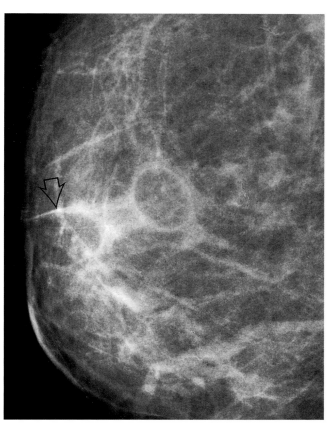

图 3b

4

女性，48 岁，有乳晕后病变切除活检病史。

乳腺 X 线摄影
图 4：左乳内外斜位局部图像。可见中心部分钙化的透射线环形病变。

分析
形态：圆形 / 卵圆形。
轮廓：光滑。
密度：透射线。
大小：10 mm × 10 mm。

注释
病变壁有蛋壳样钙化。

结论
圆形 / 卵圆形透射线的病变有三种可能，都为良性病变（见第 18 页）。这个病例，组织活检提示油脂囊肿。部分包膜钙化是脂肪坏死大囊钙化（见第 242 页）。没有进一步处理的必要。

备注
油脂囊肿周围的多个类环状钙化是脂肪坏死小囊钙化。

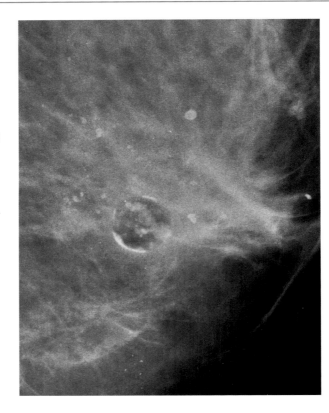

图 4

5

右乳头尾位图像。乳腺中心见一大肿块，不伴钙化（图5）。

分析
形态：圆形。
轮廓：光滑，可见包膜。
密度：透射线和不透射线相结合。
大小：6 cm × 6 cm。

结论
大的、有包膜的混合密度病变是纤维腺脂肪瘤的特征，不需要超声检查和穿刺活检。

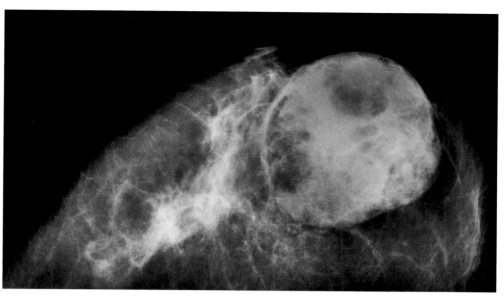

图 5

6

左乳内外斜位图像。乳腺中心部位见一大的肿块（图6）。

分析
形态：卵圆形。
轮廓：边缘清晰，有包膜，沿病变前缘可见晕征。
密度：透射线与不透射线相结合（以纤维腺体成分为主）。
大小：7 cm × 4 cm。

结论
脂肪和纤维腺体组织混合，有包膜包裹的肿块是纤维腺脂肪瘤典型的X线表现，亦称之为"乳腺内乳腺"。当X线表现为透射线或透射线与不透射线相结合密度的圆形 / 卵圆形病变时，诊断不需要超声和介入检查，密度分析就可以确定其为良性病变。

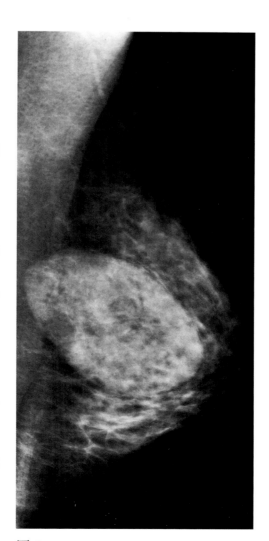

图 6

7

女性，28 岁，在哺乳期，发现右乳肿块。

乳腺 X 线摄影

图 7a：左乳头尾位图像。

图 7b：乳晕后区局部放大图像。可见透射线与不透射线相结合密度病变（箭头）。

分析

形态：圆形。

轮廓：清晰。

密度：透射线与不透射线相结合。

大小：12 mm × 10 mm。

鉴别诊断

透射线与不透射线相结合的圆形 / 卵圆形病变，可有以下四种诊断。

1. 小血肿。
2. 积乳囊肿。
3. 纤维腺脂肪瘤。
4. 乳房内淋巴结。

注释

病史提示积乳囊肿。可借助病变大小与纤维腺脂肪瘤相鉴别，后者的典型表现为病变通常较大。无创伤或乳腺手术史可帮助排除血肿和油脂囊肿。

结论

所有表现为透射线与不透射线相结合的圆形 / 卵圆形病变，X 线诊断为良性病变。病史和乳腺 X 线表现提示积乳囊肿。囊肿内充满含高脂肪的乳汁，与哺乳有关。

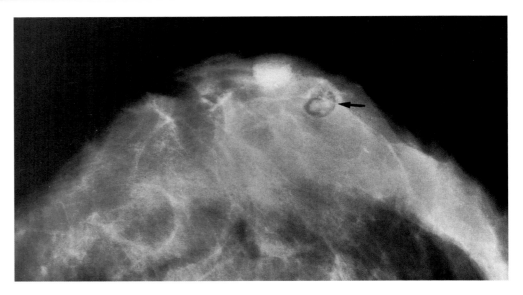

图 7a

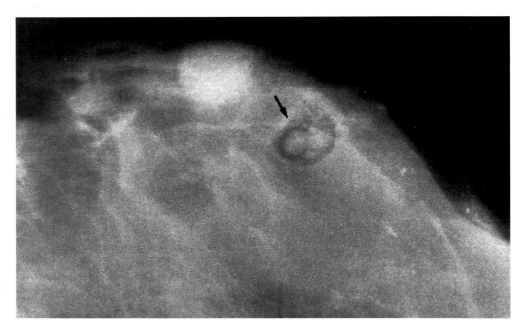

图 7b

8

女性，42 岁。哺乳结束后 2 个月，发现乳房肿块。

乳腺 X 线摄影

图 8a：右乳内外斜位图像。距乳头 7 cm 处可见肿块。

图 8b：局部放大图像。

分析

形态：卵圆形。

轮廓：清晰。

密度：透射线与不透射线相结合。

大小：25 mm × 20 mm。

结论

病史和 X 线表现为典型的积乳囊肿。乳腺超声不能提供更多的信息。空心针穿刺可抽出黄色浓稠液体，但对诊断来说并不需要。

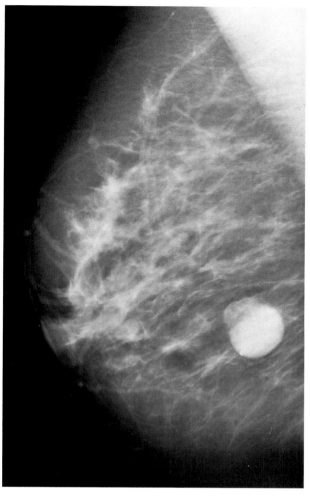

图 8a

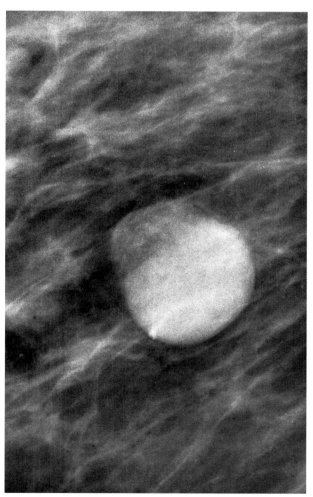

图 8b

9

女性，80 岁，无症状，第一次乳腺 X 线摄影检查。

体格检查
左乳外上象限可触及质地非常软、活动度良好的表浅病变，临床诊断为良性病变。

乳腺 X 线摄影
图 9a：左乳内外斜位图像。外上象限可见孤立性病变。

图 9b：病变局部放大图像。

分析
形态：圆形、分叶状。
轮廓：模糊，未见晕征。
密度：透射线与不透射线相结合。
大小：15 mm × 10 mm。

结论
这是四种圆形 / 卵圆形透射线与不透射线相结合病变中的一种（见第18~19 页），所有这四个病变都为良性病变。鉴别诊断如下：纤维腺脂肪瘤典型者较大，积乳囊肿与哺乳有关，血肿与创伤有关。这个病变是乳房内淋巴结，有典型的中心低密度淋巴门影像，不需要进一步检查。

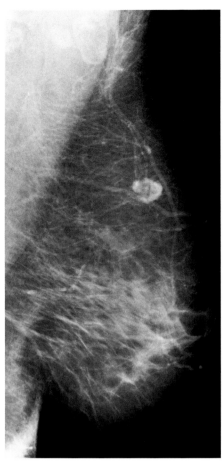

图 9a

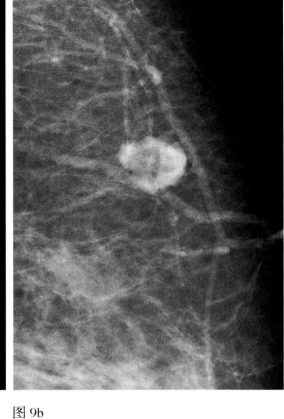

图 9b

10

女性，64 岁，无症状，第一次乳腺筛查。

体格检查
未触及肿块。

乳腺 X 线摄影
图 10a：右乳内外斜位图像。外上象限见小圆形病变，不伴钙化。
图 10b：病变放大图像。

分析
形态：卵圆形。
轮廓：边缘清晰。
密度：透射线与不透射线相结合。
大小：6 mm × 5 mm。

结论
混合密度是病变分类的关键——小的乳房内淋巴结。病变中心低密度区为淋巴门。乳房内淋巴结可见于乳腺任何象限，以外上象限多见。

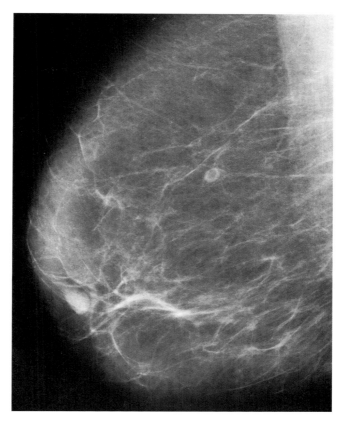

图 10a

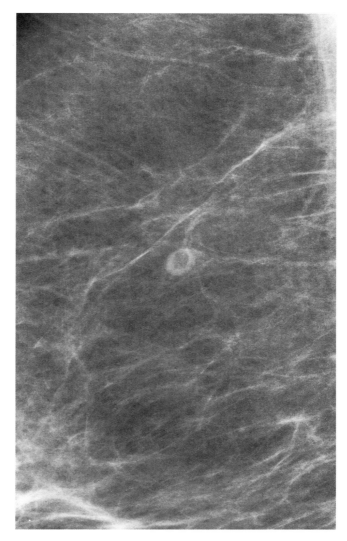

图 10b

11

女性，65 岁，8 天前右乳创伤。

乳腺 X 线摄影

图 11a：右乳头尾位图像。距乳头 4 cm 处可见不伴钙化的卵圆形病变。

图 11b：病变放大图像。

评论

四种透射线与不透射线相结合的圆形 / 卵圆形病变中的一种。鉴别诊断中，近期创伤病史提示这个病例为血肿。

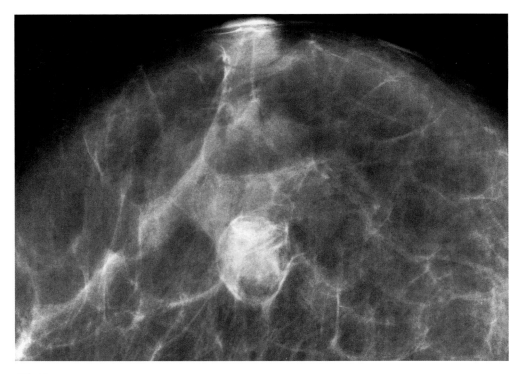

图 11a

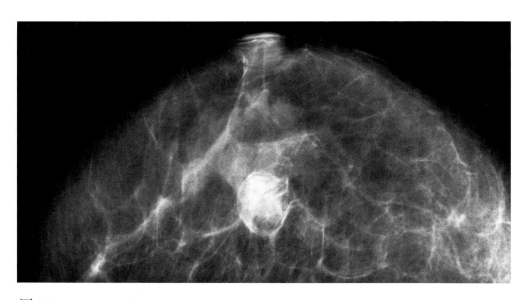

图 11b

12

女性，67 岁，两周前右乳创伤。除了表面瘀血外，创伤处还有一肿块。

乳腺 X 线摄影

图 12a、b：右乳内外斜位图像和头尾位图像。外下象限浅表孤立性肿块，不伴钙化。

图 12c：肿块局部放大图像。

分析

形态：卵圆形。

轮廓：边缘光滑。

密度：透射线与不透射线相结合；透射线的低密度区小，在放大图像上更容易看到（箭头）。

大小：20 mm × 15 mm。

结论

病史和乳腺 X 线表现提示血肿。最终会发展为油脂囊肿。

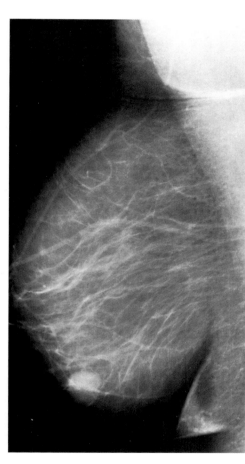

图 12a

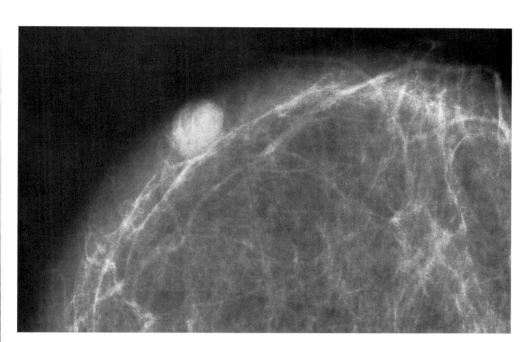

图 12b

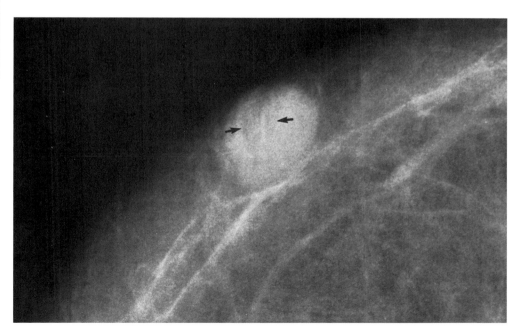

图 12c

13

女性，52 岁，无临床症状，第一次乳腺筛查。因发现右乳异常被召回进一步检查。

体格检查

乳头后方可触及一 3 cm 大小的肿块，质硬、活动度佳。乳头内陷，无皮肤改变。临床诊断为良性病变。

乳腺 X 线摄影

图 13a、b：右乳内外斜位图像和头尾位图像。乳头后方见一卵圆形、分叶状肿块，不伴钙化。外上象限距乳头 6 cm 处见较小的圆形病灶。

分析

形态：卵圆形、分叶状。
轮廓：边缘清晰。
密度：不透射线的低密度。
大小：30 mm×15 mm。

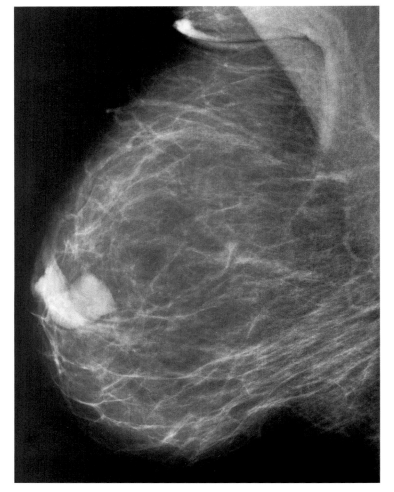

图 13a

注释

当圆形 / 卵圆形病变 X 线表现为不透射线的低密度时，就需要进一步进行病变轮廓的分析。目前，晕征或清晰的轮廓提示为良性病变。乳腺超声检查可鉴别是囊肿还是实性病变。如果为实性病变，超声引导下穿刺活检可提供病理诊断。

结论

乳腺 X 线摄影提示这个病例为良性肿瘤。距乳头 6 cm 处的较小病灶，轮廓清晰，分叶状、低密度肿块，是一个良性病变。有必要进行显微镜下病理检查以确诊，最好行超声引导下空心针穿刺活检。

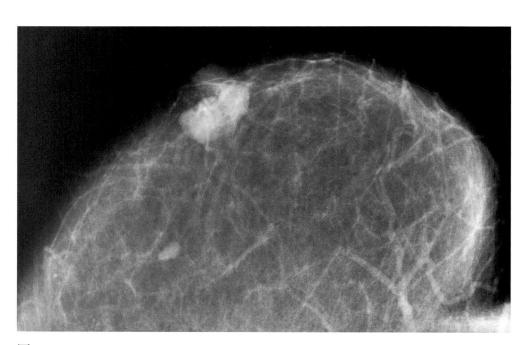

图 13b

组织学

两个纤维腺瘤。

14

女性，42 岁，无症状。第一次乳腺筛查。因右乳 X 线摄影发现卵圆形孤立性病变，被召回进一步检查。

体格检查
右乳内上象限触及一 2 cm 大小的肿块，临床诊断为良性病变。

乳腺 X 线摄影
图 14a：右乳内外斜位图像。右乳上象限距乳头 6 cm 处有一肿块，不伴钙化。

图 14b、c：肿瘤及其周围内外斜位图像和头尾位的局部放大图像。

分析
形态：卵圆形、分叶状。

轮廓：大部分边缘清晰，但也有许多与乳腺实质重叠，使得分析缺乏可靠性。

密度：不透射线的低密度，伴有乳腺实质和血管重叠。

大小：2 cm × 2 cm。

结论
乳腺 X 线摄影不能为这个病例提供可靠的鉴别诊断，病理诊断对于边缘模糊的纤维腺瘤和低度恶性肿瘤的鉴别诊断是必要的。

组织学
纤维腺瘤。

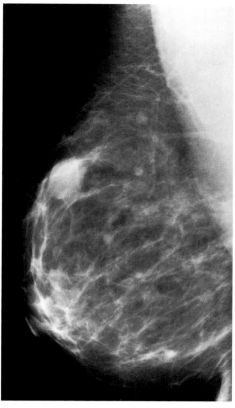
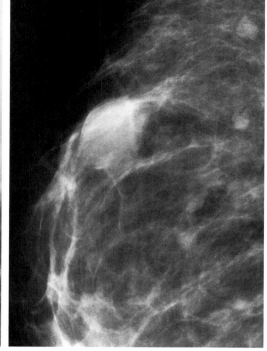

图 14a   图 14b

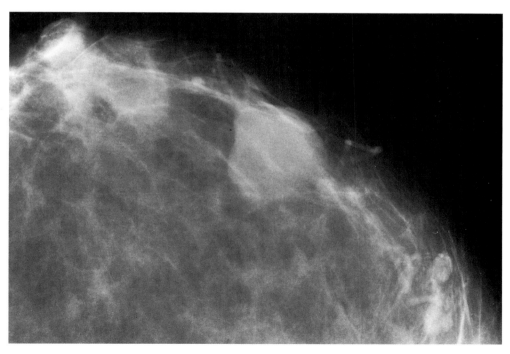

图 14c

15

女性，75 岁，无症状。第一次乳腺 X 线摄影检查。

体格检查
右乳外下象限有一约 2 cm 大小活动性肿块，无皮肤改变。

乳腺 X 线摄影
图 15a、b：右乳头尾位图像和内外斜位图像。外下象限距乳头 7 cm 处见圆形 / 卵圆形肿块，不伴钙化。

图 15c、d：头尾位和内外斜位肿块局部加压放大图像。在图 15d 中可见部分钙化的动脉血管与病变重叠。

分析
形态：卵圆形。

轮廓：大多不清晰，没有明确的晕征。

密度：不透射线的低密度。

大小：20 mm × 15 mm。

结论
75 岁女性，边界模糊的肿块，怀疑为恶性肿瘤。

细针抽吸活检
细胞学检查疑为恶性肿瘤。

组织学
纤维腺瘤。

注释
如果不透射线的圆形 / 卵圆形肿块部分或全部边缘模糊，必须进行病理诊断。空心针穿刺活检可提供明确的组织病理学诊断，避免根据细胞学提示的假阳性病变进行外科手术。

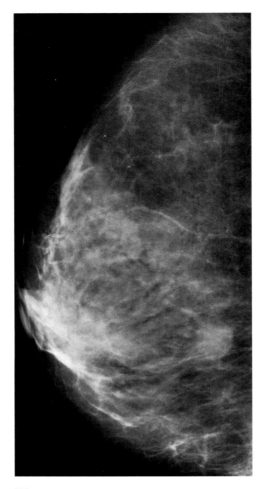

图 15a

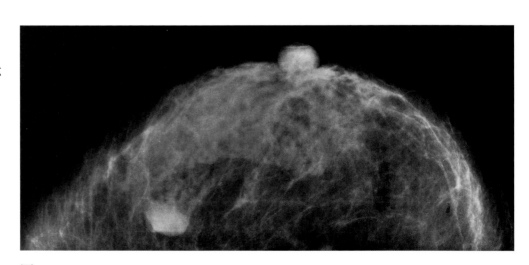

图 15b

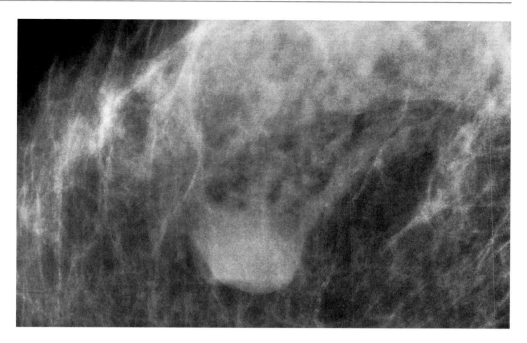

图 15c

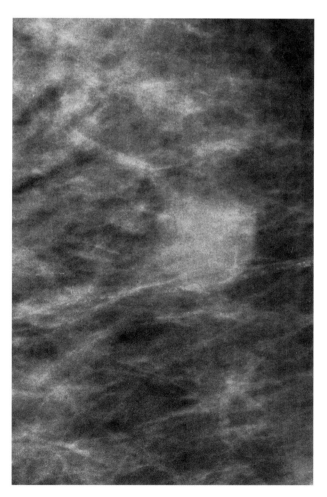

图 15d

16

女性，33 岁，自检发现右乳肿块，行乳腺 X 线检查。

乳腺 X 线摄影

图 16a、b：右乳内外斜位图像和头尾位图像。

图 16c：头尾位加压放大图像。乳腺外上象限可见不伴钙化的孤立性肿块。

分析

形态：卵圆形。

轮廓：仅后缘清晰；在放大图像中可见部分晕征（箭头）。

密度：不透射线的低密度，与周围乳腺实质密度相同。

大小：15 mm × 15 mm。

结论与注释

局部加压放大图像中晕征的发现与不透射线的低密度影相结合，提示这个病变为良性肿瘤，但是边缘模糊就需要穿刺活检，进行组织学诊断。

组织学

纤维腺瘤。

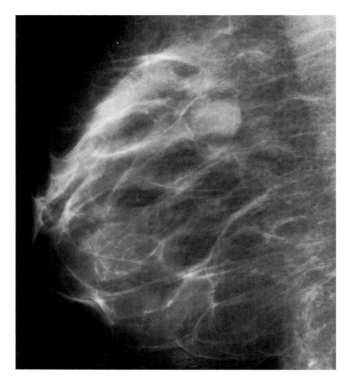

图 16a

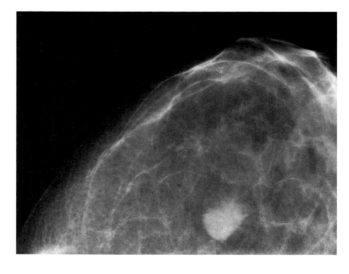

图 16b

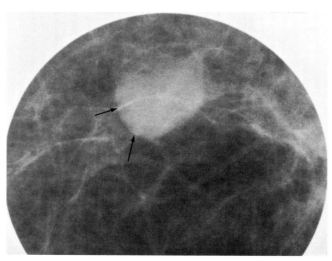

图 16c

17

女性，50 岁，第一次乳腺筛查。患者发现左乳肿块，但未就医。

体格检查

质地柔软、5 cm 大小的病变，临床诊断为乳晕后区良性病变。

乳腺 X 线摄影

图 17a：右乳头尾位病变局部图像。乳头后方孤立性肿块，不伴钙化。

分析

形态：卵圆形。
轮廓：广泛晕征。
密度：不透射线的低密度。
大小：5 cm×5 cm。

结论

不透射线的低密度特征与广泛的晕征提示良性病变，最可能为囊肿。

注释

囊肿的晕征可以较为广泛，纤维腺瘤若出现晕征，通常为短的或部分的，并且可能不易显示。圆形／卵圆形病变的超声检查可区分实性肿瘤和囊肿，并可协助介入治疗。乳腺超声优势在于能较确切地了解卵圆形病变的构成成分。在乳腺超声出现之前，囊肿穿刺之后的充气造影可以显示囊肿壁的细节，囊肿充气也可以用于预防囊肿复发。

图 17b：囊肿充气造影。单纯囊肿，无囊内肿块。

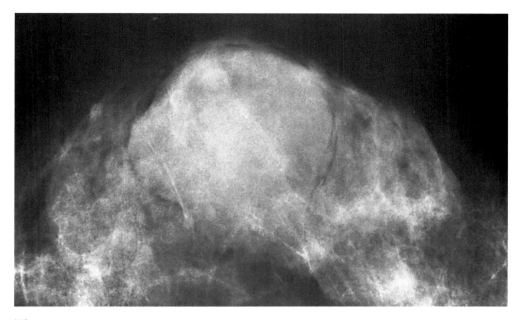

图 17a

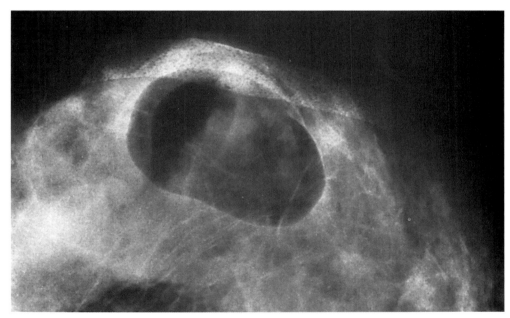

图 17b

18

女性，80 岁，胸壁可触及一个大肿块，紧邻左侧乳腺，证明是脂肪瘤。乳腺 X 线摄影检查，右乳内下象限发现一 3 cm 大小、卵圆形、分叶状病变。

乳腺 X 线摄影

图 18a~d：右乳内下象限见孤立性、轮廓光滑、高密度的卵圆形肿块。

乳腺超声

图 18e、f：超声检查显示为一囊内乳头状病变。

标本 X 线摄影

图 18g、h：肿瘤切除标本 X 线摄影图像（图 18g）显示囊内肿瘤病变内有微小钙化。组织切片 X 线摄影图像（图 18h）显示囊内肿瘤伴钙化。

组织学

图 18i：低倍镜下组织学图像示良性囊内乳头状瘤。

图 18j~1：细节组织学图像示良性囊内乳头状瘤。

注释

高密度圆形 / 卵圆形病变可疑为恶性病变，而清晰的轮廓则提示囊内乳头状瘤的可能。

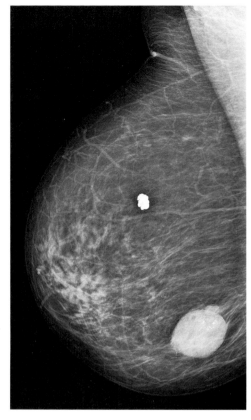
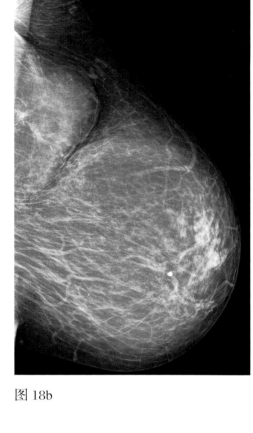

图 18a   图 18b

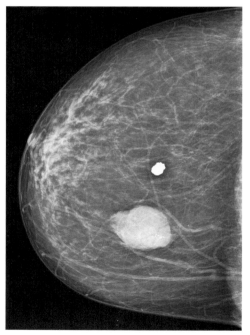
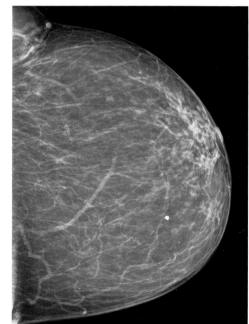

图 18c   图 18d

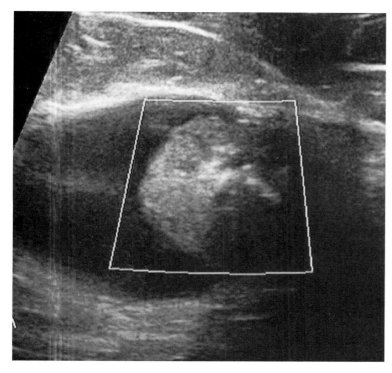

图 18e

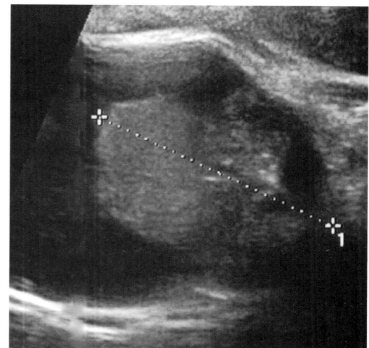

图 18f

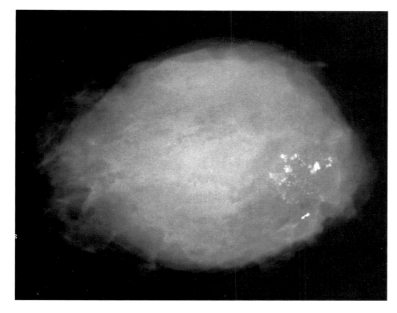

图 18g

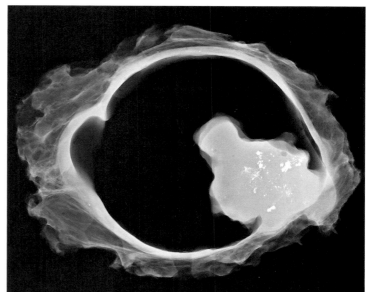

图 18h

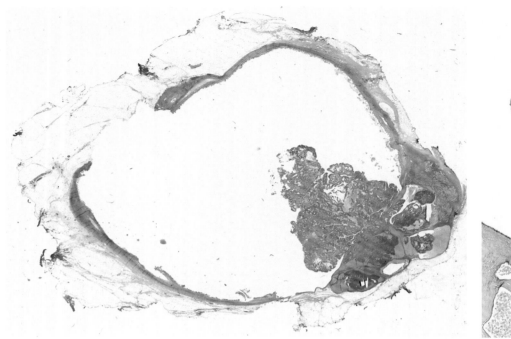

图 18i

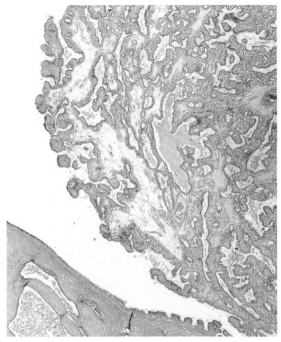

图 18j

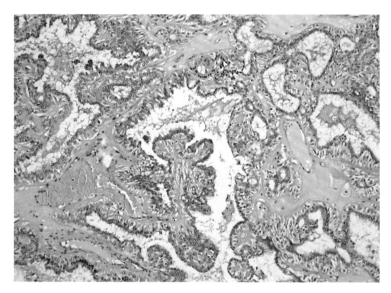

图 18k

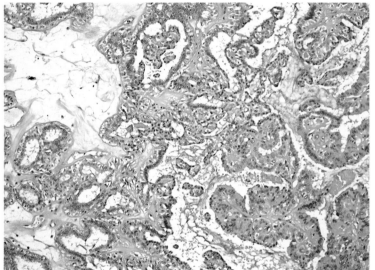

图 18l

组织病理学图像由 Riitta Aho, MD, PhD 提供。

19

女性，68 岁，无症状，第一次乳腺筛查。

体格检查
无明显肿块。

乳腺 X 线摄影
图 19a、b：右乳内外斜位图像和头尾位图像。外上象限可见不伴钙化的、孤立性的小肿块。

图 19c、d：内外斜位和头尾位微焦点放大图像。

分析
形态：圆形。

轮廓：大部分模糊。

密度：不透射线的低密度，可见重叠在病变上的静脉影（图 19d）。

大小：6 mm × 5 mm。

结论
这位 68 岁的女性，虽然乳腺病变为低密度，但是其缺乏晕征和部分轮廓不清晰，仍怀疑为恶性病变。良性病变的诊断可以有小乳头状瘤或囊肿两种。周围有大量脂肪组织的小病灶，乳腺超声检查可能难以做出正确诊断，X 线引导下的立体定位显微镜下病理诊断是必要的。

细针抽吸活检
囊肿液含巨噬细胞，没有恶性证据。

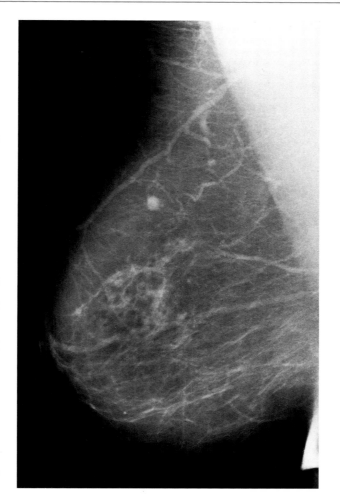

图 19a

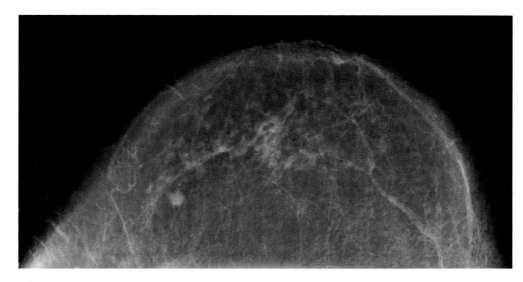

图 19b

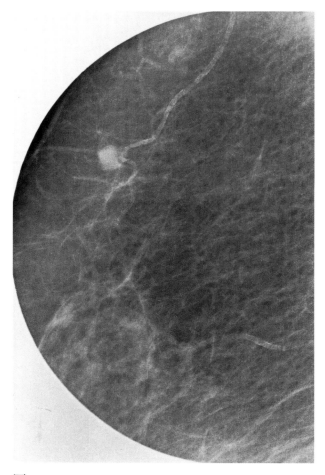

图 19c

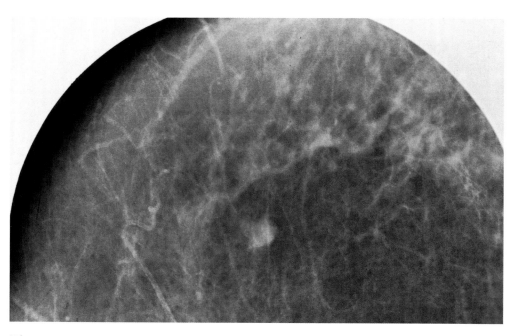

图 19d

20

女性，54 岁，1 周前发现右乳肿块。

体格检查

右乳外侧触及活动度佳的质硬肿块，临床怀疑为恶性肿瘤。

乳腺 X 线摄影

图 20a、b：右乳内外斜位图像和头尾位图像。不伴钙化的孤立性肿块。

分析

形态：卵圆形、分叶状。

轮廓：部分晕征，与乳腺实质重叠的部分病变边缘模糊。

密度：不透射线的高密度。

大小：5 cm × 3 cm。

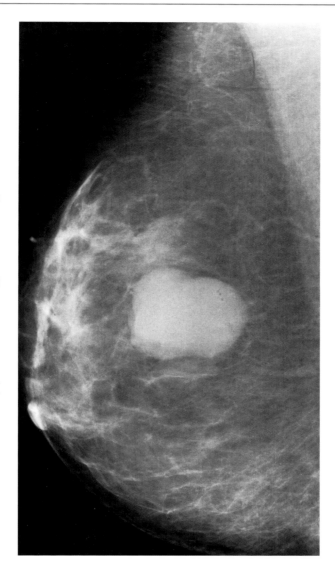

图 20a

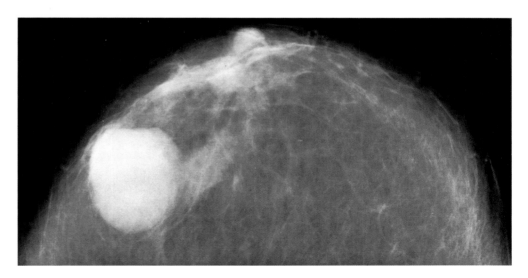

图 20b

结论

虽然晕征的存在表明该肿瘤是良性病变，但高密度可以是乳腺癌、叶状肉瘤、囊内肿瘤或者少见囊肿。临床和 X 线检查的鉴别诊断选项广泛。

策略

超声检查是缩小鉴别诊断范围首选的辅助检查方法，超声引导下介入穿刺或充气造影检查可以明确诊断。

图 20c：囊肿充气造影图像。单纯囊肿，囊内无肿瘤。

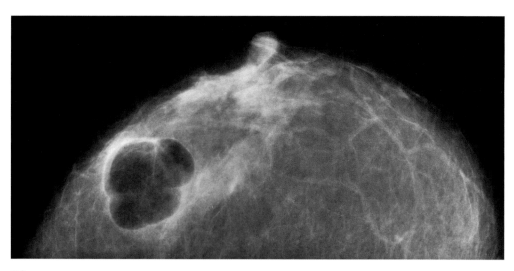

图 20c

21

女性，21 岁。发现左乳大肿块。

体格检查

巨大（约 10 cm 大小）、质硬但可活动的肿块，填充大部分左乳。

乳腺 X 线摄影

图 21：左乳内外斜位图像。

分析

形态：卵圆形。

轮廓：边缘清晰，广泛晕征。

密度：不透射线的低密度，与乳腺实质相同。

大小：11 cm×8 cm。

结论

尽管病变较大，但非常广泛的晕征与不透射线低密度的征象相结合，X线诊断提示良性病变。在年轻患者中，这是巨纤维腺瘤的特征表现。

组织学

巨纤维腺瘤。

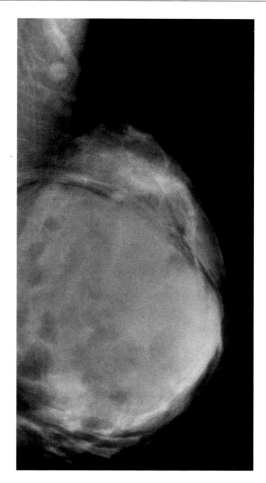

图 21

22

女性，67 岁。多年前发现右乳肿块，但没有就医。第一次乳腺筛查。

乳腺 X 线摄影

图 22a、b：右乳内外斜位图像和头尾位图像。外上象限近皮下区孤立性肿块，不伴钙化。

分析

形态：圆形。

轮廓：边缘清晰，病变周围气囊的存在提示这个病变突出于皮肤表面。

大小：3 cm×3 cm。

位置：皮内和皮下，表面皮肤无增厚。

结论

临床检查提示为皮脂腺囊肿。病变大，有感染的风险，建议手术切除。

组织学

皮脂腺囊肿。

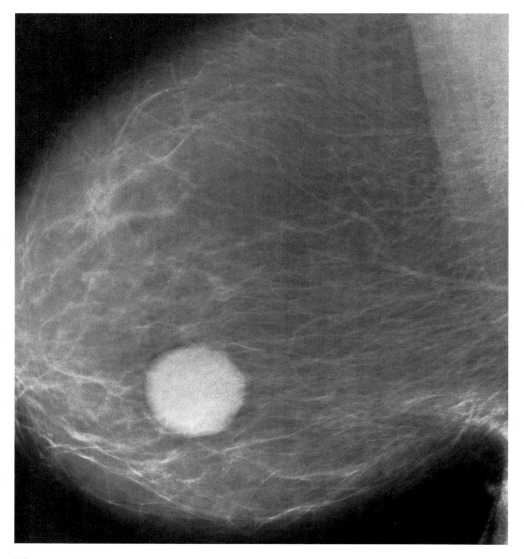

图 22a

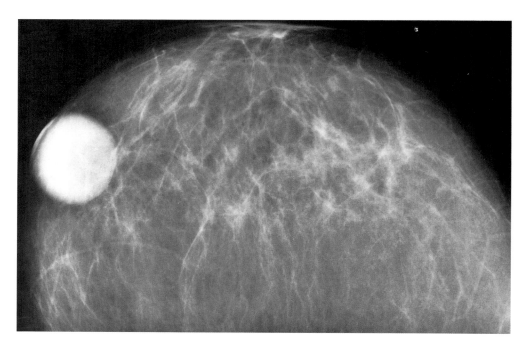

图 22b

23

女性，63 岁，无症状。第一次乳腺筛查。

体格检查
未扪及肿块。

乳腺 X 线摄影
图 23a：左乳腺内外斜位图像。孤立性肿块位于乳房的下象限。

图 23b、c：内外斜位和头尾位微焦点放大图像。肿块内可见许多微小钙化灶。

肿块分析
形态：圆形、分叶状。
轮廓：边缘清晰。
密度：不透射线的低密度。
尺寸：12 mm×15 mm。

钙化分析
分布：肿瘤内。
形态：圆形和长条形，轮廓光滑。
密度：高、均匀。
大小：细小、不等。

结论
尽管乳腺 X 线摄影显示肿块具有良性特征，但是不同大小、形态的钙化使得有必要进行穿刺活检。

组织学
海绵状血管瘤。

图 23d：病变的低倍镜图像。显示海绵状血管瘤的典型结构 [苏木精 – 伊红（HE）染色，12.5×]。

图 23e：病变边缘的高倍镜图像。显示海绵状结构（HE 染色，200× ）。

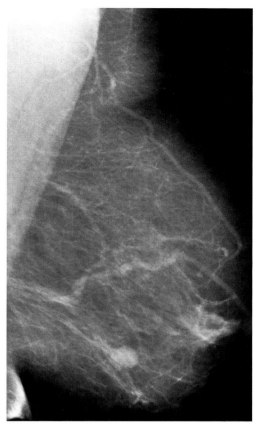

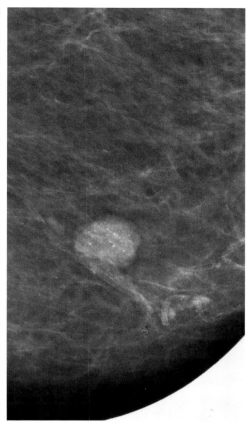

图 23a

图 23b

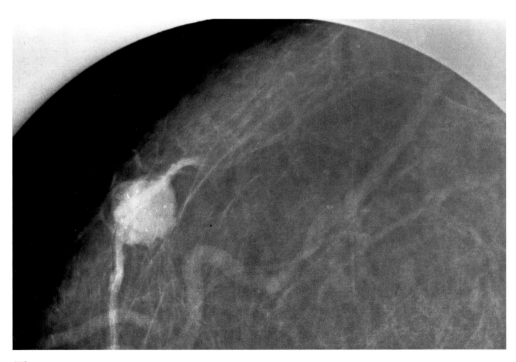

图 23c

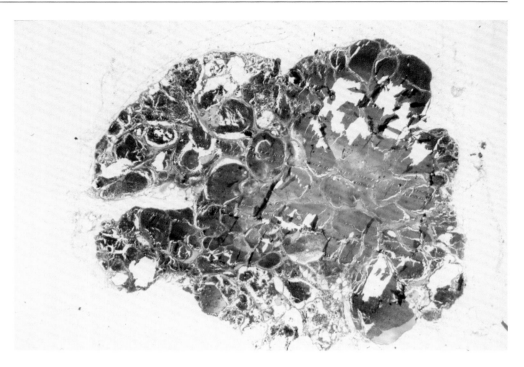

图 23d

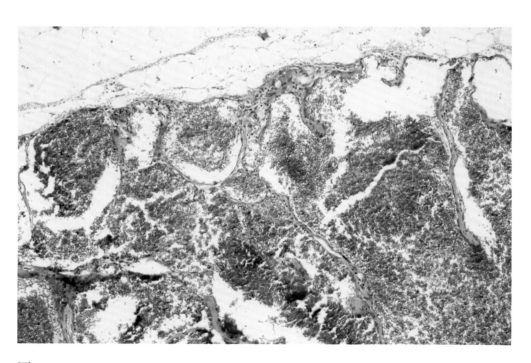

图 23e

24 和 25

图 24 和图 25：两个皮肤疣的病例。大多数疣有典型的 X 线表现。病变边缘清晰，伴有多个分叶。细的气体边缘和乳头状表面体现了这种结构。

注释

经验丰富的技术人员熟悉皮肤病变的典型表现，所以常常会告知放射科医生此类皮肤病变的存在和病变位置。

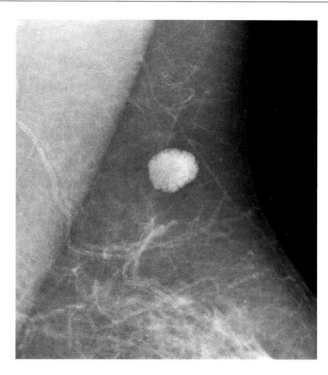

图 24

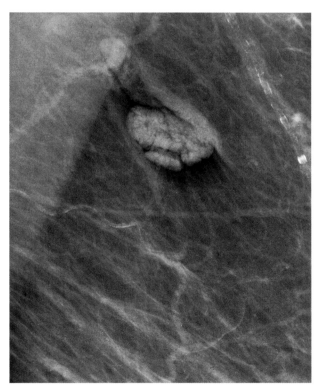

图 25

26

女性，37 岁，无症状。第一次乳腺 X 线摄影检查。

体格检查
活动性的、7 cm×6 cm 大小的肿块位于左乳外上象限，无皮肤回缩。

乳腺 X 线摄影
图 26a、b：左乳内外斜位图像和头尾位图像。外上象限可见一大的肿块，伴有粗大钙化。

肿块分析
形态：卵圆形。
轮廓：边缘清晰，广泛晕征（图 26a）。
密度：与乳腺实质密度相同。
大小：7 cm×6 cm。

钙化分析
粗大，密度高，乳腺 X 线摄影为良性钙化。

注释
巨大的、边缘光滑清晰的、不透射线的肿块是典型的叶状肿瘤或者少见的囊肿。这个病例，钙化的存在提示为叶状肿瘤。

组织学
良性叶状肿瘤（叶状囊肉瘤）。
图 26c：一个类导管结构的典型叶状（分叶状）图像。有大量不同细胞的基质成分（HE 染色，100×）。

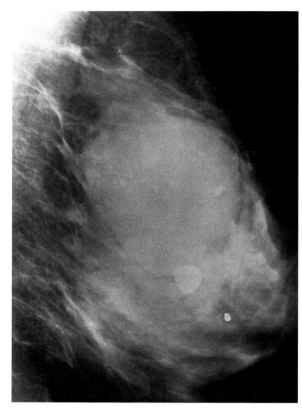

图 26a

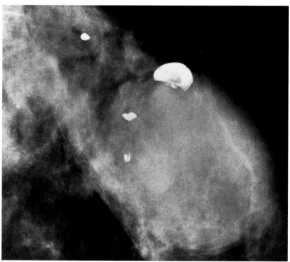

图 26b

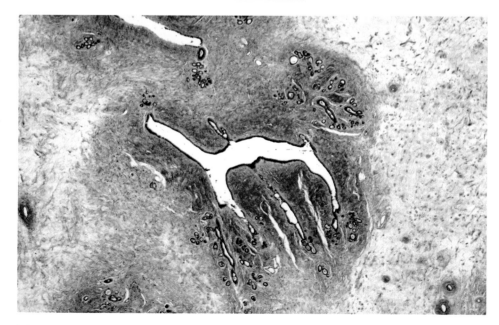

图 26c

27

女性，73 岁，1 周前，左侧乳头后方扪及柔软的肿块。乳腺 X 线摄影检查时，乳头溢血。

乳腺 X 线摄影
图 27a、b：右乳内外斜位图像和头尾位图像。乳晕后区见多个结节病灶，最大者含有一个孤立的良性钙化灶。

分析
位置：乳头后方。

形态：圆形和卵圆形。

轮廓：边界清楚，一处病变伴有钙化。

密度：不透射线的低密度，可见一条静脉与肿块重叠（图 27b）。

大小：0.5~2.0 cm。

结论
边缘清晰、低密度的肿块是乳腺 X 线良性病变表现，但最大的那个肿块部分边缘不清晰，X 线并不能确定诊断。在 X 线摄影检查时出现乳头溢血，乳腺导管造影可帮助诊断。

乳腺导管造影
图 27c：头尾位图像。扩张的导管内有数个充盈缺损，X 线检查不能确定这些导管内肿瘤的良、恶性。

组织学
多发良性导管内乳头状瘤（HE 染色）（图 27d）。

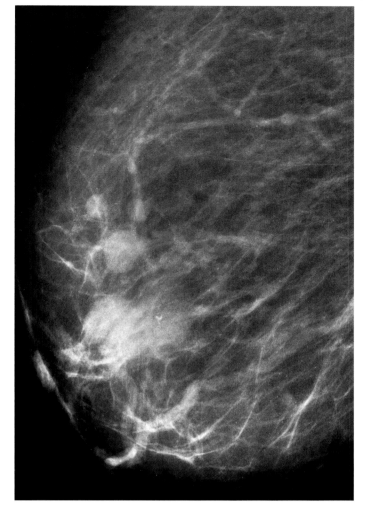

图 27a

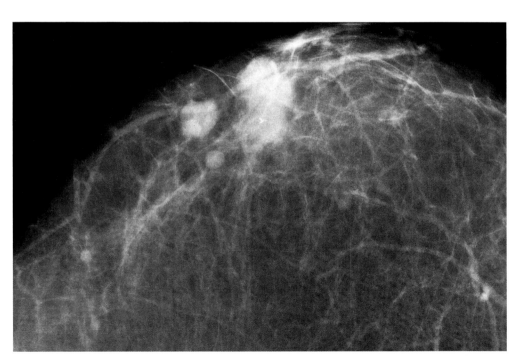

图 27b

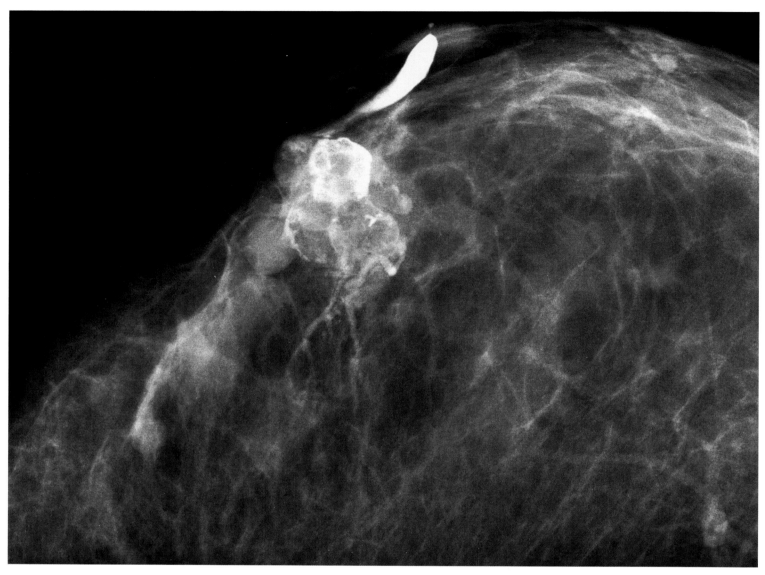

图 27c

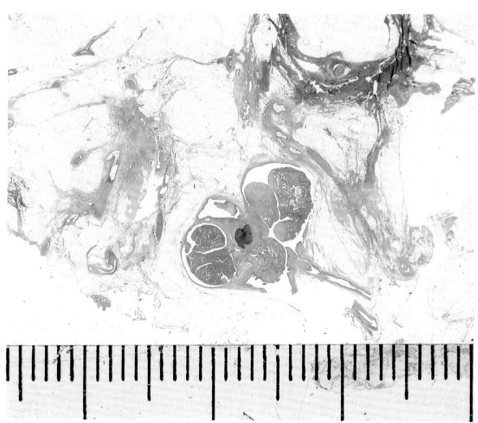

图 27d

28

女性，80 岁，无症状，第一次乳腺 X 线摄影检查。

乳腺 X 线摄影

图 28a：右乳内外斜位图像。乳腺 X 线检查结果正常。7 个月后，患者发现右乳下象限有肿块。

乳腺 X 线摄影复检

图 28b：右乳内外斜位图像。距乳头（箭头）4 cm 处有一个模糊的肿块影。

图 28c：内外斜位微焦点放大图像。肿块（箭头）不伴钙化。

分析

形态：卵圆形、高度分叶状。
轮廓：部分边缘不清晰，无晕征。
密度：不透射线的低密度。
大小：约 1 cm × 1 cm。

注释

虽然这个圆形 / 卵圆形的肿块密度低，但是轮廓模糊增加了恶性病变的可能性，而且一位 80 岁的女性在很短的时间内肿瘤的发展速度加快更增加了这种可能性。黏液癌和乳头状癌 X 线上可以表现为低密度。

结论

任何圆形 / 卵圆形不透射线的肿块，边缘模糊，没有明确的晕征，无论密度如何，均应怀疑恶性肿瘤。

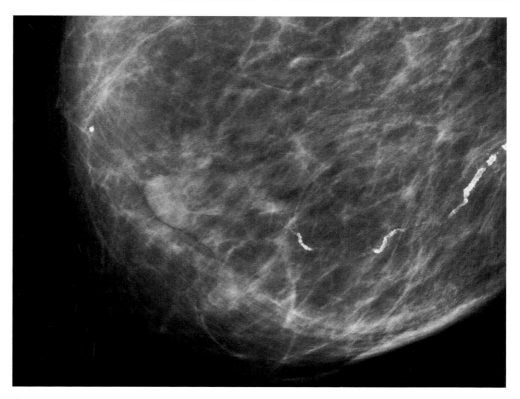

图 28a

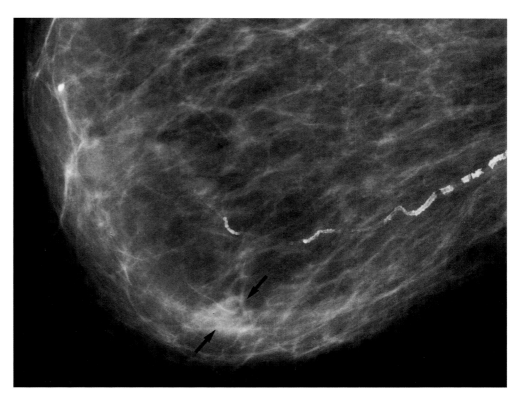

图 28b

组织学

黏液性癌。无淋巴结转移。

随访

5 年 10 个月后，患者 86 岁，死于脑梗死，没有因乳腺癌死亡的证据。

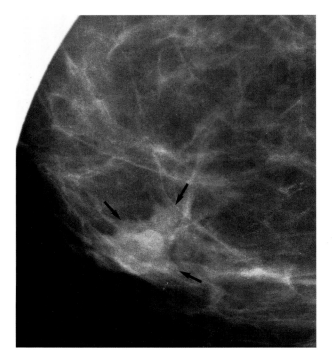

图 28c

29

女性，74 岁，在过去的 1 年里，患者观察到右侧乳房有一个缓慢增长的肿块。

体格检查

右乳扪及肿块，临床诊断为恶性病变。

乳腺 X 线摄影

图 29：右乳头尾位图像。乳腺中央部距乳头 5 cm 处见一圆形 / 卵圆形肿块，不伴钙化。

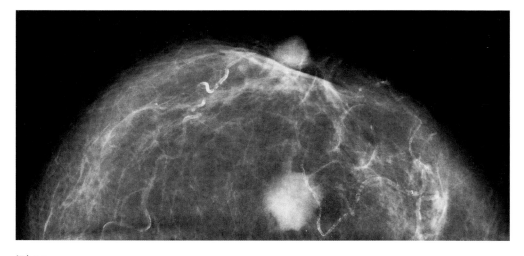

图 29

分析

形态：圆形，部分呈分叶状。
轮廓：边界不清并伴毛刺。
密度：不透射线的高密度。
大小：2 cm × 2 cm。

结论

乳腺 X 线诊断为恶性肿瘤。

组织学

高分化导管癌，无淋巴结转移。

30

女性，40 岁，无症状。第一次乳腺筛查。

体格检查
未扪及肿块。

乳腺 X 线摄影
图 30a：右乳头尾位图像。一个卵圆形病变位于乳腺内侧，不伴钙化。
图 30b、c：头尾位和外内侧位（LM）局部微焦点放大图像。
图 30d：标本 X 线图像。

分析
形态：卵圆形。
轮廓：没有明确的晕征，边缘光滑。但是，与乳腺实质重叠的部分肿块边缘模糊不清。
密度：不透射线的低密度。
大小：1 cm × 1 cm。

结论
乳线 X 线摄影提示良性肿瘤，但是必须进行病理确认。病理诊断标本可以经超声引导下空心针穿刺活检获得。

组织学
纤维腺瘤。

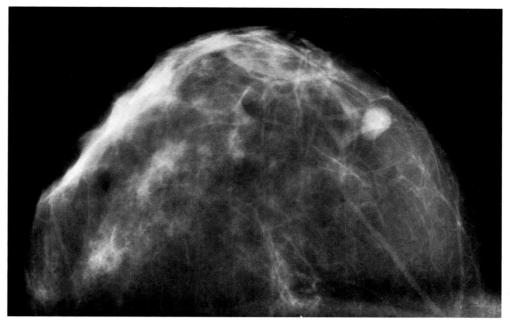

图 30a

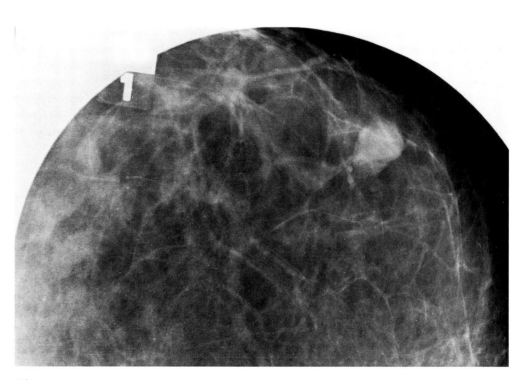

图 30b

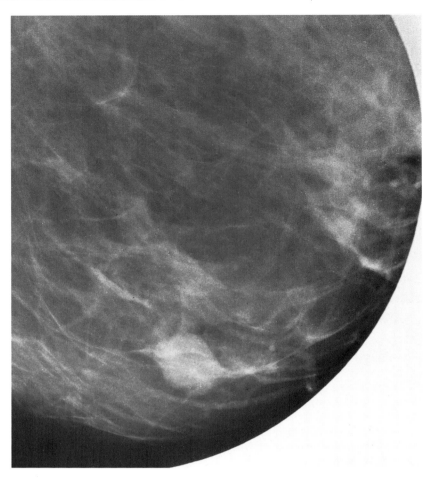

图 30c

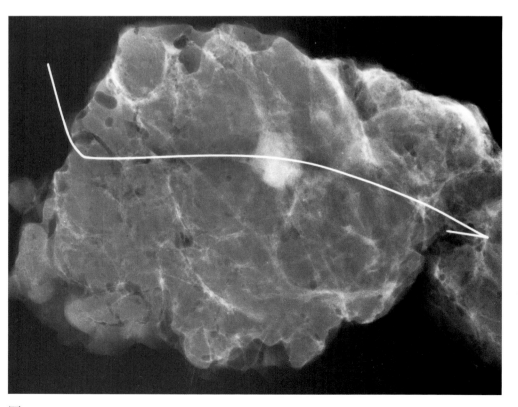

图 30d

31

图 31a、b：右乳内外斜位图像和头尾位图像。外上象限有一个孤立性肿块，不伴钙化。

分析

部位：皮内和皮下。

形态：卵圆形。

轮廓：清晰。

密度：不透射线的低密度；可以看到与肿块重叠的静脉和乳腺实质结构。气囊的存在（在内外斜位图像上观察最佳）提示病变突出于皮肤表面。

大小：2 cm×3 cm。

结论

这是一个良性肿瘤的乳线 X 线表现，临床检查为典型的皮脂腺囊肿，没有进一步诊断性检查的必要。

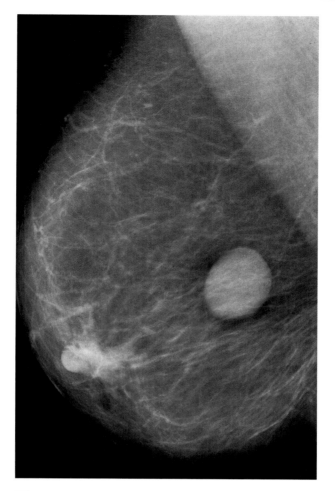

图 31a

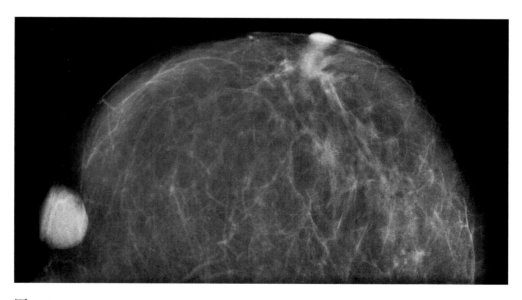

图 31b

32

女性，65 岁，1 周前发现右乳有一个质硬的肿块。

体格检查

触诊可及一 6 cm×6 cm 大小的肿块，质硬、活动度佳，无皮肤改变。

乳腺 X 线摄影

图 32a、b：右乳内外斜位和头尾位局部图像。显示一个大的、孤立性肿块，不伴钙化。

分析

形态：圆形、分叶状。

轮廓：不规则，无晕征。

密度：不透射线的低密度；透过肿块可见乳腺实质结构。

大小：5 cm×5 cm。

结论

对于这位 65 岁的女性，虽然肿块是低密度的，但是没有清晰的边缘和晕征，仍然提示恶性肿瘤。这样大小的导管癌应该具有更高的密度。尽管肿块较大，但是考虑患者年龄大，以及不透射线的低密度征象、不规则分叶状形态和部分边缘模糊，提示病变为黏液癌。

组织学

黏液癌，无腋窝淋巴结转移。

图 32c：黏液癌肿块边缘的高倍镜图像（HE 染色，200×）。

图 32d：成簇分布的高分化肿瘤细胞漂浮在黏液背景中（HE 染色，400×）。

随访

20 年后，未见患者有乳腺癌进展或复发的证据。

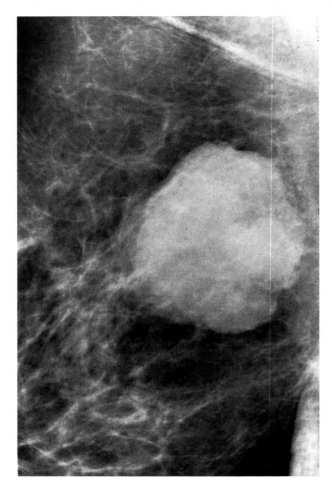

图 32a

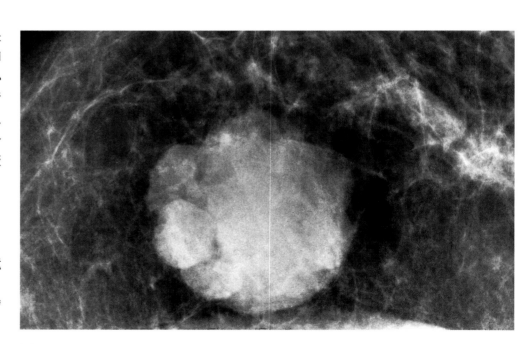

图 32b

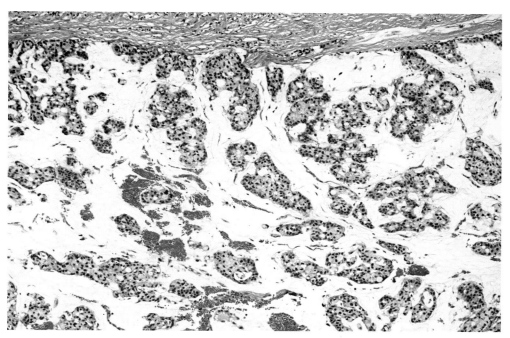

图 32c

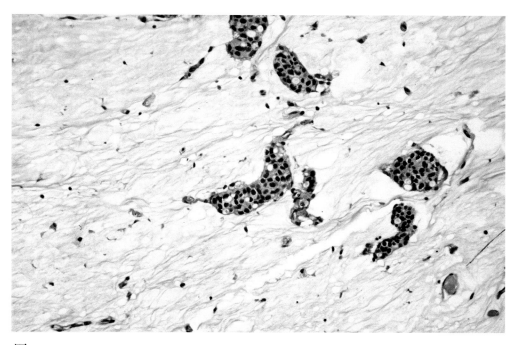

图 32d

33

女性，65 岁，无症状。第一次乳腺筛查发现左乳外侧一个小的孤立性肿块。

体格检查
未扪及肿块。

乳腺 X 线摄影
图 33a、b：左乳内外斜位图像和头尾位图像。外上象限可见孤立性肿块，不伴钙化。

图 33c、d：内外斜位和头尾位微焦点放大图像。

图 33e：使用活检定位板的内外侧位图像。

图 33f：金属导丝钩定位于肿块，用于病理活检定位。

分析
形态：卵圆形。

轮廓：部分边缘不清晰；图 33a 可见从肿块前部和尾部方向伸出的明显的彗尾征。

密度：不透射线的高密度。

结论
小的卵圆形肿块，具有高密度和可重现的彗尾征是恶性肿瘤的 X 线特征。

组织学
7 mm×6 mm 大小的高分化导管癌，无腋窝淋巴结转移。

随访
16 年后，患者死于心血管疾病，没有发现乳腺癌进展或复发的证据。

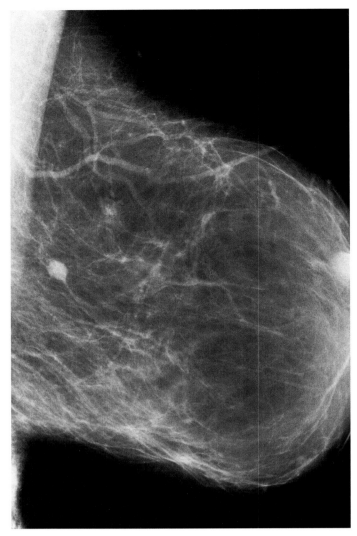

图 33a

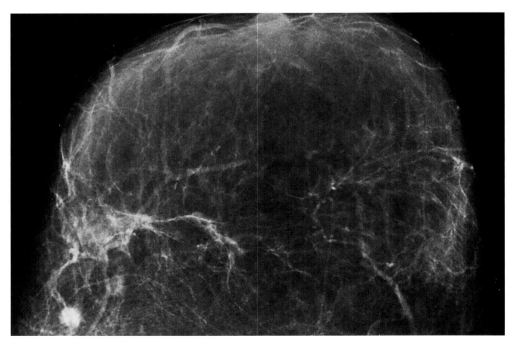

图 33b

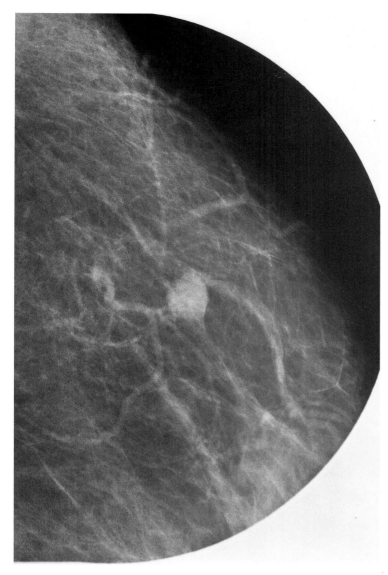

图 33c

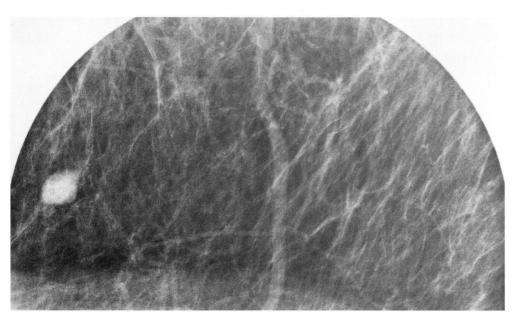

图 33d

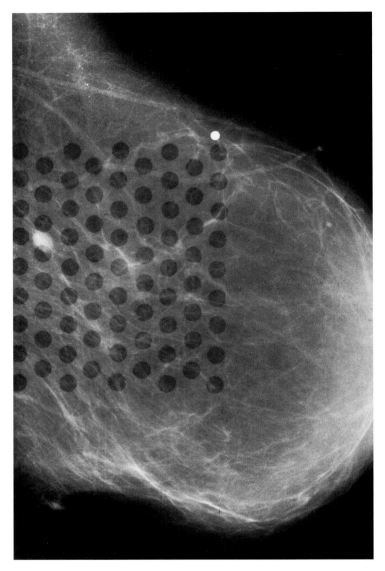

图 33e

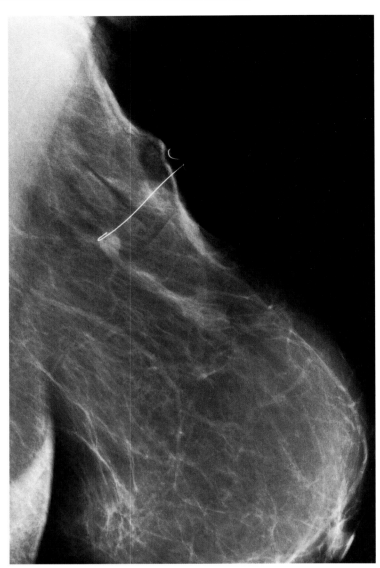

图 33f

34

女性，38 岁，有多发性乳腺脓肿病史，左乳内下象限发现一个小的、质硬肿块。

体格检查
皮下组织内浅表的孤立性肿块，直径约 1 cm。

乳腺 X 线摄影
图 34a、b：左乳内外斜位图像和头尾位图像。外下象限距乳头 3 cm 处有一个孤立的、高密度圆形病变，直径 7 mm，不伴钙化。

图 34c：头尾位微焦点放大图像。高密度病变，边缘模糊，X 线表现为恶性病变。

图 34d：超声检查确认了 X 线发现。

结论
恶性肿瘤的乳腺 X 线影像诊断。

细胞学
恶性细胞。

组织学
10 mm×7 mm 大小中度分化的导管癌，组织学还证实乳腺 X 线上的病变周围有超过 40 mm×30 mm 的隐匿性小叶原位癌。

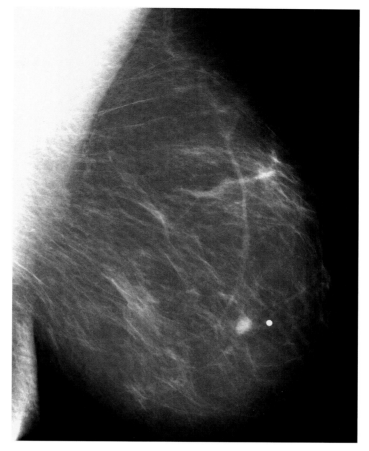

图 34a

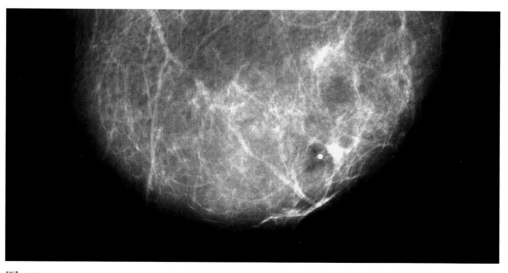

图 34b

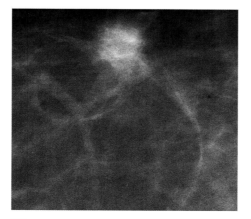

图 34c

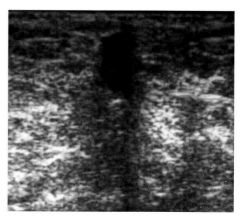

图 34d

35

女性，57 岁，无症状，第一次乳腺筛查。

乳腺 X 线摄影

图 35a：左乳内外斜位局部图像。X 线未见异常。

图 35b~d：60 岁时第二次乳腺筛查。左乳内外斜位和头尾位局部图像显示乳腺上部距乳头 4 cm 处有一新发的 6 mm 大小的结节，呈分叶状。

分析

形态：圆形 / 卵圆形、分叶状。

轮廓：不光滑，无晕征。

密度：不透射线的低密度（与乳头密度比较——译者注）。

大小：6 mm×4 mm。

注释

60 岁女性，新出现的边缘不光滑、分叶状、圆形 / 卵圆形肿块，可疑为恶性肿瘤。应与良性病变的乳头状瘤相鉴别。

组织学

导管原位癌，直径为 6 mm。

随访

7 年 8 个月后，患者死于心肌梗死，未见乳腺癌进展或复发的证据。

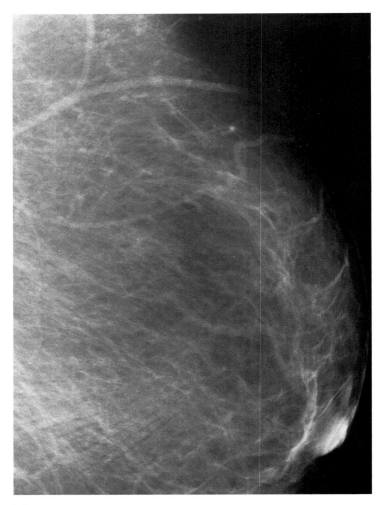

图 35a

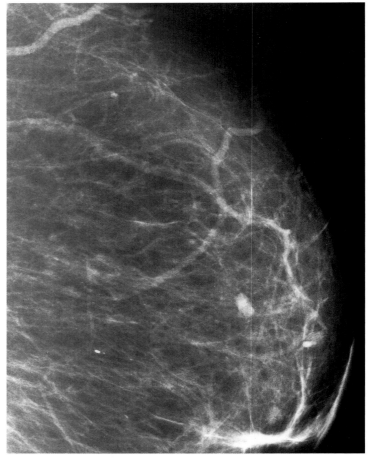

图 35b

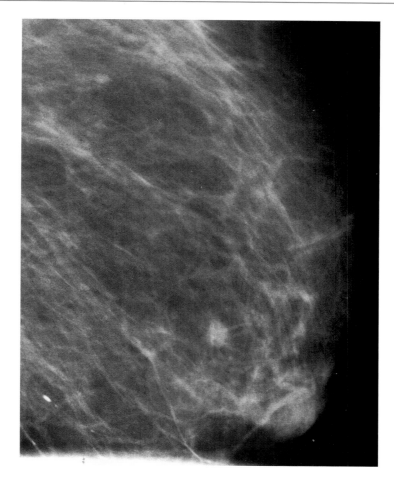

图 35c

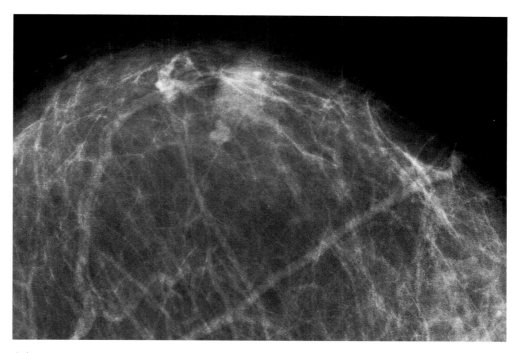

图 35d

36

女性，66 岁，无症状。第一次乳腺筛查。

乳腺 X 线摄影

图 36a：右乳内外斜位图像。乳腺 X 线表现正常。2 年后，患者发现右侧腋窝和右髂窝肿块 2 个月。

重复乳腺 X 线摄影

图 36b：右乳内外斜位图像。右乳腋尾部可见肿块，没有明显钙化。

分析

形态：卵圆形、分叶状。

轮廓：部分轮廓清晰，但肿块边缘有短毛刺。

密度：不透射线的高密度。

大小：3 cm×2.5 cm。

结论

肿块发展有 2 年病史，病变为高密度，边缘不清晰，有毛刺。恶性肿瘤 X 线表现。

组织学

淋巴瘤（包括双侧乳腺和髂窝）。

随访

84 岁时已随访 18 年。

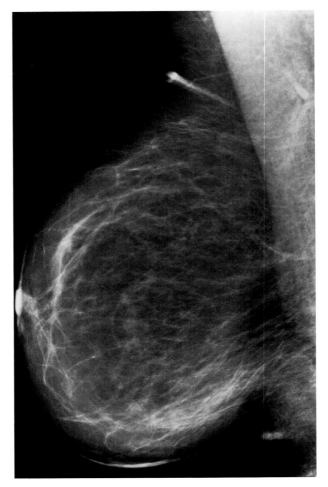

图 36a

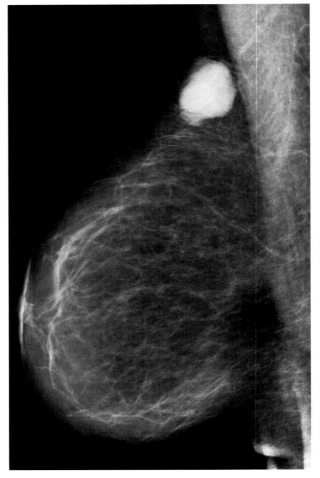

图 36b

37

女性，49 岁。左侧乳腺中心有一 6 cm×4 cm、质硬、活动度好的肿块。

体格检查
良性肿瘤。

乳腺 X 线摄影
图 37a：左乳头尾位图像。乳腺中心区域有一大肿块，不伴钙化。

分析
形态：卵圆形、分叶状。
轮廓：轮廓清晰（部分因被乳晕后区纤维腺体遮挡而模糊不清），没有晕征。
密度：高。
大小：6 cm×5 cm。

注释
绝经年龄的女性，乳腺一巨大的、轮廓清晰、不透射线的肿块，应怀疑为囊肿或叶状肿瘤。超声检查可以很容易地对两者进行鉴别。实性肿瘤应进行显微镜下病理诊断。

组织学
良性叶状肿瘤。
图 37b：低倍镜图像。显示叶状囊肉瘤典型的叶状结构（HE 染色，100×）。
图 37c：37b 的局部图像（HE 染色，100×）

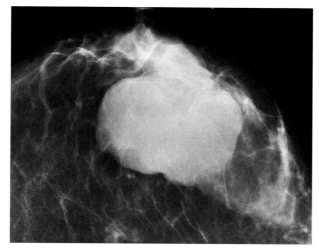

图 37a

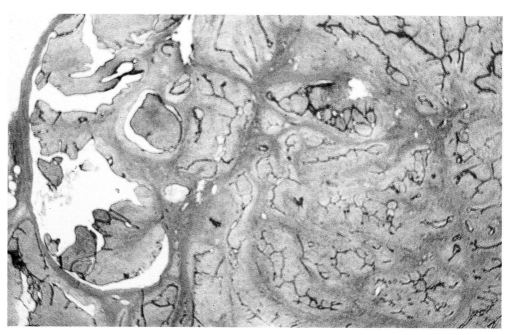

图 37b

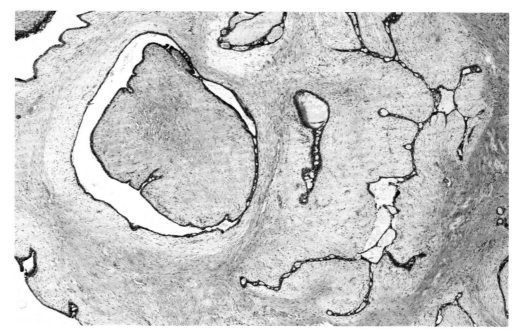

图 37c

38

女性，40 岁。4 周前发现左乳晕后区快速生长的肿块，伴发热、疼痛、压痛和乳晕周围红肿。

体格检查

视诊：乳晕区有一 7 cm×6 cm 的红肿区，伴广泛的橘皮样改变。

触诊：左侧乳房较右侧重。乳晕后区可触及质韧的大肿块，皮温高，腋窝淋巴结肿大。患者伴发热。

乳腺 X 线摄影

图 38a、b：内外斜位图像和头尾位图像。乳晕后区见一 7 cm×6 cm 致密肿块，边界不清，乳头内陷，乳晕区和乳房下部皮肤增厚。

注释

炎性乳腺癌和乳晕后区巨大的脓肿均可引起这种临床表现。然而，由于腋窝淋巴管的阻塞，炎性乳腺癌在 X 线上会出现广泛的网状阴影。超声检查不是首选的检查方法，因为如果一个大的肿瘤出现坏死，超声表现类似脓肿。超声引导下空心针穿刺活检可以做出正确的诊断。

穿刺

粗针穿刺抽吸出 60 mL 脓液。

图 38 c：左侧乳腺穿刺注气后 X 线摄影图像。可见一个明显缩小的含少量气体的脓腔（箭头）。

随访

患者口服抗生素 9 天后，脓肿切开引流。在脓肿急性期，选择猪尾导管脓肿引流和冲洗，常常可以避免外科手术。5 周后 X 线摄影复查，内外斜位图像（图 38 d）显示仅有少量纤维化，没有肿瘤征象。

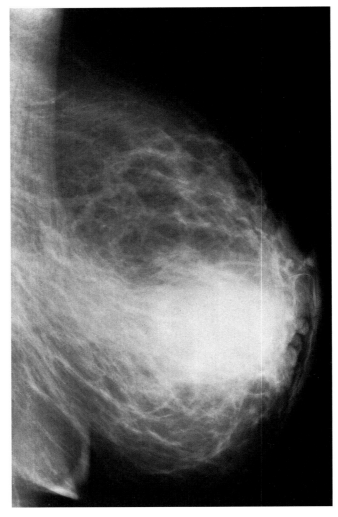

图 38a

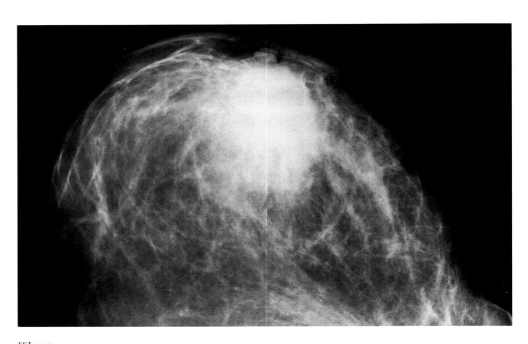

图 38b

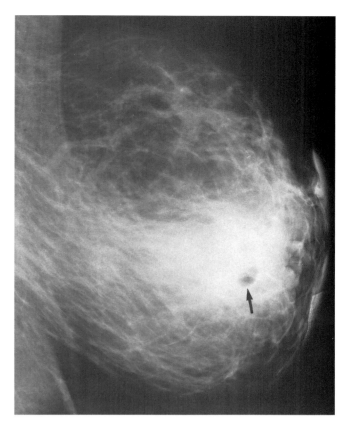

图 38c

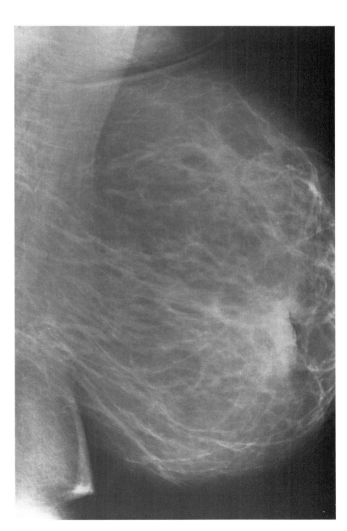

图 38d

39

女性，36 岁。2 周前发现右乳肿块。

体格检查

右乳内上象限有一活动度良好、2 cm 大小的肿块，无皮肤改变。

乳腺 X 线摄影

图 39a、b：右乳内外斜位图像和头尾位图像。内上象限见一卵圆形肿块，不伴钙化。

分析

形态：卵圆形。

轮廓：边界大部不清晰，有小段晕征（箭头）。

密度：不透射线的低密度。

大小：3 cm×2.5 cm。

结论

尽管有一小段晕征出现，但是肿块大部分边缘模糊仍提示恶性可能，因而建议空心针穿刺活检。

穿刺

抽出 5 mL 黄色液体。

细胞学

炎症细胞，没有恶性细胞。脓肿？发炎的囊肿？

图 39c、d：囊肿充气造影检查图像。囊肿的下壁及前壁锐利，但上壁和后壁不规则增厚，在头尾位图像上（图 39d）观察最佳。囊壁肿瘤？

组织学

囊肿壁上 2 cm 大小的髓样癌。

图 39e：髓样癌囊变，并伴有细环状的、存活的肿瘤组织（HE 染色，20×）。

图 39f：髓样癌典型组织病理图像。低分化肿瘤细胞和丰富的淋巴细胞浸润（HE 染色，400×）。

图 39g：免疫组化 Ki-67 抗原染色图像。证明肿瘤细胞的增殖率非常高，可见一个三极有丝分裂（箭头）（HE 染色，400×）。

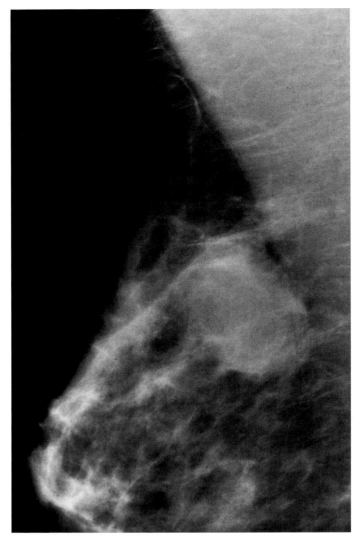

图 39a

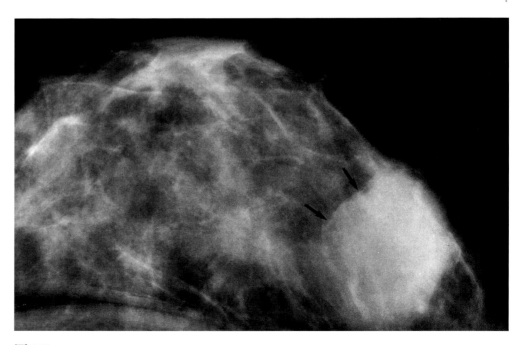

图 39b

注释

没有影像引导下的穿刺可能会产生误诊。

随访

16 年 5 个月后，患者 52 岁，死于乳腺癌转移。

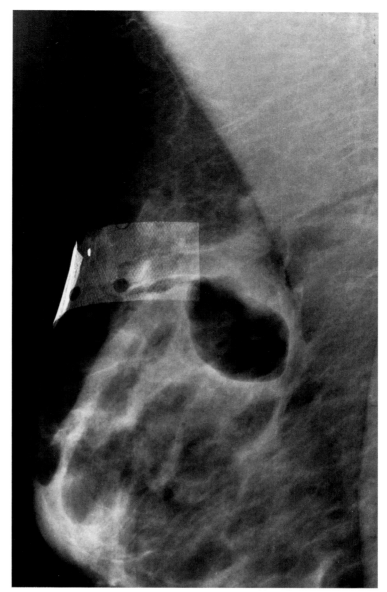

图 39c

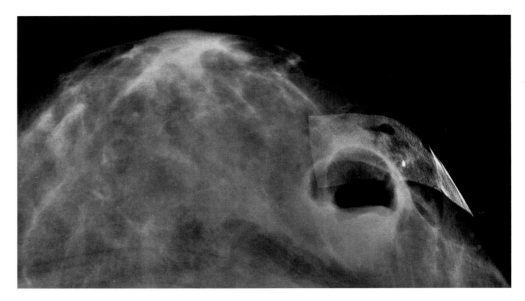

图 39d

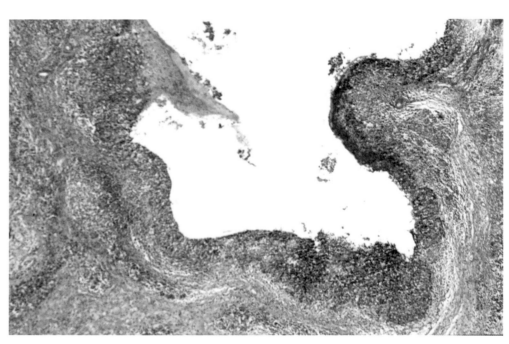

图 39e

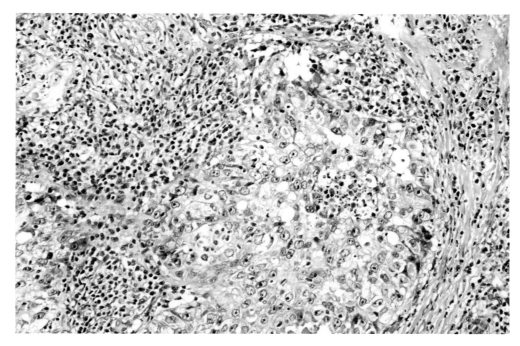

图 39f

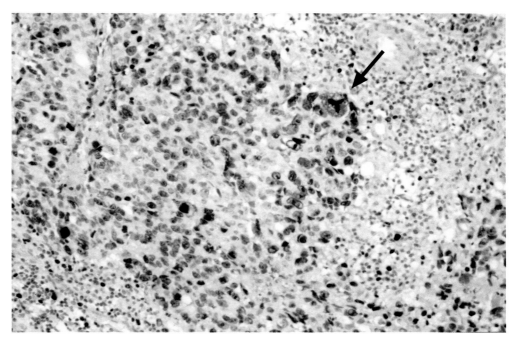

图 39g

40

女性，49 岁，恶性黑色素瘤病史
18 个月，现以右乳和双腋下肿块就医。

体格检查
右乳外侧距乳头 10 cm 处一个质
硬肿块，活动度佳，双侧腋窝淋巴结
肿大。

乳腺 X 线摄影
图 40：右乳内外斜位图像。显示
近胸壁有两个卵圆形肿块。

对较大肿块的分析
形态：卵圆形、分叶状。
轮廓：不清晰。
密度：不透射线的高密度。
大小：4 cm。

结论
这是乳腺恶性肿瘤的 X 线表现。

组织学
多发恶性黑色素瘤转移。

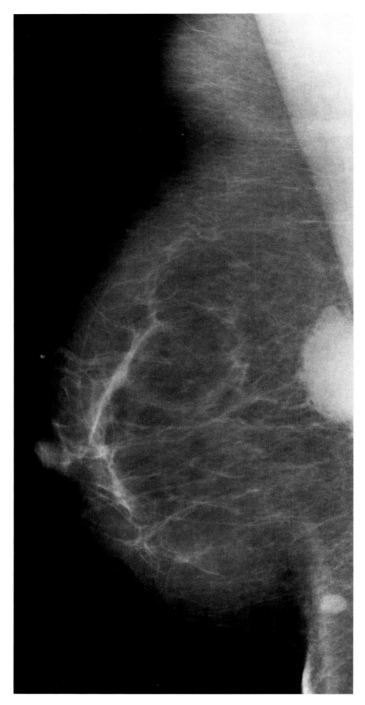

图 40

41

女性，66 岁，自检发现右乳外上象限肿块，临床怀疑为恶性肿瘤。

乳腺 X 线摄影

图 41a：右乳内外斜位图像。乳腺上部距乳头 4 cm 处有一个孤立性肿块，不伴钙化。

图 41b：肿块局部加压放大摄影图像。

分析

形态：圆形。

轮廓：大部分边界不清。

密度：不透射线的高密度。

结论

不透射线的高密度与边缘轮廓不清相结合，乳腺 X 线诊断为恶性病变。

组织学

部分导管癌、部分乳头状癌，无淋巴结转移。

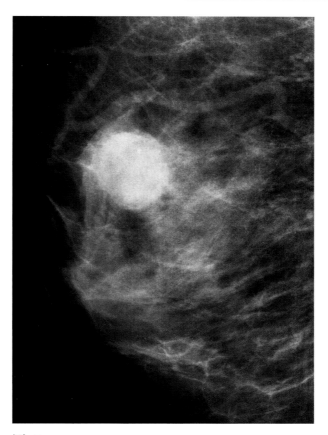

图 41a

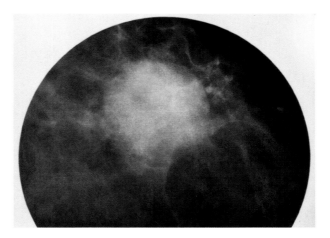

图 41b

42

女性, 45 岁, 发现左乳肿块 1 个月。

体格检查

左乳中心部位有一 10 cm 大小的肿块, 乳房的下半部分皮肤可见橘皮样改变, 但无炎症征象。

乳腺 X 线摄影

图 42a、b: 左乳内外斜位图像和头尾位图像。一个大的、卵圆形的肿块充填乳腺的中心部位, 不伴钙化灶, 胸肌呈现受侵征象, 腋下有一个病理性增大的淋巴结, 但没有广泛网状阴影。

分析

形态: 卵圆形。

轮廓: 不清晰, 无晕征。

密度: 不透射线的高密度。

大小: 10 cm × 10 cm。

注释

尽管有恶性征象存在, 乳晕后区高密度、边界不清、圆形 / 卵圆形的病变, 仍应该怀疑为脓肿。如此大的恶性肿块伴有腋窝淋巴结增大及皮肤橘皮样改变应该引起广泛的乳腺淋巴水肿 (皮肤增厚和网状改变)。超声引导下空心针穿刺活检是选择性的辅助诊断方法。如果用粗针不能抽出脓液, 应该高度怀疑恶性肿瘤。

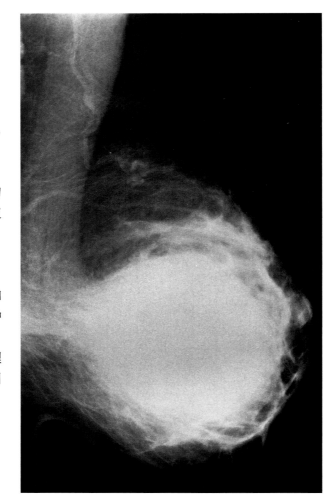

图 42a

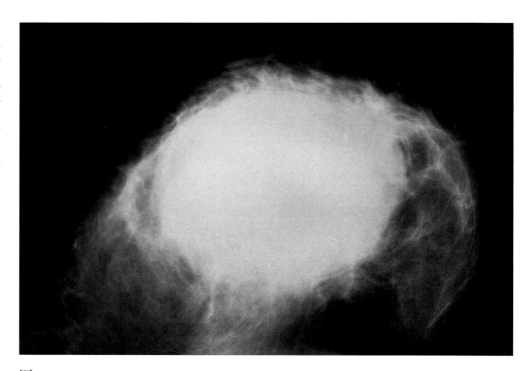

图 42b

图 42c、d：左乳穿刺后的内外斜位图像和头尾位图像。穿刺抽出 80 mL 脓液，并注入空气。

结论
脓肿，伴有不规则的厚壁形成。

组织学
脓肿，没有恶性肿瘤证据。

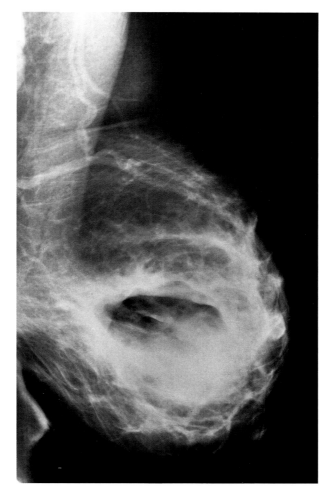

图 42c

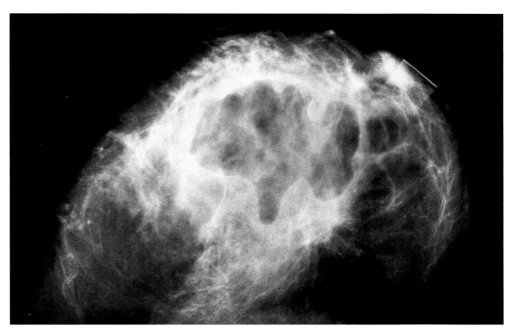

图 42d

43

女性，55 岁，无症状。第一次乳腺筛查。X 线摄影发现腋窝异常，被召回进一步检查。

体格检查
乳腺无异常发现，双侧腋窝淋巴结肿大。

乳腺 X 线摄影
图 43a：左乳内外斜位图像。乳腺正常，腋窝淋巴结增大，密度增高。

注释
当腋窝淋巴结增大，常规临床体检、乳腺 X 线摄影检查和超声检查能确凿地排除乳腺疾病时，可考虑以下疾病：类风湿关节炎、银屑病（牛皮癣）、湿疹、淋巴瘤和白血病。

左手 X 线摄影的放大图像
类风湿关节炎典型的软组织和骨的 X 线表现（图 43b）。

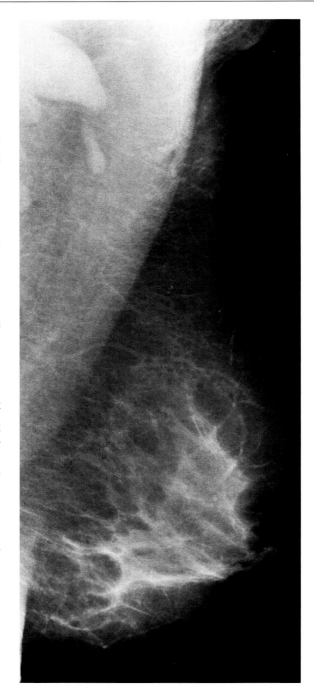

图 43a

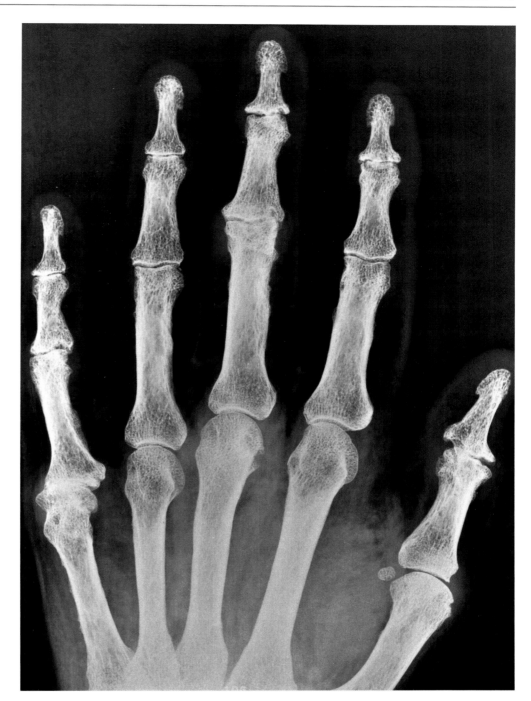

图 43b

44

女性，82 岁，发现左乳肿块。

体格检查

乳头下方活动度好的肿块，临床表现为良性病变。

乳腺 X 线摄影

图 44a：左乳内外斜位下半部局部图像。

图 44b：左乳头尾位局部图像。

图 44c、d：左乳内外斜位和头尾位微焦点放大图像。距轮廓清晰的乳头 5 cm 处有一个不伴钙化的孤立性肿块。

分析

形态：卵圆形、分叶状。

轮廓：与轮廓清晰的乳头相比，不清晰、无晕征。

密度：不透射线的低密度，与乳头密度相同。

大小：1 cm × 1 cm。

结论

82 岁女性，新出现的孤立性结节，边缘不清晰和无晕征提示恶性病变。

组织学

黏液癌，无腋窝淋巴结转移。

注释

在退化型乳腺内，评价圆形 / 卵圆形肿块的密度时，可以与乳头的密度进行比较。

在乳腺 X 线摄影图像中，由于富含黏液成分而造成不透射线的低密度，黏液吸收的射线较浸润性导管癌的纤维基质少。超声检查对黏液癌的检测也较为困难。

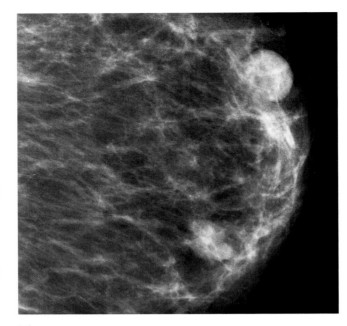

图 44a

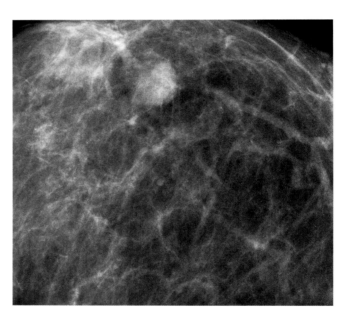

图 44b

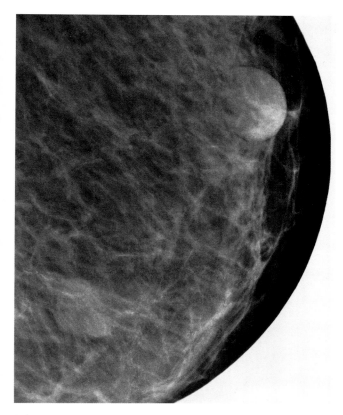

图 44c

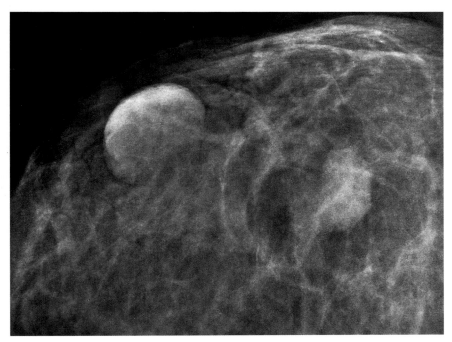

图 44d

45

图 45a、b：病理性腋窝淋巴结增
大的乳腺 X 线摄影图像。女性，68 岁，
慢性淋巴性白血病。

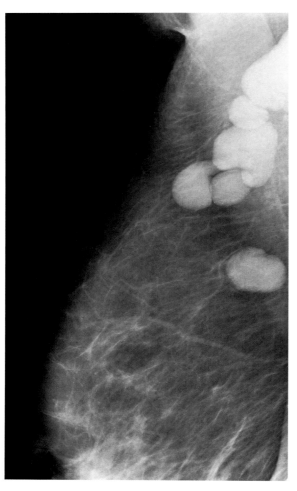

图 45a

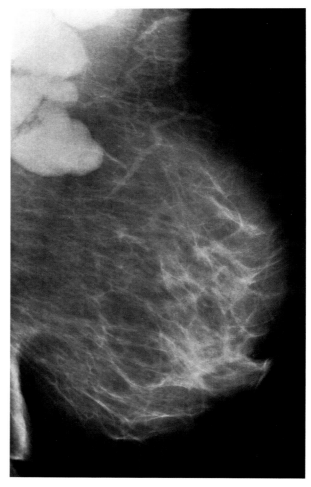

图 45b

46

女性，63 岁，无症状。第二次乳腺筛查。因发现乳腺 X 线异常被召回。

体格检查
乳腺未触及肿块。

乳腺 X 线摄影
图 46a：右乳头尾位中心部分图像。距乳头 6 cm 处可见一个孤立性肿块，不伴钙化。

分析
形态：卵圆形、分叶状。
轮廓：内侧缘清晰，伴晕征。
密度：不透射线的低密度。
大小：2 cm × 1.5 cm。

结论
这是第一次筛查后出现的结节，X线提示为良性肿瘤。

细针穿刺活检
图 46b：细针穿刺活检后乳腺 X线图像。显示为典型的血肿表现，完全掩盖了肿瘤。

细胞学
良性上皮细胞。
图 46c：2 周后，术前定位，血肿仍掩盖肿瘤。

组织学
良性导管内乳头状瘤。

注释
这个案例表明，穿刺引起的血肿可完全掩盖病变，使乳腺 X 线诊断不准确，因此，穿刺不应该先于乳腺 X线检查进行[2]。

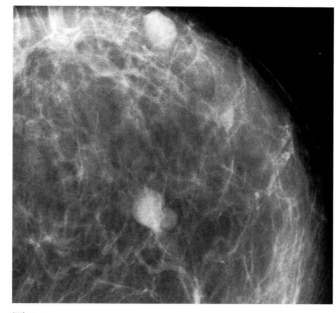
图 46a

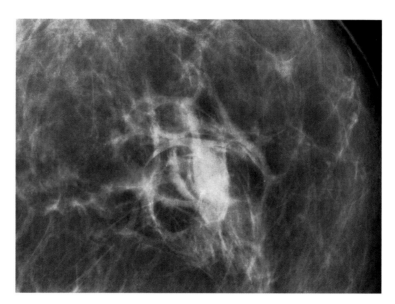
图 46b

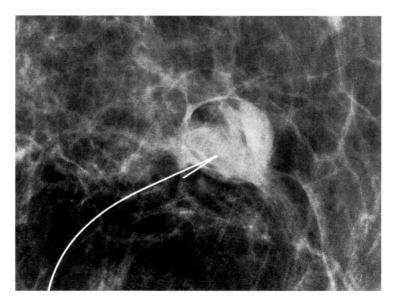
图 46c

47

女性，47 岁，无症状。第一次乳腺筛查。

体格检查
未扪及肿瘤。

乳腺 X 线摄影
图 47a：右乳内外斜位图像。乳腺上部距乳头 6 cm 处可见一个孤立性病变。
图 47b：微焦点放大图像。

分析
形态：卵圆形、分叶状。
轮廓：部分不清晰，无晕征。
密度：透射线和不透射线相结合（中心透亮）。
大小：约 1 cm。

结论
透射线和不透射线相结合的密度是确定这个结节为良性病变的关键因素。进一步鉴别诊断可参照病例 9 的结论。
透亮部分符合乳房内淋巴结的表现，无须进一步检查。

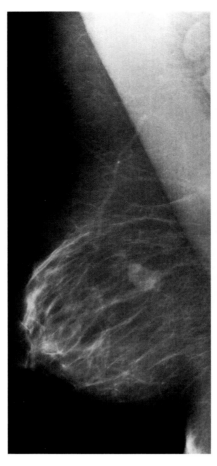
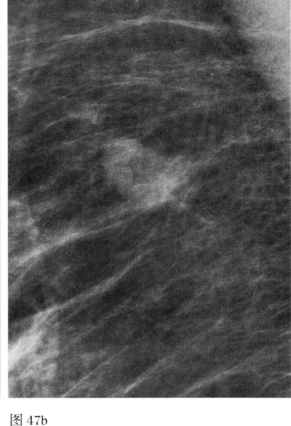

图 47a　　　　　图 47b

48

女性，29 岁，发现左乳外上象限肿块 2 个月。

体格检查

一个细长的、质地坚硬、可活动的结节状肿块，自乳头延伸到外上象限，临床诊断为良性病变。

乳腺 X 线摄影

图 48a、b：左乳头尾位局部图像和外侧放大图像。自乳头向外延伸分布 10 cm 长的多结节似念珠状病变，伴有钙化。

病变分析

部位：填充整个小叶。

形态：长的、多结节。

轮廓：光滑、波浪状。

密度：不透射线的低密度。

结论

乳腺 X 线表现为一个小叶导管系统的扩张。

钙化分析

位置：扩张的导管内。

形态：不规则。

密度：最大的钙化出现中空，小钙化非常致密。

轮廓：光滑、规则。

注释

乳腺 X 线良性钙化，乳头状瘤内钙化可能性大（见第 242 页）。

结论

年轻女性多发导管内钙化，典型的多发乳头状瘤，伴小叶导管不规则扩张，提示青少年乳头状瘤病（瑞士奶酪病）[3]。

组织学

青少年乳头状瘤病，无恶性征象。

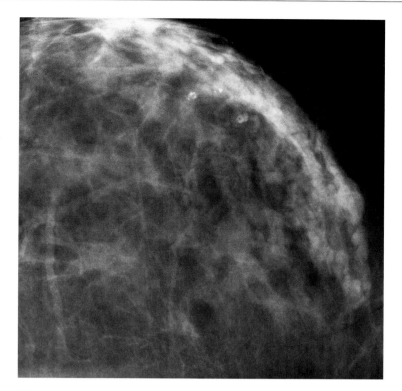

图 48a

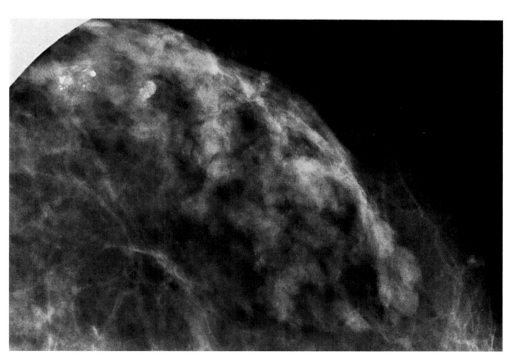

图 48b

49

图 49a、b：右乳内外斜位和头尾位局部图像。孤立性肿块，不伴钙化。

分析
形态：卵圆形。
轮廓：大部分边缘见晕征。
密度：不透射线的低密度，可见与肿瘤重叠的乳腺实质结构。

结论
良性肿瘤的 X 线表现。

细胞学
良性上皮细胞。

组织学
纤维腺瘤。

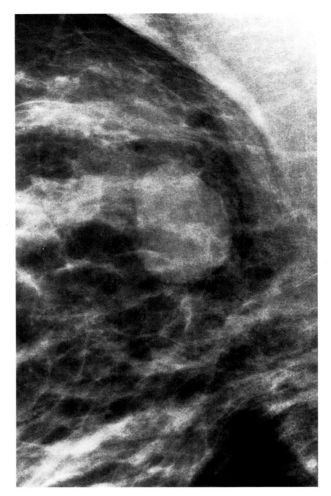

图 49a

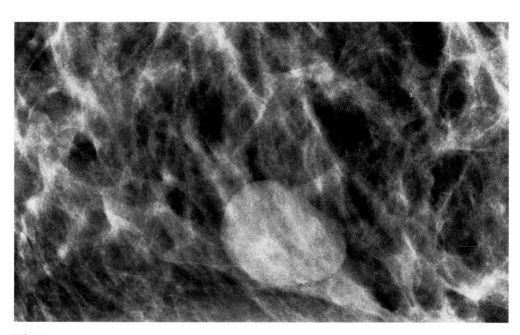

图 49b

50

图 50 ：右乳内外斜位局部图像。孤立性肿块，不伴钙化。

分析

形态：卵圆形。

轮廓：边缘清晰，后缘可见晕征。

密度：不透射线的低密度；可见与之重叠的静脉和乳腺实质。

大小：4 cm × 3 cm。

结论

所有的 X 线征象均提示为良性肿瘤。

组织学

纤维腺瘤。

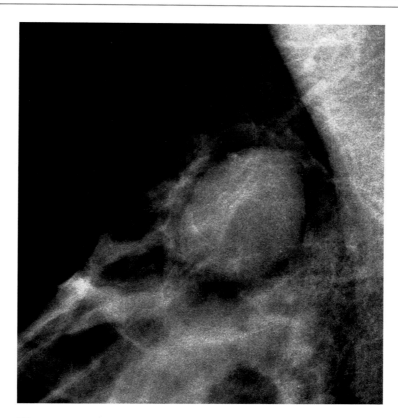

图 50

51

图 51a：右乳头尾位图像。乳腺中心部分可见孤立性肿块，不伴钙化。

图 51b：头尾位肿块局部加压微焦点放大图像。

分析

形态：卵圆形。

轮廓：不光滑、模糊。

密度：不透射线低密度，与乳腺实质密度相同。

大小：15 mm × 12 mm。

结论

肿块的边缘模糊，高度怀疑恶性肿瘤，强烈建议活检。

组织学

纤维腺瘤，没有恶性肿瘤证据。

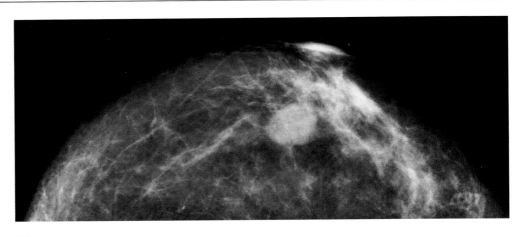

图 51a

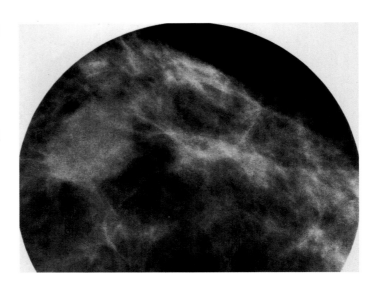

图 51b

52

女性，68 岁，左乳外上象限触及一个明显的肿块。

乳腺 X 线摄影和超声检查

图 52 a、b：内外斜位（图 52a）和头尾位（图 52 b）局部图像。肿块的相应部位有一个不伴钙化的圆形／卵圆形病变，伴彗尾征。

图 52 c、d：内外斜位（图 52c）和头尾位（图 52d）加压微焦点放大图像。病变呈圆形、低密度，大部分边缘清晰，微焦点放大摄影确认彗尾征的存在。部分边缘不清和彗尾征的出现需要进一步超声检查。

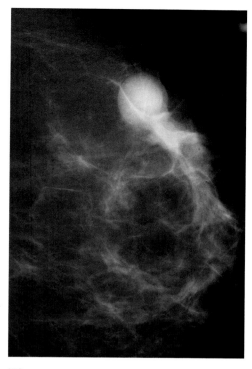

图 52a

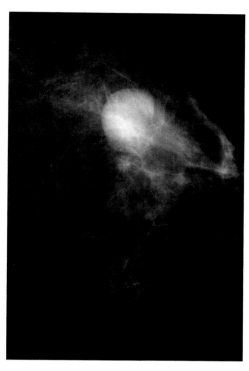

图 52b

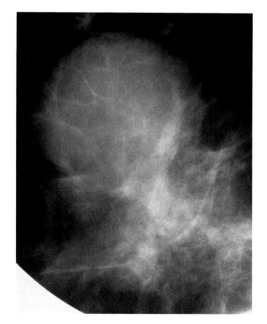

图 52c

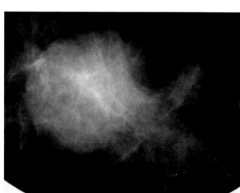

图 52d

图 52e、f：超声检查图像。显示囊内肿瘤（囊内成分通过超声透射而得以显示），彗尾征的相应部位有声影。

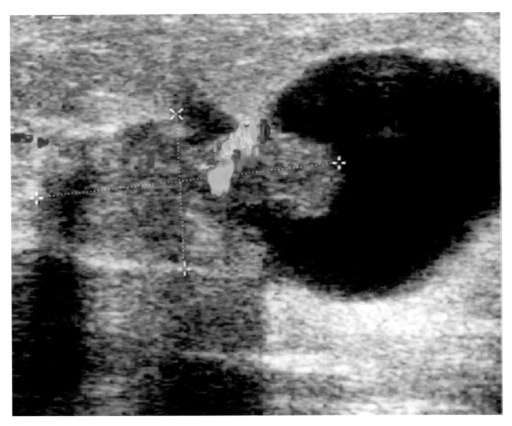

图 52e

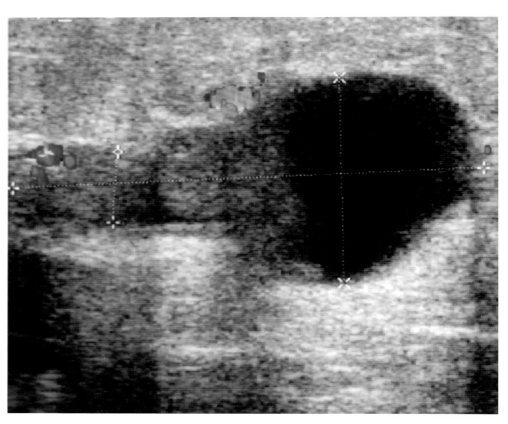

图 52f

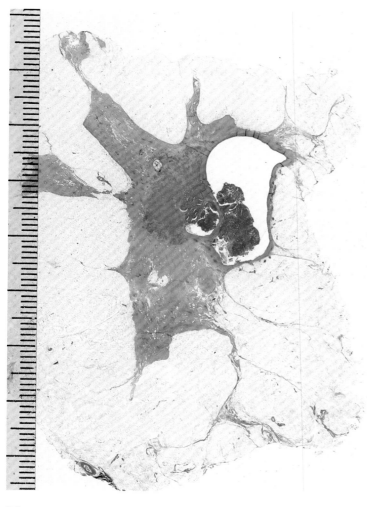

图 52g

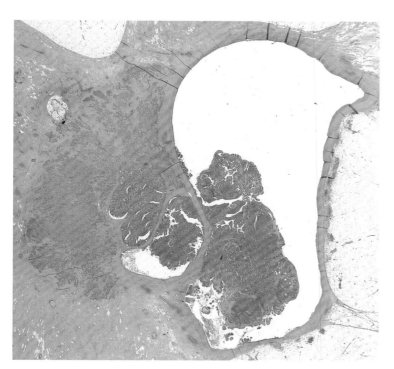

图 52h

组织学

图 52g、h：大薄层切片低放大倍数（图 52g）和中等放大倍数（图 52 h）的组织学图像。囊内生长一个 11 mm 大小的 I 级原位乳头状癌和与此毗邻的 19 mm×11 mm 大小的中度分化浸润性导管癌，雌激素／孕酮受体（ER ／PR）阳性。乳腺 X 线摄影图像中，囊肿薄的、光滑的纤维囊壁及其周围脂肪组织围绕使圆形病变轮廓部分清晰，而相邻的浸润性导管癌在乳腺 X 线和超声检查中表现为彗尾征和声学阴影。

图 52 i：大薄层切片低倍镜下放大图像。显示囊内乳头状癌及相邻的浸润性导管癌。

图 52j、k：大薄层切片中倍镜下放大图像。显示矩形框内（图 52i）的浸润性导管癌（图 52j）及虚线矩形框内（图 52i）的囊内乳头状癌（图 52k）。

图 52l、m：α - 平滑肌肌动蛋白染色图像。显示乳头状结构内缺乏肌上皮细胞。

注释

囊内乳腺病变的诊断应该包括乳腺 X 线摄影检查和超声检查。影像检查可以显示囊内生长情况，然而彻底切除肿瘤后的组织学检查才能得出最终诊断，因为良性及恶性囊内肿瘤在影像学上表现非常相似。类似这个病例的情况，肿瘤邻近组织所表现出的彗尾征使得诊断更倾向于恶性病变。

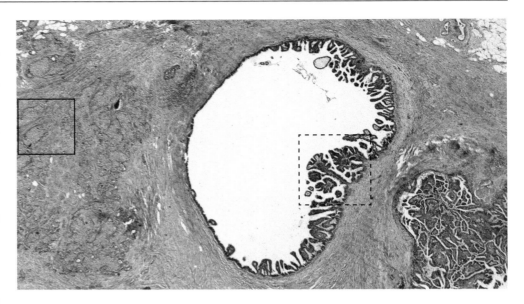

图 52i

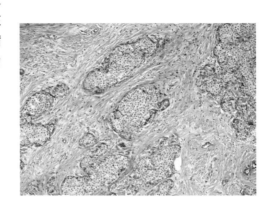

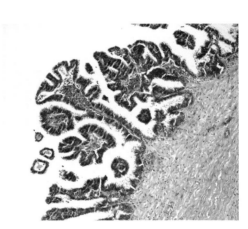

图 52j

图 52k

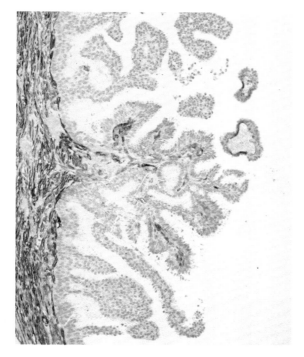

图 52l

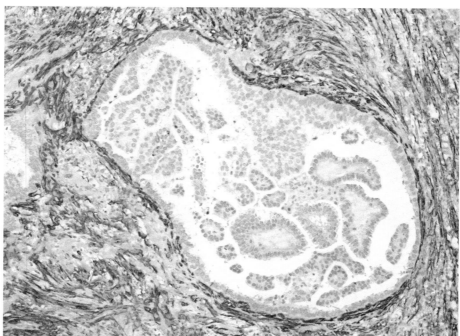

图 52m

53

男性，63 岁，左乳晕后方肿块。

乳线 X 线摄影和超声检查

图 53a、b：左乳内外斜位图像和头尾位图像。乳晕后区可见卵圆形、高密度的孤立性肿块，不伴明显钙化。

图 53c：超声图像显示卵圆形的孤立性肿块。

细针穿刺活检

图 53d~g：超声引导下细针穿刺抽吸活检。黏液样的组织碎片和单一类型的基质细胞，提示病变为一种间叶细胞肿瘤。

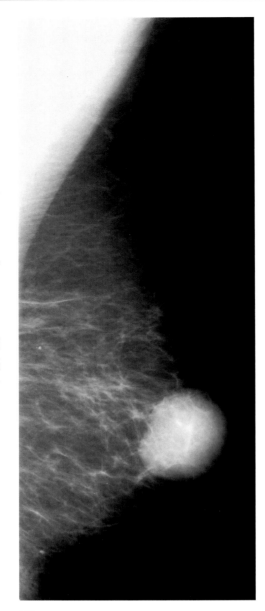

图 53a

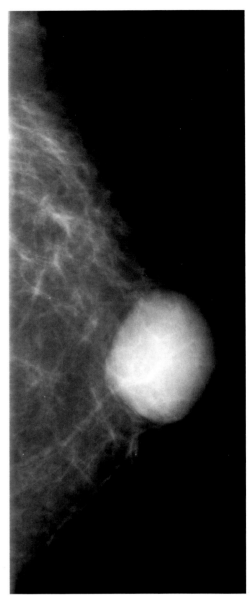

图 53b

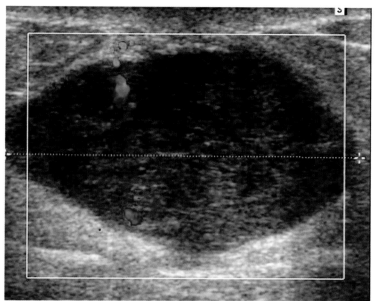

图 53c

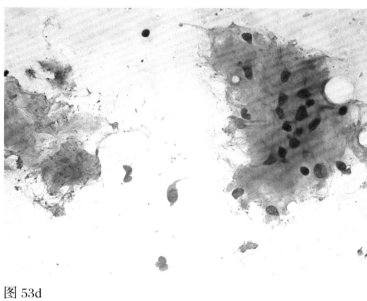

图 53d

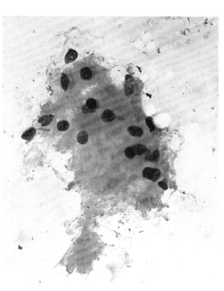

图 53e

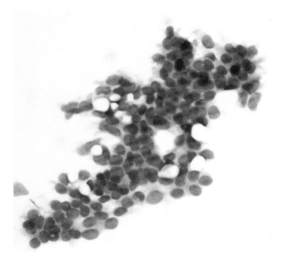

图 53f

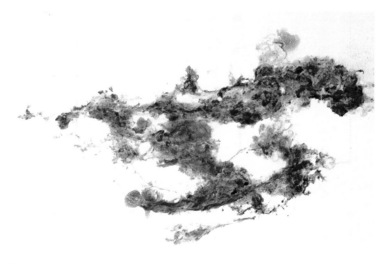

图 53g

组织学

图 53h、i：术前手持超声（图 53 h）和术后大切片低倍镜下组织学图像（图 53i）。切除的肿瘤组织柔软、有些像凝胶。

图 53j~I：低倍镜（图 53 j）、中倍镜（图 53k）和高倍镜（图 53l）下组织学图像。显示黏液基质富含毛细血管分支和大小不一的脂肪细胞，是黏液样脂肪肉瘤的组织学典型图像。

注释

不透射线的的脂肪肉瘤罕见，无特异性影像特征。

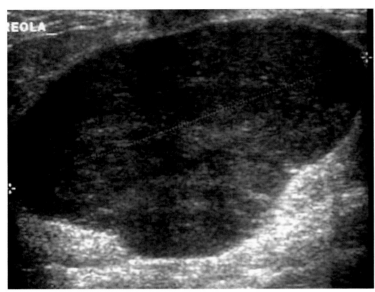

图 53h

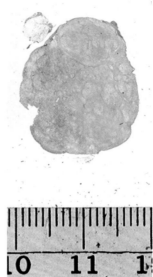
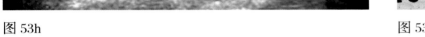

图 53i

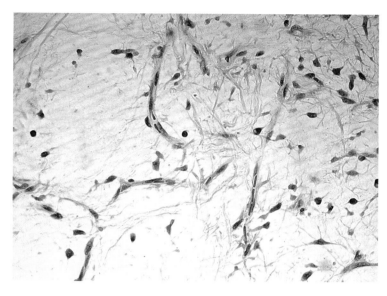

图 53j

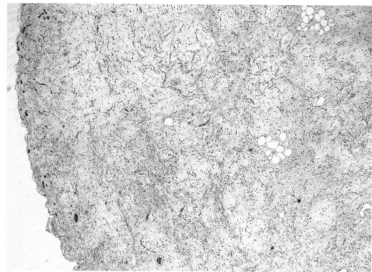

图 53k

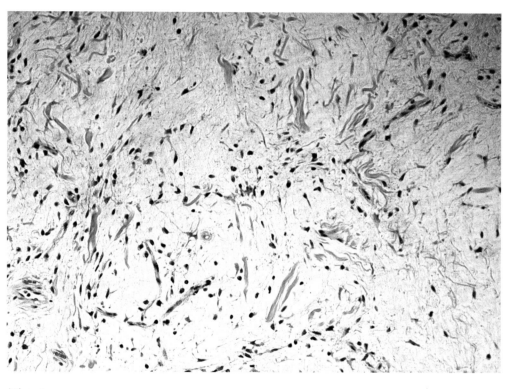

图 53l

54

图 54 ：乳腺头尾位局部图像。6 cm×4 cm 大小的分叶状肿块，不伴钙化。

分析
形态：卵圆形、分叶状。
轮廓：许多短毛刺使轮廓不清。
密度：不透射线的高密度。
大小：6 cm×4 cm。

结论
典型的恶性肿瘤 X 线征象。

组织学
浸润性导管癌。

随访
2 年 8 个月后，患者死于乳腺癌转移。

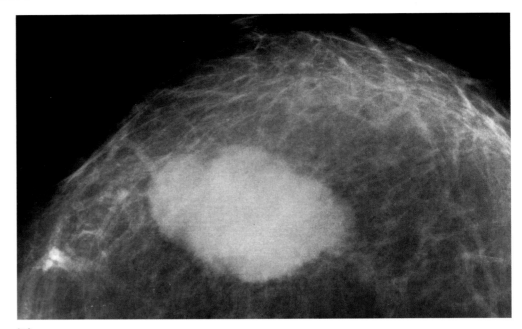

图 54

55

图 55：左乳头尾位图像。乳腺内侧近胸壁处肿块。

分析
形态：卵圆形、分叶状。
轮廓：边界清楚。
密度：不透射线的低密度。
大小：3.5 cm×2.5 cm。

结论
良性肿瘤 X 线征象。

注释
乳腺 X 线圆形 / 卵圆形病灶最常见的良性病变有：囊肿、纤维腺瘤、乳头状瘤。超声检查与超声引导下空心针穿刺活检能够提供很好的鉴别诊断。

组织学
纤维腺瘤。

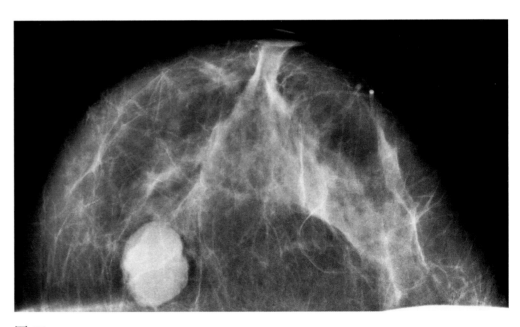

图 55

56

女性，49 岁，左乳下方发现肿块。

乳腺 X 线摄影和超声检查

图 56a：左乳内外斜位局部图像。可见一个大的、有分叶、不透射线、卵圆形的孤立性病变，不伴钙化。

图 56b、c：超声检查图像。显示囊内生长的肿瘤。

组织学

图 56d、e：大切片组织学图像。显示囊肿内含有数个肿瘤。

图 56f~i：30 mm × 20 mm 大小的 I 级囊内乳头状癌，没有浸润征象。雌激素／孕酮受体阳性，c-erb-B-2 阴性。

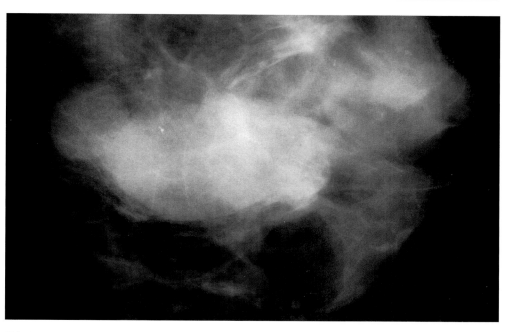

图 56a

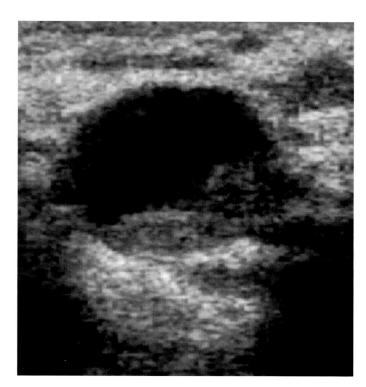

图 56b

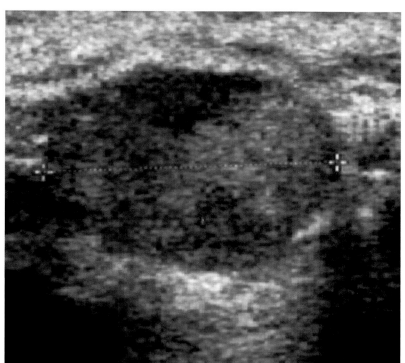

图 56c

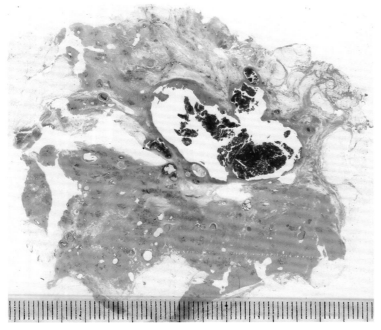

图 56d

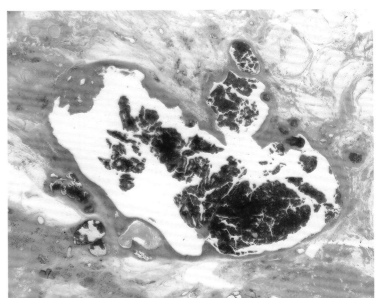

图 56e

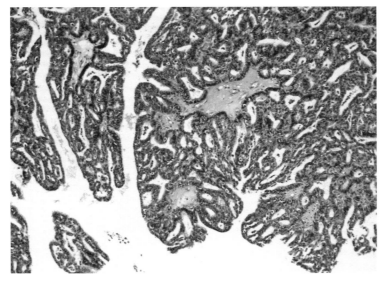

图 56f

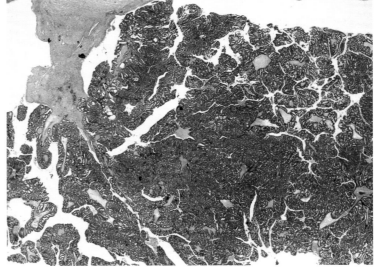

图 56g

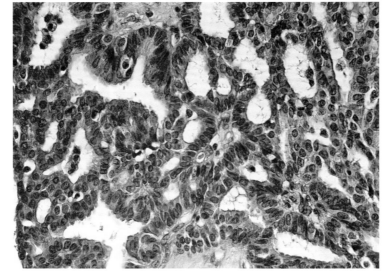

图 56h

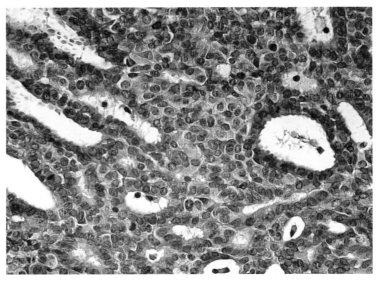

图 56i

第五章　星芒状／毛刺状病变和结构扭曲

3D 组织学图像

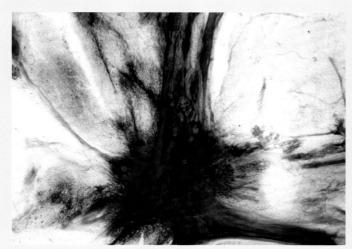

星芒状浸润性导管癌

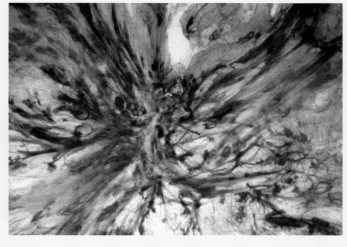

放射状瘢痕

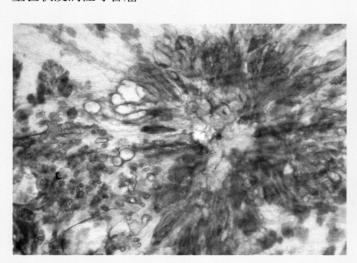

另一例放射状瘢痕

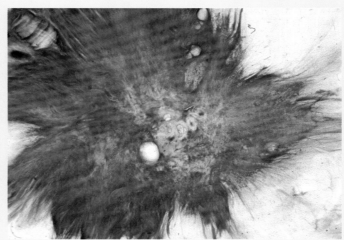

另一例浸润性导管癌

大多数乳腺癌有放射状结构的 X 线表现,即有明确的星芒状 / 毛刺状改变或中心没有肿块的结构扭曲。乳腺癌最典型的 X 线表现是星芒状病变,即中心实性肿块绕有放射状结构。对这些病变的认识可能较困难,尤其是当它们很小时。尽管乳腺 X 线摄影图像上乳腺癌与其他星芒状病变的鉴别诊断准确性高,但最终仍需组织学确诊。中心没有肿块的结构扭曲是一种不太常见的恶性肿瘤征象。认识这个征象需要熟悉各种各样的正常乳腺实质结构表现和充分了解产生结构扭曲的病理过程。没有中心肿块的结构扭曲可以由许多恶性或良性病变引起,如下所列。

恶性疾病

1. 非特异性浸润性导管癌（无其他特征的）。

2. 浸润性小叶癌。

3. 新生导管样癌（neoductgenesis）。

良性疾病

1. 放射状瘢痕。

2. 创伤性脂肪坏死。

当观察星芒状 / 毛刺状病变和结构扭曲时,合理分析中心部分和放射状结构就会做出正确的诊断。加压放大图像在评估这些乳腺 X 线征象中有重要的价值。

分析病变中心区域时,可能会观察到一个确切的肿块或圆形 / 卵圆形可透射线的区域。结合每个病变本身的特征及周围的放射状结构,乳腺 X 线诊断可有如下两种。

白星（图 XXI）：从中心明显的肿块向周围各个方向发出锐利的、致密的、不同长度的细线。这是浸润性导管癌和管状癌典型的图像（病例 57、58、59、60、65、70、71、72、73、85）。中心肿块越大,毛刺结构越长。这些都是由密集的胶原蛋白构成,在乳腺 X 线摄影图像上为高密度不透射线的线样结构。它们偶尔会含有原位癌或浸润癌成分,与那些只含胶原蛋白的结构不能区别。

毛刺可延伸至皮肤或肌肉,引起

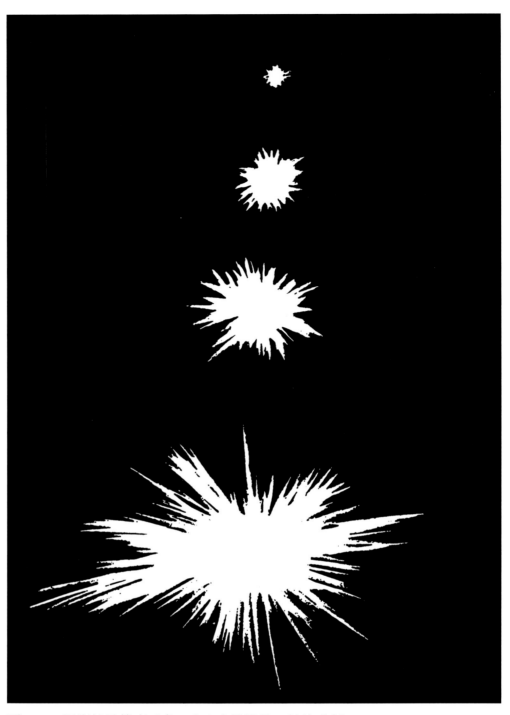

图 XXI　浸润性导管癌示意：中心大的肿块、长的毛刺

皮肤收缩和局部皮肤增厚,这通常见于大的或表浅的浸润性导管癌（病例 60）。皮肤改变也可以存在于创伤性脂肪坏死,特别是术后患者（病例 68、69）。恶性钙化常与白星相伴随。

黑星（图 XXII）：致密线和透亮线构成的放射状结构,与圆形或卵圆形透亮的中心区,形成典型的"黑星" X 线表现（病例 81）。这些是放射性瘢痕的特征（硬化性导管增殖 / 增生）,由增生的导管和管周弹性组织变性组成,以放射状排列（病例 61、62、63、64、66、67、81、82、83）。 放射性瘢痕在不同方向的乳腺 X 线投影中表现不同,因此,每一个图像可以有某种不同的影像表现,偶尔在创伤性脂肪坏死（病例 68）可以看到类似的 X 线表现。黑星的 X 线表现与放射状结构的浸润癌表现不同。

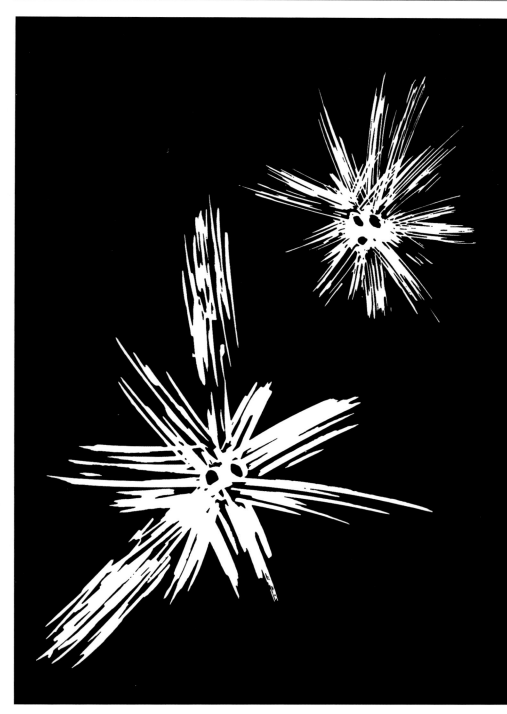

图 XXII 放射性瘢痕 X 线表现

放射性瘢痕绝对不会伴有皮肤增厚或收缩，无论病变多么大或多么表浅，明显的 X 线表现和几乎完全缺乏临床触诊异常发现之间有显著的差异。超声检查有助于鉴别诊断，因为放射性瘢痕的中心为增生导管的囊性扩张，不同于典型致密的浸润癌声影。

注释

通常不可触及的小浸润性导管癌和管状癌的 X 线表现可能不同于白星的典型表现。

1.浸润癌的早期可能会表现为非特异性的不对称密度，缺乏肿瘤的典型放射状结构，同时也缺乏终末导管小叶单位和其他正常乳腺实质结构单位。如第二章所述，当在"四个禁区"［"四个禁区"是指乳腺 X 线摄影图像中的四个区域。①在内外斜位片上，平行于胸大肌的3~4 cm宽的区域(the"Milky Way")，61%的乳腺癌发生于这个区域。②在头尾位片上，乳腺内侧部分。③乳腺后间隙，也称为"no man's land"。④乳晕后区。（以上为原作者的解释）］中的任何一个区域出现这种非特异性的不对称密度，则应高度怀疑恶性肿瘤，需要进一步检查（病例74、76、78）。高分辨率放大乳腺 X 线摄影图像可显示在最初的乳腺 X 线摄影图像中没有看到的小的中心肿块。乳腺超声检查可以非常有效地确认不对称乳腺密度的恶性特征。

2.乳腺不对称密度可能由花边样、细网状结构组成，引起乳腺实质的结构扭曲。这可能是导致检查改变的唯一因素（病例75）。

没有中心肿块的结构扭曲也可以由下列疾病引起。

1.浸润性小叶癌：经典类型。由于 E- 钙黏蛋白（E-cadherin）的缺乏，乳腺癌细胞沿正常的乳腺结构扩散，如纤维和导管结构，最终引起细网状／网格状改变，使正常的乳腺结构扭曲（病例83）。

2. 新生导管样癌：乳腺癌的一个亚型，以形成新的类导管样结构为特征，这些异常结构不自然地高度聚集，肿瘤充满导管内的有限腔隙。乳腺 X 线摄影图像显示为不对称密度伴结构扭曲，伴有或不伴有恶性钙化（病例 84）。当出现钙化，最有特征的钙化是所谓的铸型钙化——长的、分支的、杆状或点状钙化（第六章）[1]。

3. 放射状瘢痕（硬化性导管增生）：是良性病变，临床检查很少触及病变，有误诊为乳腺癌的可能；相反，浸润性小叶癌偶尔可能为放射状瘢痕 X 线印象。乳腺 X 线筛查使这个病变得到重视。在我们的乳腺筛查资料中，患病率为 0.09%。这个酷似乳腺癌的病变很重要，因为约有 1/3 的这些病变与原位癌或管状癌有关[2]。此外，这种病变的确切性质在病理学家之间也存在争议，并给予许多不同的命名[3~10]。

4. 创伤性脂肪坏死：创伤后的脂肪坏死，包括手术，可导致至少两种基本类型的 X 线影像——圆形 / 卵圆形病变（血肿发展成为一个油脂囊肿）和星芒状病变，两者均可伴有钙化（第六章）。相应的病史有助于诊断。瘀斑的存在对诊断也有帮助。创伤性脂肪坏死引起星芒状病变的乳腺 X 线特征有以下几种表现（病例 66、68、84）。

（1）病变中心：很少有明显肿块，除非坏死是由二次治疗引起的。通常，中心区可见透亮的区域，其对应的为小油脂囊肿。损伤时间越长，中心实性成分越少（病例 68、84）。

（2）放射性结构：随投影方向的改变而变化，特别在加压摄影图像中；毛刺细、密度低。

（3）可出现局部皮肤增厚和收缩（病例 68、69、84）。

注：病史、临床体检和乳腺 X 线表现相结合对正确诊断非常必要。

策略

虽然乳腺 X 线结构扭曲的最终诊断需要参考组织学检查，但是，术前基于 X 线征象的恶性星芒状病灶和放射状瘢痕之间的鉴别诊断对这些病变的处理有重要的影响。

对可疑恶性肿瘤的星芒状病变（白星），应术前空心针穿刺活检确立诊断，有利于治疗方案的选择（一期手术，前哨淋巴结活检 / 腋窝淋巴结清扫等）；与此相反，放射状瘢痕（黑星）的术前空心针穿刺活检将会有诊断过度 / 诊断不足的风险，应该避免。当怀疑放射状瘢痕时，应该进行完全的手术切除和全面的组织学检查。

对于创伤性脂肪坏死，结合患者的病史和 X 线表现可确定诊断，必要时可行粗空心针穿刺活检。

重点病例

57

　　本病例显示了恶性星芒状肿瘤的典型特征。在分析其他星芒状病变时，本病例可作为放射科医生的参考。

　　伴有毛刺的中心肿块是恶性星芒状肿瘤的典型征象。毛刺致密且尖锐，从肿块表面向外辐射，通常不会聚集在一起。当它们延伸至皮肤或乳晕区域时，会引起收缩和局部皮肤增厚。肿块越大，毛刺越长（图 XXI）。

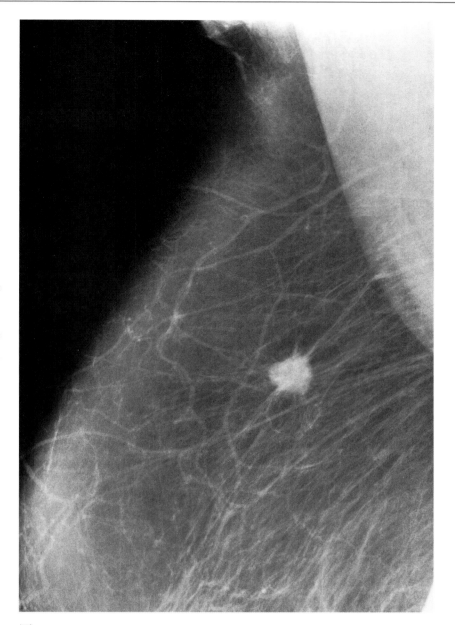

图 57a

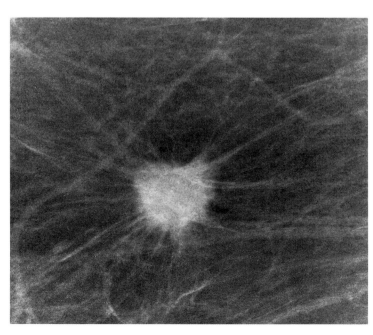

图 57b

乳腺 X 线的星芒状 / 毛刺状病变和结构扭曲的分析实践

（病例 58~85 ）

58

女性，73 岁，无症状。第一次乳腺筛查。

体格检查
未扪及肿块。

乳腺 X 线摄影
图 58a：右乳内外斜位图像。在 A1 坐标处可见一个小结节阴影。

图 58b：右乳头尾位图像。在 A1 坐标处可见结节，不伴钙化。

图 58c：内外斜位局部放大图像。

分析
形态：星芒状小结节，边缘毛刺。
大小：4 mm×4 mm。

结论
恶性肿瘤 X 线征象。

组织学
浸润性导管癌，4 mm×4 mm 大小，无腋窝淋巴结转移。

图 58d：标本照片。

图 58e：肿瘤弹性纤维染色大体观（12.5×）。

随访
1 年 11 个月后，患者 75 岁，死于肺栓塞，没有乳腺癌进展或复发的证据。

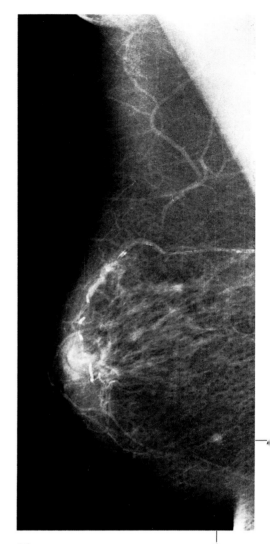

图 58a

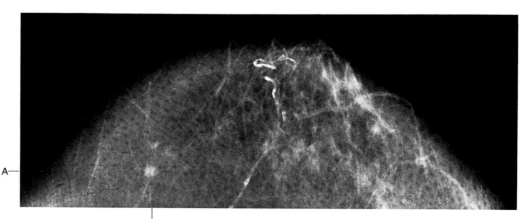

图 58b

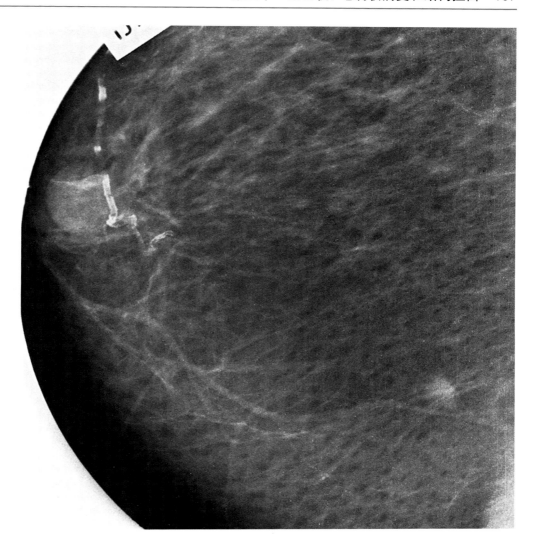

图 58c

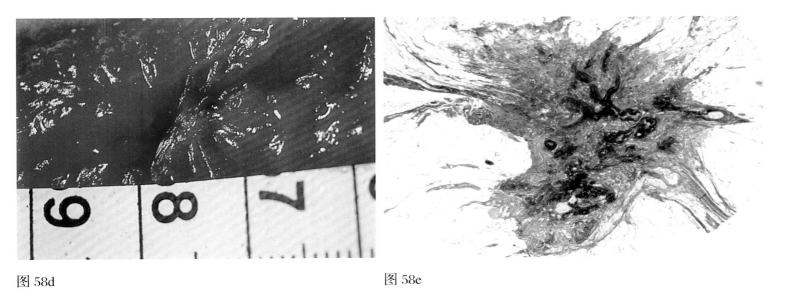

图 58d

图 58e

59

女性，63 岁，无症状。第一次乳腺筛查。

体格检查
无明显肿块。

乳腺 X 线摄影
图 59a：左乳内外斜位图像。

图 59b：内外斜位放大图像。

图 59c：左乳头尾位图像。内上象限距乳头 7 cm 处可见星芒状结节，不伴钙化。

结论
这个结节具有乳腺恶性星芒状病变的典型 X 线表现，实性中心、放射状毛刺（白星）。

组织学
浸润性导管癌，最大直径 7 mm，无淋巴结转移。

图 59d：标本照片。

随访
8 年 5 个月后，患者死于结肠癌，没有乳腺癌进展或复发的证据。

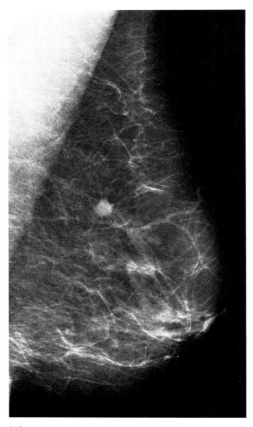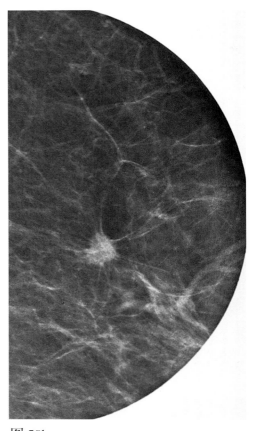

图 59a　　　　　　　　　　图 59b

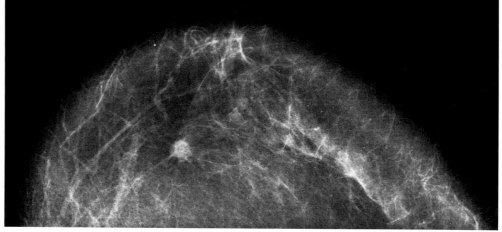

图 59c

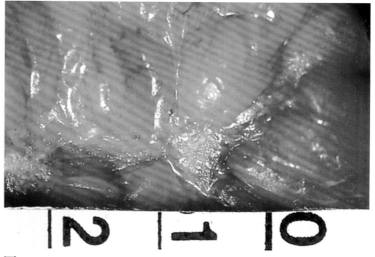

图 59d

60

女性，89 岁，发现右乳肿块 1 年，肿块生长缓慢。

体格检查
右乳有一明显的大恶性肿块。

乳腺 X 线摄影
图 60a、b：右乳内外斜位和头尾位图像。乳腺中心部一个大的（直径 5 cm）星芒状肿块，乳头和乳晕内陷，下部和外侧部分皮肤增厚、内陷。

注释
这是一个进展期星芒状恶性肿瘤的典型病例，乳腺中央区大肿块和毛刺征象，乳晕和皮肤收缩内陷。

组织学
浸润性导管癌，肿瘤侵及淋巴管。

随访
1 年 6 个月后，患者死于乳腺癌转移。

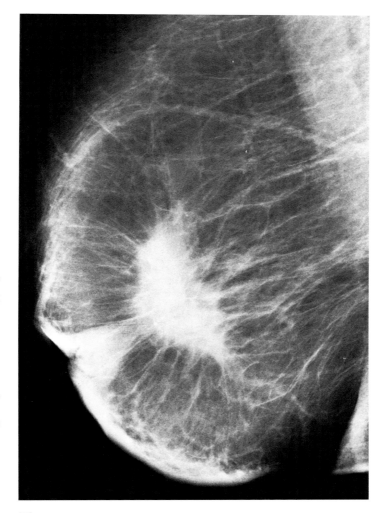

图 60a

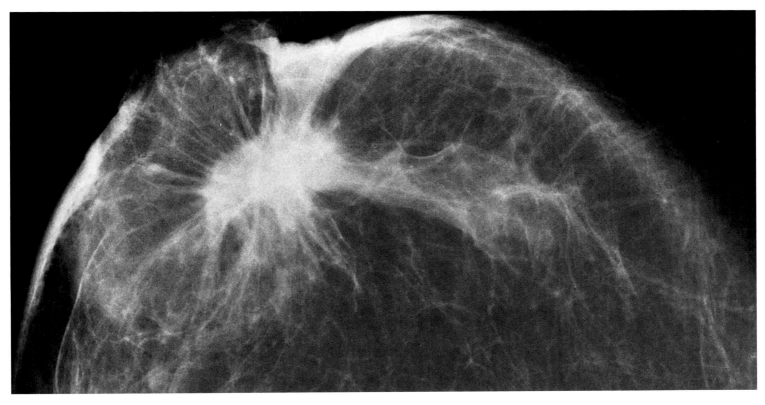

图 60b

61

女性，61 岁，无症状。第一次乳腺筛查。

体格检查
未扪及肿物，无外伤史。

乳腺 X 线摄影
图 61a、b：右乳（a）和左乳（b）内外斜位图像。比较观察左右乳下半部，在右乳（图 61a）下半部 A1 坐标处有结构扭曲征象。

图 61c：右乳头尾位图像。
图 61d：右乳内外斜位微焦点放大图像。比较观察图 61a、61c 和 61d，病变在各个投影中的表现不同。

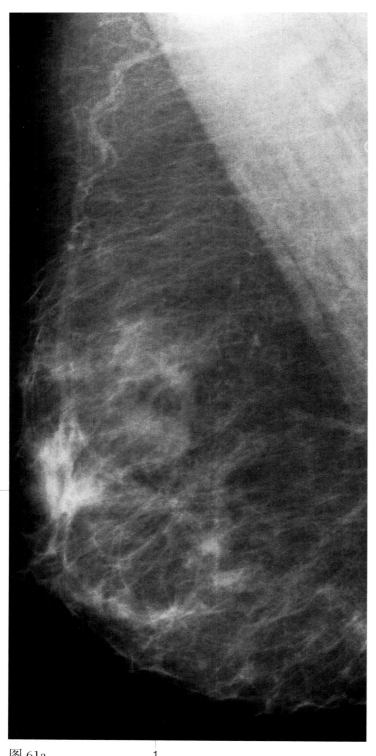

图 61a

1

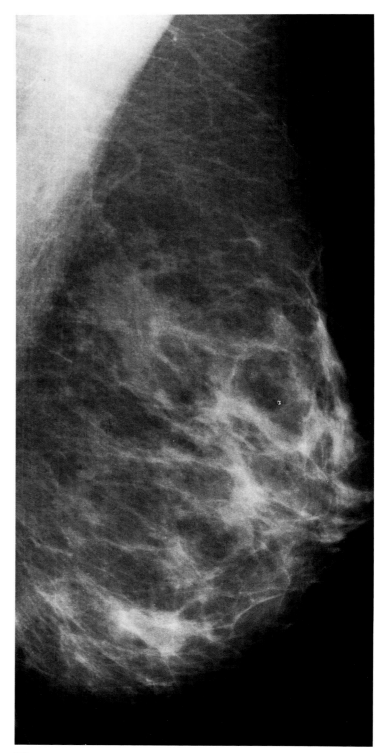

图 61b

A

分析

形态：没有中心肿块的星芒状结构；特别是放大图像上，病变中心显示为小的透亮区，放射状结构由分布在透射线的脂肪组织中长的、略弯曲的致密线影构成。

大小：病变占据乳腺外下象限的大部分区域。

结论

这是放射状瘢痕的典型X线表现。因临床触诊未扪及肿块而支持本病诊断，不需要进一步诊断检查。禁止行空心针穿刺活检（见第104页），应该进行开放的外科手术活检和仔细全面的组织学检查。

组织学

放射状瘢痕（硬化性导管增生），没有恶性肿瘤证据。

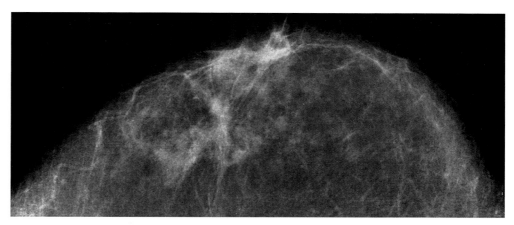

图 61c

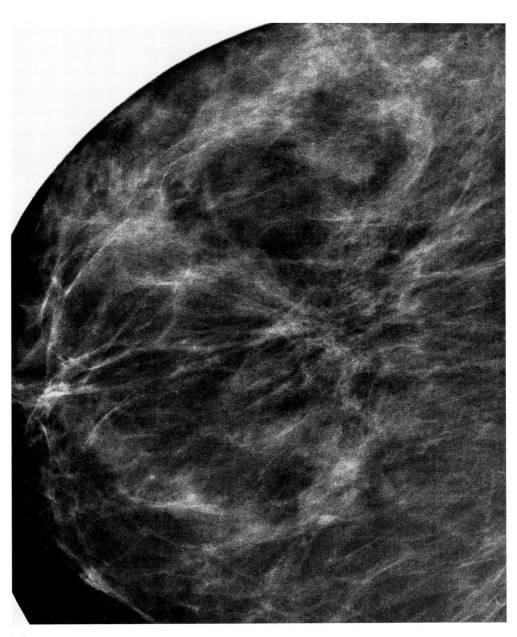

图 61d

62

女性，63 岁，无症状。第一次乳腺筛查。

体格检查
无明显肿块，没有外伤史。

乳腺 X 线摄影
图 62a、b：内外斜位图像和头尾位图像。距乳头 4 cm 处可见一大范围的结构扭曲区域，病变的 X 线表现随投影方向的变化而变化。两个中空的良性钙化与病变无关。

分析
这样大小的浸润性导管癌病变中心应该有一个大的实性肿块。然而相反，在两个投影中，这个病变中心为透亮阴影，在图 62a 中特别明显。放射状结构由透亮的组织内长而厚并且下垂的线性致密影构成。乳腺 X 线影像不同于浸润性乳腺癌的直毛刺表现。与大的乳腺癌不同，病变没有触诊表现，也没有皮肤增厚或收缩。

结论
这是放射状瘢痕的典型 X 线表现和临床表现，建议对病变进行完整的手术切除，而不是术前空心针穿刺活检（见第 104 页）。

组织学
放射状瘢痕（硬化性导管增生），不伴上皮细胞增生，没有恶性肿瘤证据。

图 62c：手术标本照片。

注释
与病例 61~64 相似大小的浸润性导管癌应该可扪及肿块，并且有大的、致密的、均匀的肿块影像（病例 60 与病例 61~64 相比较）。

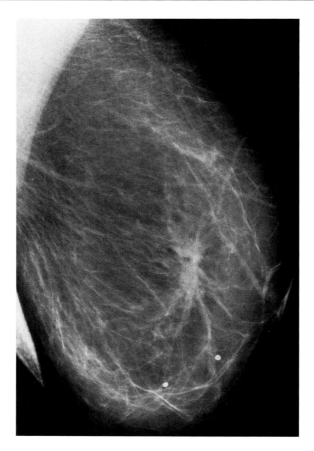

图 62a

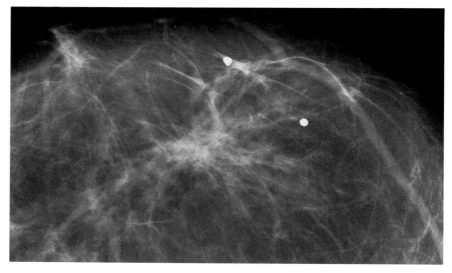

图 62b

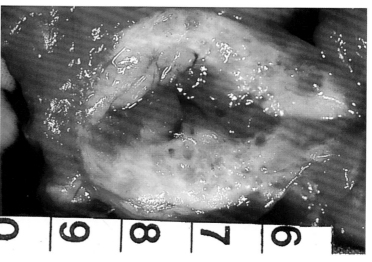

图 62c

63

女性，69 岁，无症状。第一次乳腺筛查。

体格检查
无外伤史，无明显肿块。

乳腺 X 线摄影
图 63a：左乳局部内外斜位图像。乳腺上半部有一个大的放射状结构。

图 63b、c：左乳内外斜位和头尾位微焦点放大图像。

分析（微焦点放大图像显示最佳）
在这个放射状结构中，没有实性肿块中心，放射状结构由聚集在一起的粗线样阴影组成，透亮的线状结构与它们相交替，并且与其平行，不伴钙化。

结论
放射状瘢痕的典型 X 线表现。

注释
尽管有这样一个大的、浅表的病变，但不能扪及肿块，支持放射状瘢痕的诊断。

组织学
放射状瘢痕。没有恶性肿瘤证据。

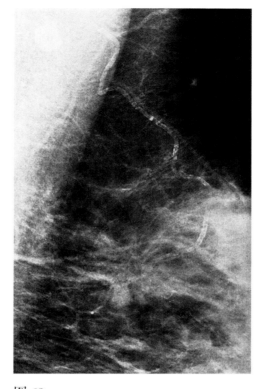

图 63a

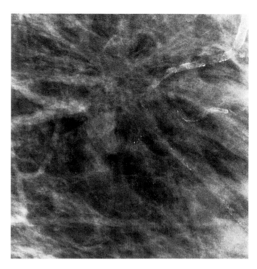

图 63b

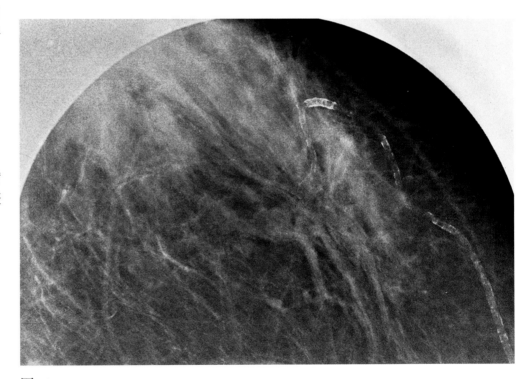

图 63c

64

女性，52 岁，右乳疼痛。

体格检查
双乳未扪及肿块。

乳腺 X 线摄影
图 64a：右乳内外斜位图像。距乳头 7 cm 的 A1 坐标处有一个放射状结构。
图 64b：右乳头尾位图像。A1 坐标处可见放射状结构。
图 64c：右乳外内位放大图像。

分析
无实性肿块中心，病变的 X 线表现明显随投影的方向变化而改变。放射状结构由粗的、不透射线的致密线影和半透明线影交替组成。

结论
放射状瘢痕的典型 X 线表现，触诊缺乏阳性发现而支持诊断。完整的手术切除是首选的治疗方法。

组织学
放射状瘢痕（硬化性导管增生），没有恶性肿瘤证据。

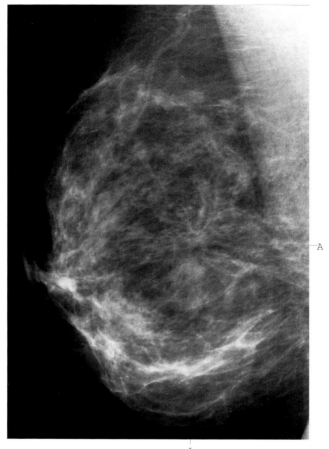

图 64a

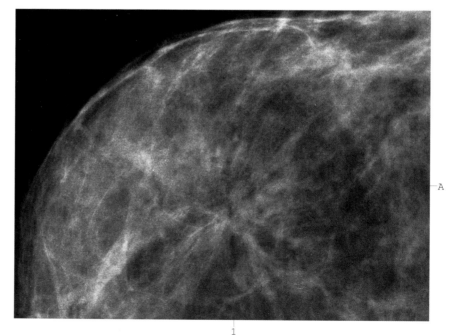

图 64b

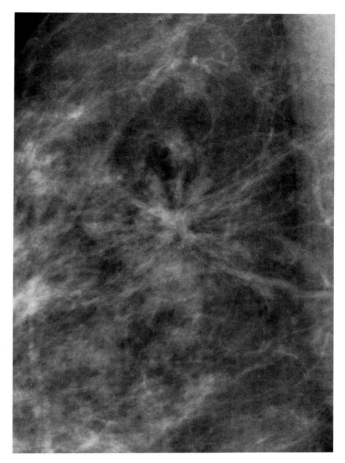

图 64c

65

女性，63 岁，无症状。第一次乳腺筛查。

体格检查
未扪及乳房肿块。

乳腺 X 线摄影
图 65a：右乳内外斜位图像。

图 65b：右乳头尾位图像。

图 65c：头尾位加压微焦点放大图像。

乳房的外侧距乳头 6 cm 处可见星芒状结节，不伴钙化。

结论
这是小浸润癌的典型 X 线影像：实性结节被放射状毛刺包绕。由于超过 90% 的小于 10 mm 的浸润性癌组织学分级为 I 级或 II 级，细针穿刺抽吸活检可能不会给出确定的恶性肿瘤诊断。超声引导下空心针穿刺活检（通过病灶一次刺入），可为治疗方案的选择提供充分的术前信息。

组织学
管状癌，6 mm × 6 mm，无腋窝淋巴结转移。

图 65d：肿瘤病理大体观（HE 染色，12.5×）。

图 65e：局部病理图像。管状癌伴原位癌 I 级（HE 染色，200×）。

随访
6 年 9 个月后，患者死于急性心肌梗死，没有乳腺癌进展或复发的证据。

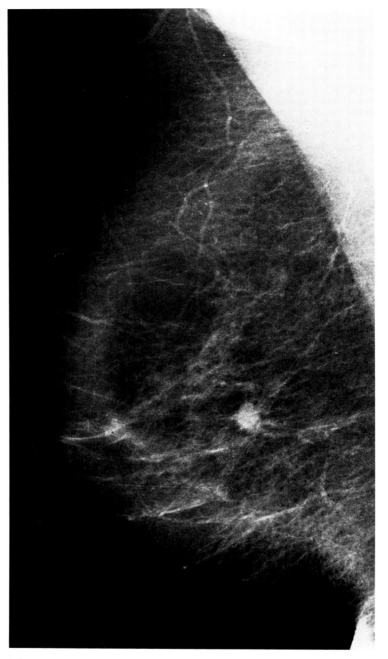

图 65a

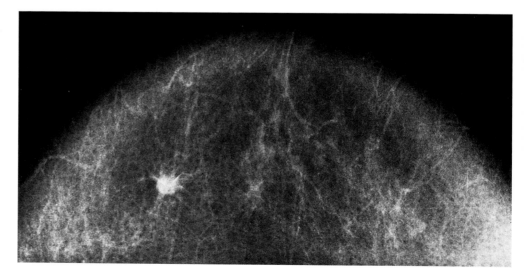

图 65b

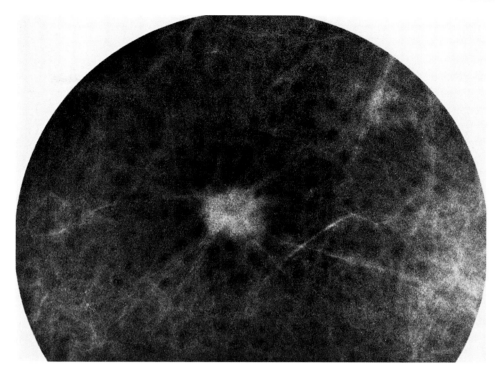

图 65c

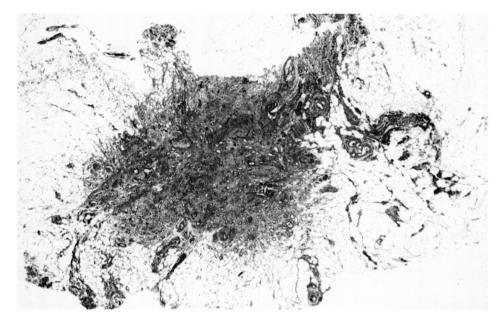

图 65d

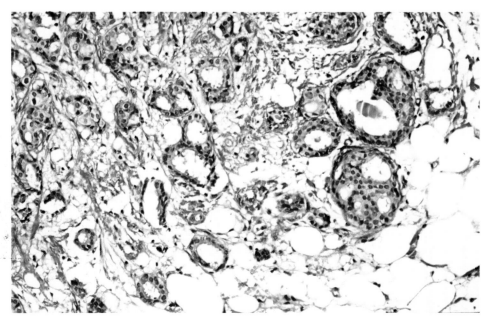

图 65e

66

女性，66 岁，无症状。第一次乳腺筛查。

体格检查
无外伤史，未扪及肿块。

乳腺 X 线摄影
图 66a：右乳内外斜位图像。距乳头 9 cm 处有一放射状结构，另外，整个乳腺都散在有钙化灶。

肿块分析
形态：放射状结构，不伴中心肿块；相反，中心是透亮的；放射状结构含粗而长、不透射线的致密线影，呈麦捆样。

大小：大，边界不明显，约 5 cm × 4 cm。

结论
上述 X 线征象符合放射状瘢痕的特征。

钙化分析
分布：沿导管分布。

形态：细长，边缘光滑，部分为针状。

密度：高、均匀。

大小：在扩张的导管内。

结论
浆细胞性乳腺炎引起的典型钙化。

注释
良性病变和良性类型钙化彼此无关。虽然 X 线表现具有放射状瘢痕的特征，但是，细致的组织病理检查是必需的。该病例肿块被完全切除。

图 66b：标本照片。显示粗大的放射状组织结构，病变中心呈现出的一个洞与乳腺 X 线的病变中心透亮区一致。

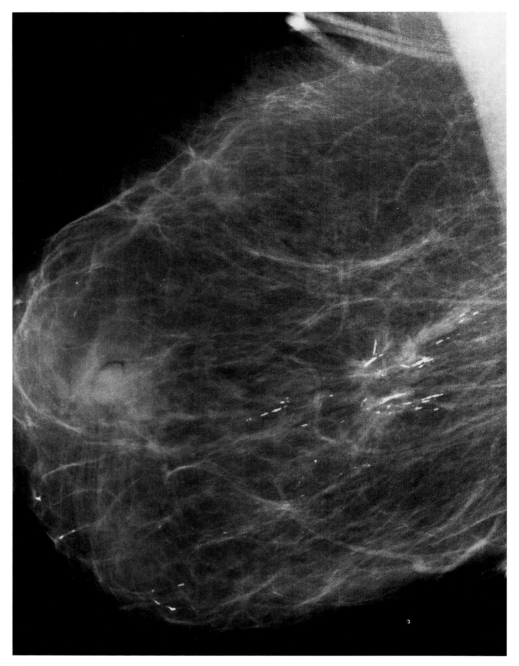

图 66a

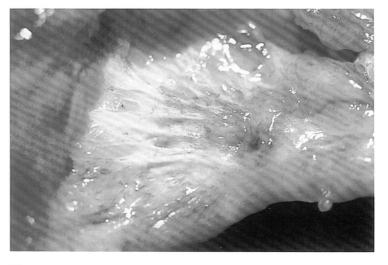

图 66b

组织学

放射状瘢痕，没有恶性肿瘤证据。

图 66c：乳腺内外斜位图像。右乳（同一病例 6 个月后）手术区发现一个明显的肿块，在触及肿块的相应区域显示有一个大的放射状结构。这个病例进行了再次手术，没有经皮空心针穿刺活检。

二次组织学

创伤性脂肪坏死，没有恶性肿瘤证据。

随访

该女子 8 年后因败血症去世，时年 74 岁，没有乳腺癌进展或复发的证据。

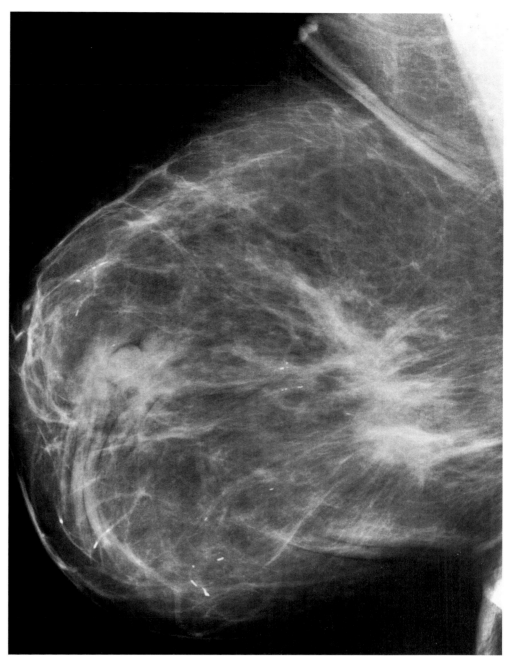

图 66c

67

女性，63 岁，无症状。乳腺筛查病例。

体格检查

右乳内上象限扪及质硬、活动度良好的肿块，无外伤史。

乳腺 X 线摄影

图 67a、b：右乳内外斜位图像和头尾位图像。内上象限有一个大的放射状结构，伴有钙化。

图 67c：头尾位加压放大图像。

分析

放射状结构由不透射线的、粗大的致密线影组成，在大的病变中心可见粗糙的钙化灶。

结论

这种大范围的结构扭曲，虽然表浅，但不引起皮肤改变。这个放射状结构的 X 线表现与相似大小的恶性肿瘤表现不同，与放射性瘢痕一致。伴随的钙化非常大，而且粗糙，一致的高密度，是良性的钙化类型。

组织学

放射状瘢痕（硬化性导管增生），无恶性肿瘤证据。

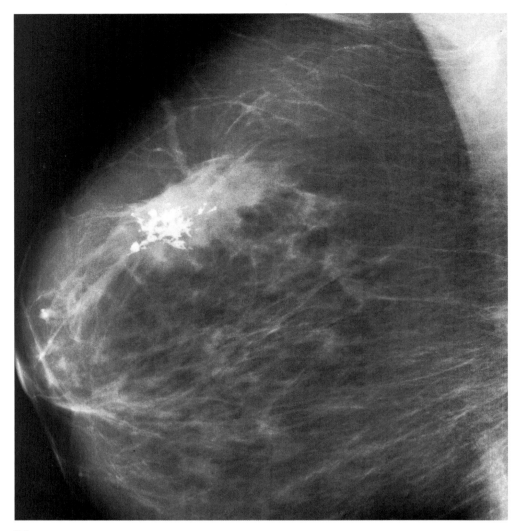

图 67a

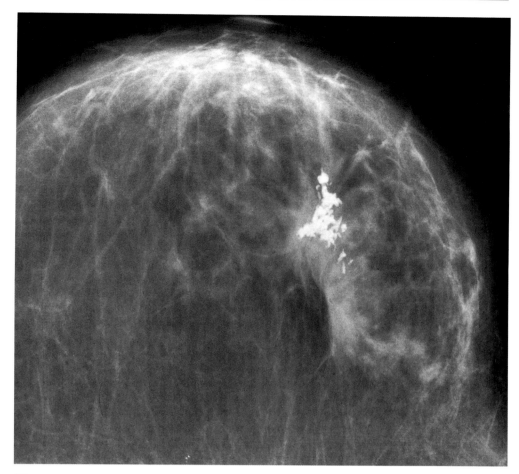

图 67b

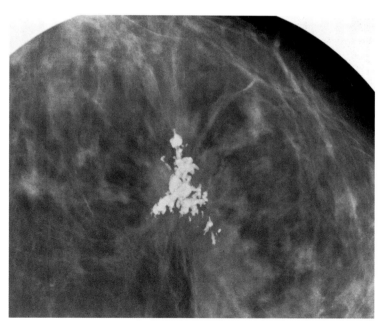

图 67c

68

女性，45 岁，右乳内反复穿刺抽吸的大囊肿病史。

乳腺 X 线摄影

图 68a：右乳头尾位图像。乳腺内侧大的圆形病灶符合囊肿表现。患者要求手术切除囊肿。

图 68b：右乳头尾位图像。术后 6 个月，手术区可见一个大的、放射状结构病变，不伴钙化。

图 68c：右乳头尾位图像。术后 2 年，放射状结构病变缩小。

分析

病变的中心（图 68c）：圆形和卵圆形透亮区（箭头）显而易见。

放射状结构：较前明显缩小。

注释

这个病例展示了创伤性脂肪坏死（手术后）的典型表现和转归。

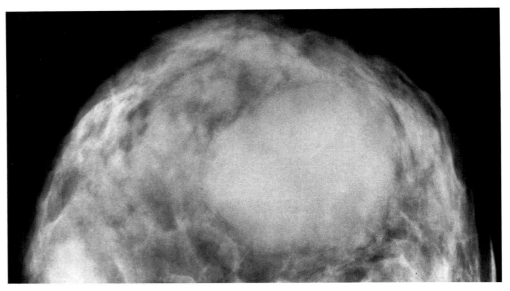

图 68a

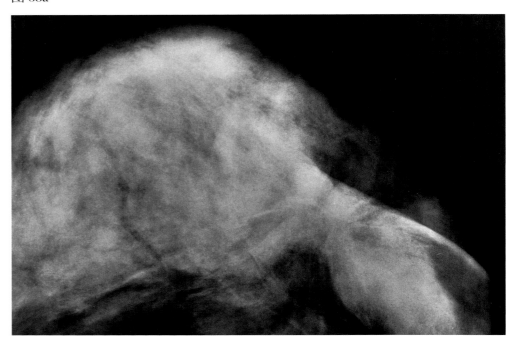

图 68b

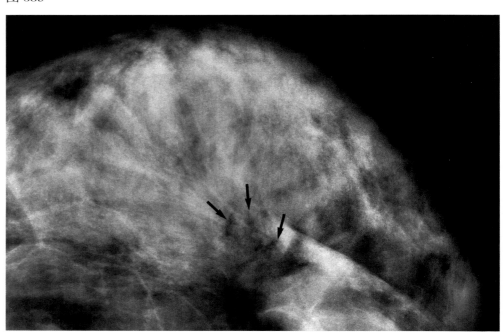

图 68c

69

女性，67 岁。第一次乳腺筛查。25 年前，右乳良性病变手术切除。手术部位皮肤局限性回缩、增厚、瘢痕，多年保持不变。

乳腺 X 线摄影

图 69a、b：右乳内外斜位图像和头尾位局部图像。外下象限有结构扭曲，中心伴钙化，局部皮肤增厚、内陷。

分析

结构扭曲中心：有一个明确的肿块，同时包含有透亮区，肿块的表现随投影方向的改变而变化。

放射状结构：头尾位图像（图 69b），透射线的线状结构形成部分病变。

钙化：粗大、高密度，位于透明区域中心，良性钙化的 X 线表现。

注释

乳腺 X 线的放射状结构表现随投影方向的改变而变化，包含有中心透亮阴影（无论是线性还是圆形或卵圆形），这些都是类似癌的良性病变的特征——放射状瘢痕和创伤性脂肪坏死。正如这个病例，病史有助于鉴别诊断。

组织学

异物性肉芽肿。

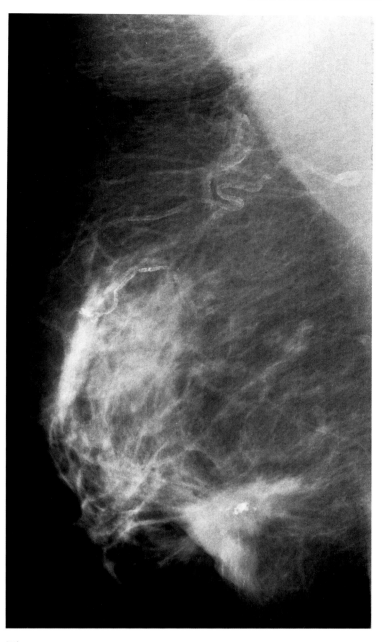

图 69a

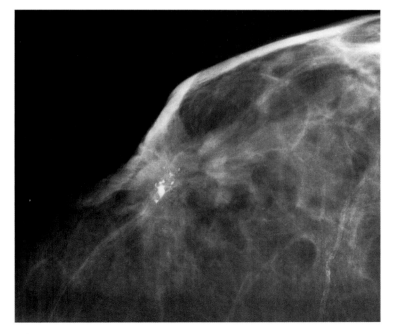

图 69b

70

女性，70 岁，无症状。第一次乳腺筛查。

体格检查
乳腺未扪及肿块。

乳腺 X 线摄影
图 70a~c：右乳巨大，需要三张 18 cm×24 cm 胶片拍内外斜位片。
图 70d：右乳头尾位图像。在 A1 坐标处可见一个小结节。
图 70e：头尾位微焦点放大图像。A1 坐标处可见结节。

分析
中央区结节伴长放射状毛刺，不伴钙化。恶性肿瘤的 X 线征象。

组织学
浸润性导管癌，直径 7 mm，无腋窝淋巴结转移。

注释
在这个乳腺中还有一些其他的不透射线的、轮廓模糊的乳腺实质结构（腺病）。只有伴有放射状结构的结节是异常表现。

随访
13 年后，患者 83 岁，死于心肌梗死，没有乳腺癌进展或复发的证据。

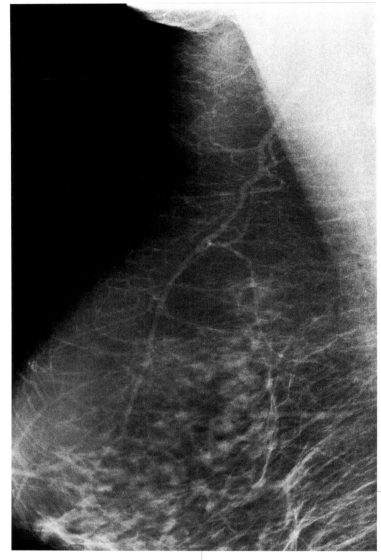

图 70a

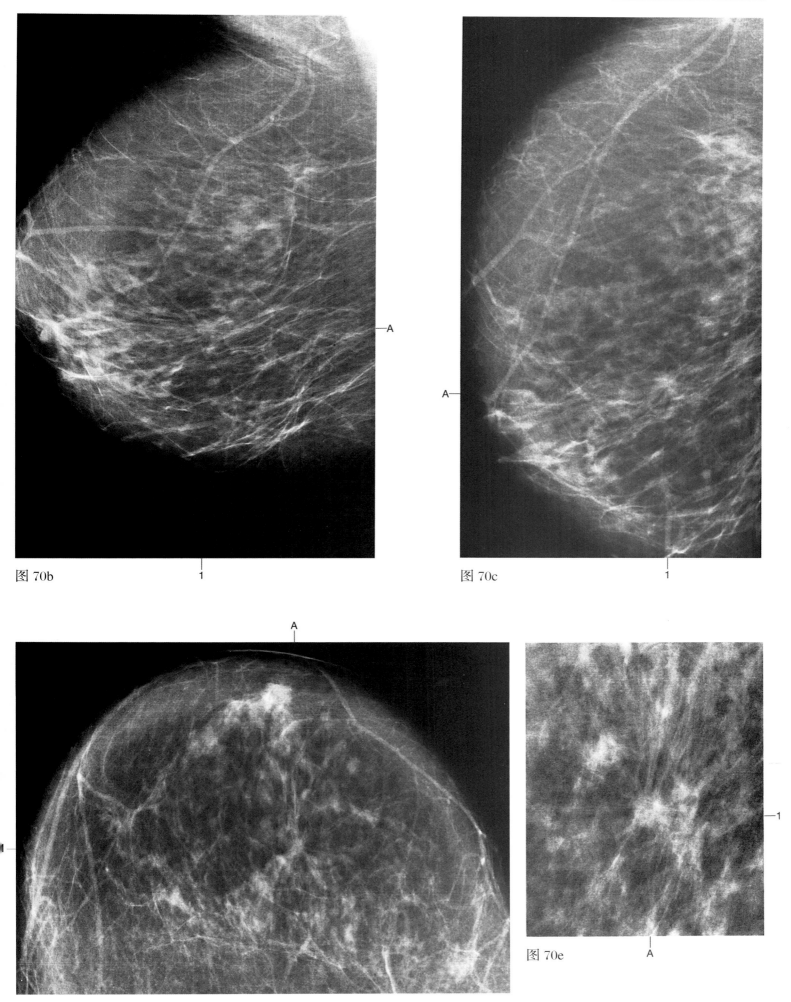

图 70b

1

图 70c

1

图 70d

A

图 70e

A

1

71

女性，60 岁。

体格检查

左乳外侧扪及肿块，临床怀疑恶性肿瘤。

乳腺 X 线摄影

图 71a、b：双乳内外斜位图像。

图 71c：左乳头尾位图像。

图 71d、e：头尾位局部加压微焦点放大图像。在图 71b、c 的 A1 坐标处有一个 2 cm 大小的星芒状肿块，不伴钙化。

分析（局部加压微焦点放大图像显示最佳）

伴中心肿块的星芒状病变，15 mm×15 mm，短毛刺。重叠的乳腺实质密度高，遮盖肿块的大部分。

结论

恶性肿瘤 X 线表现。

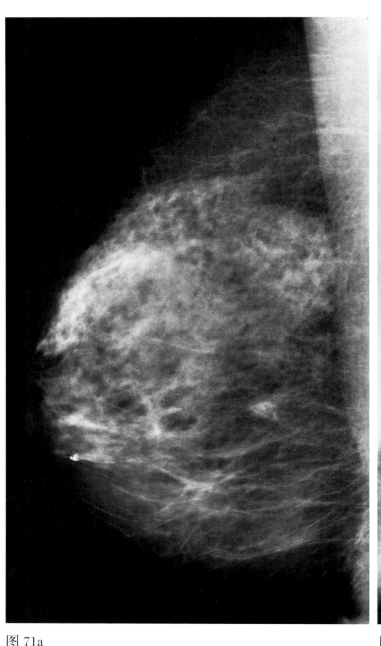
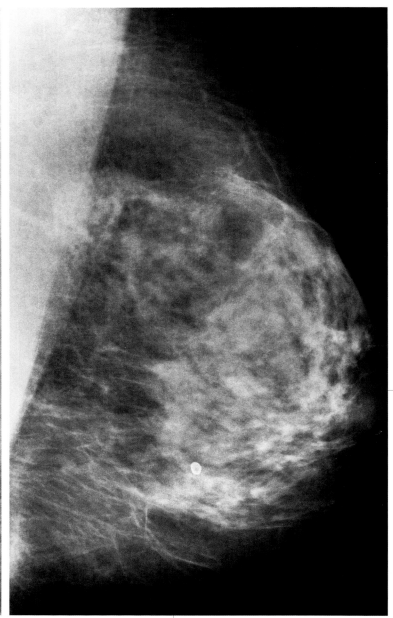

图 71a

图 71b

注释

展示这个病例是为了认识病变，而不是分析病变。在内外斜位片中，用斜遮蔽法（尾方向）能够发现这个肿块（第二章）。在头尾位投影（图71c）中，乳腺实质后边缘回缩形成帐篷征（第二章）。

组织学

浸润性导管癌，无腋窝淋巴结转移。

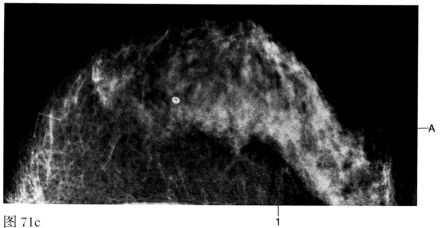

图 71c

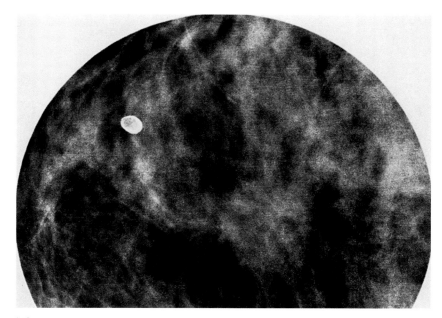

图 71d

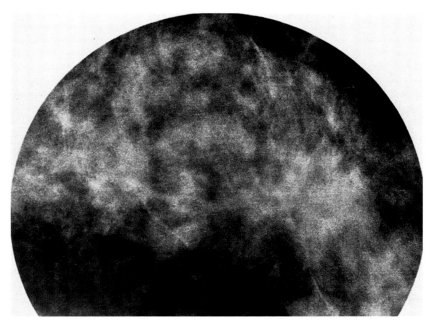

图 71e

72

女性，71 岁，无症状。第一次乳腺筛查。

体格检查
未扪及肿块。

乳腺 X 线摄影
图 72a、b：双乳内外斜位图像。右乳正常。在 A1 坐标处有一个小星芒状结节，不伴钙化。
图 72c：左乳头尾位图像。
图 72d、e：头尾位和外内侧位局部加压微焦点放大图像。
图 72f：手术标本。

分析
形态：星芒状，小结节伴边缘毛刺。
大小：小于 10 mm。

结论
乳腺 X 线恶性肿瘤表现。

组织学
浸润性导管癌，无腋窝淋巴结转移。
图 72g：肿瘤病变大体观（HE 染色，12.5×）

注释
这个病例展示了病变的认识问题，这个病变可以通过水平遮蔽法（头方向）来观察（第二章）。

随访
21 年后，患者 92 岁，没有乳腺癌进展或复发的证据。

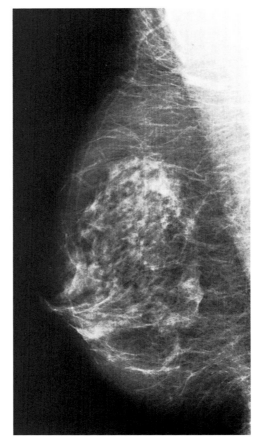
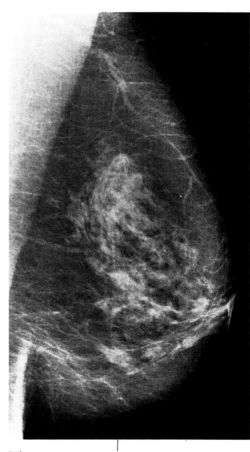

图 72a　　　　　　　图 72b　　　1

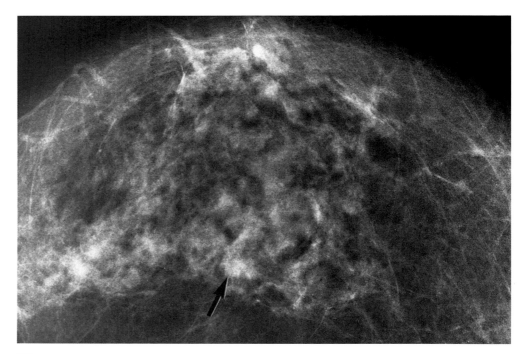

图 72c

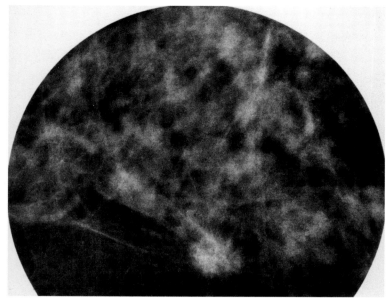

图 72d

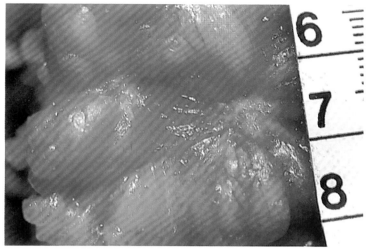

图 72f

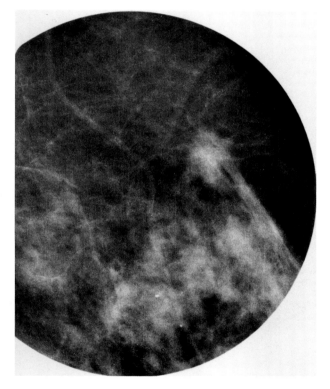

图 72e

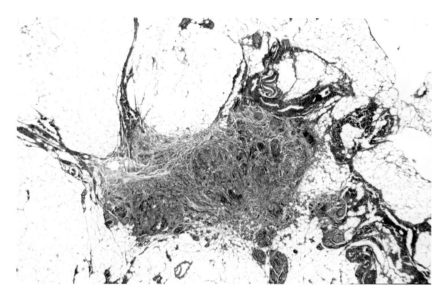

图 72g

73

女性，68 岁，无症状。第一次乳腺筛查。

体格检查

已知乳腺 X 线检查结果，右乳外上象限隐约可触及模糊的肿块。

乳腺 X 线摄影

图 73a：右乳内外斜位图像。在 A1 坐标处乳腺实质轮廓突出，形成一个明显不同于对侧乳腺的边缘。距乳头 4 cm 处可见与结节无关的粗大钙化灶。

图 73b：左乳内外斜位图像。无异常 X 线表现。

图 73c：右乳头尾位局部图像。结节位于 A1 坐标处，其导致乳腺实质轮廓收缩。

图 73d：右乳内外斜位微焦点放大图像。可见一个中心有明显肿块的星芒状病变，约 10 mm 大小，边缘有长而直的毛刺。

结论

星芒状恶性肿瘤的典型X线表现。距乳头 4 cm 的粗大钙化为良性类型，是纤维腺瘤透明变性的典型表现。

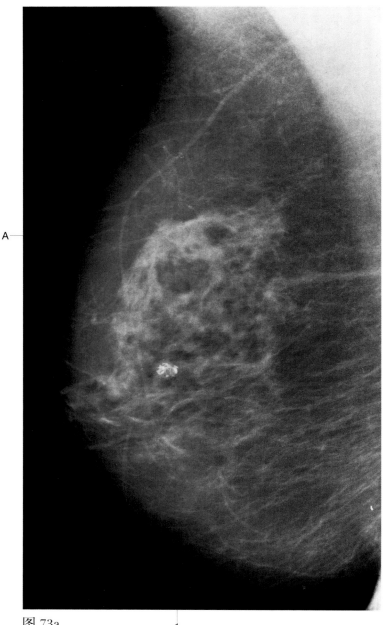

图 73a

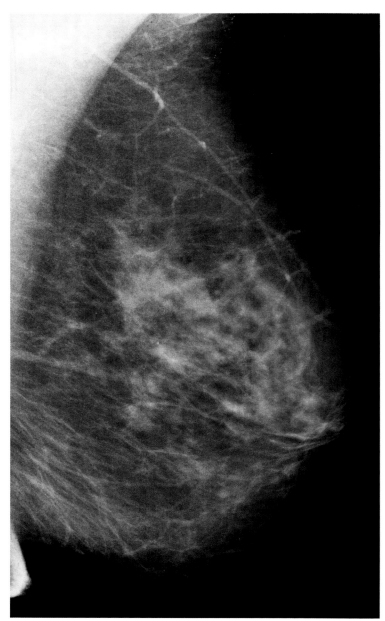

图 73b

组织学

浸润性导管癌，10 mm 大小，无腋窝淋巴结转移。

图 73e：雌激素受体的免疫组织化学染色大体观。超过半数的细胞核雌激素受体阳性表达，呈褐色（12.5×）。

图 73f：毛刺状轮廓局部图像。毛刺含有 I 级导管原位癌，雌激素受体阳性表达（100×）。

图 73g：一个毛刺的高倍镜图像（200×）。

图 73h：肿瘤的浸润成分图像（200×）。

随访

20 年后，患者 88 岁，没有乳腺癌进展或复发的证据。

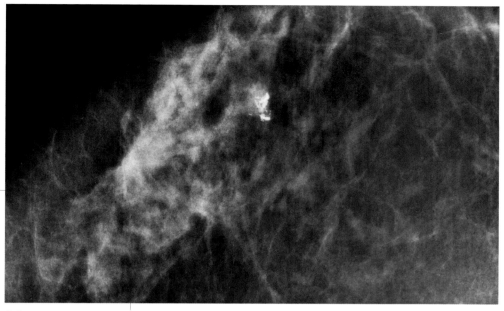

图 73c

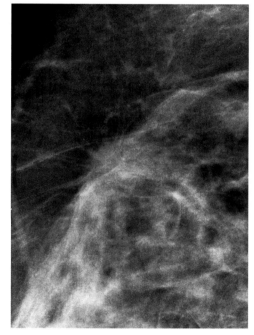

图 73d

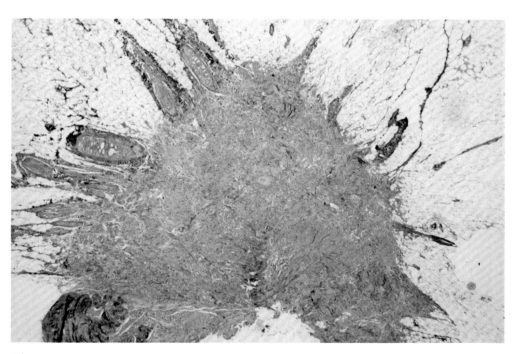

图 73e

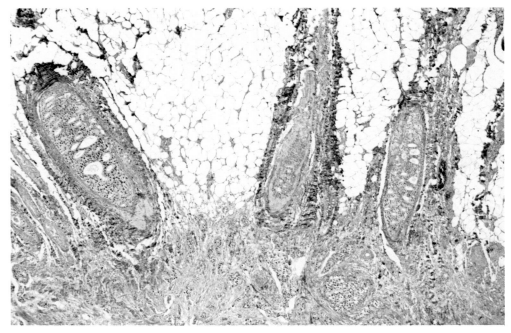

图 73f

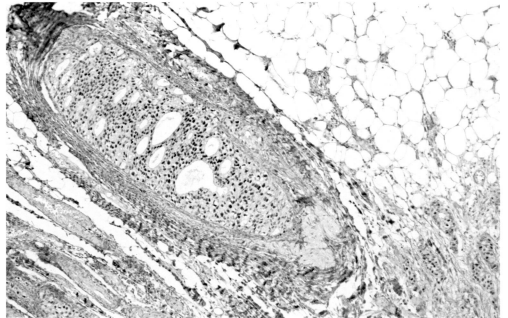

图 73g

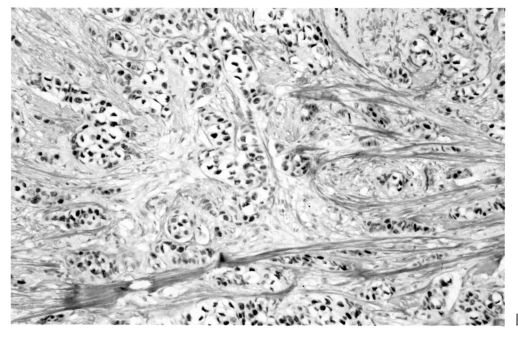

图 73h

74

女性，57 岁，无症状。第一次乳腺筛查。

体格检查

乳腺未扪及肿块。

乳腺 X 线摄影

图 74a、b：双乳内外斜位图像。

左乳外上象限 A1 坐标处可见一个小结节。

图 74c：左乳头尾位图像。

图 74d：头尾位加压微焦点放大图像。边界不清的小圆形肿瘤结节，恶性肿瘤的 X 线表现。

组织学

浸润性导管癌，小于 10 mm，无腋窝淋巴结转移。

图 74e：微小肿瘤大体观（HE 染色，12.5×）。

注释

这个肿块在内外斜位图像中很难定位。斜遮蔽法有助于发现肿瘤（图 XVIb，第二章第 9 页）。A2 坐标处可见的致密影符合所谓的结缔组织增生性反应（恶性肿瘤附近的结缔组织增生）。

随访

19 年后，患者没有乳腺癌进展或复发的证据显示。

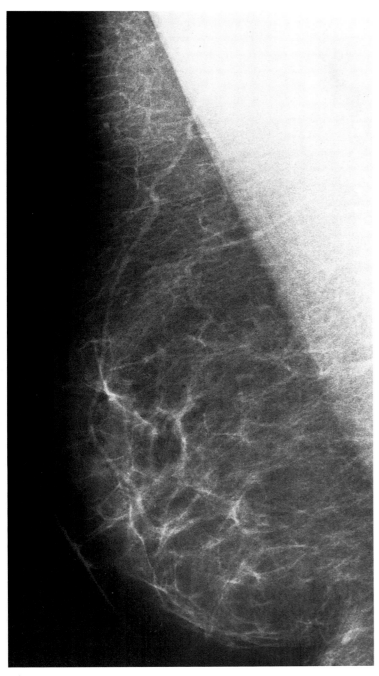

图 74a

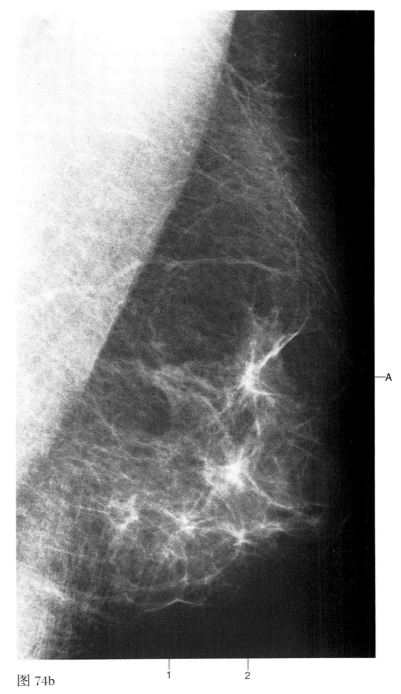

图 74b

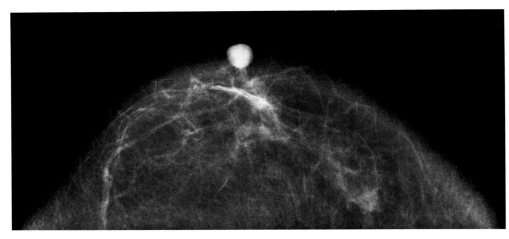

图 74c

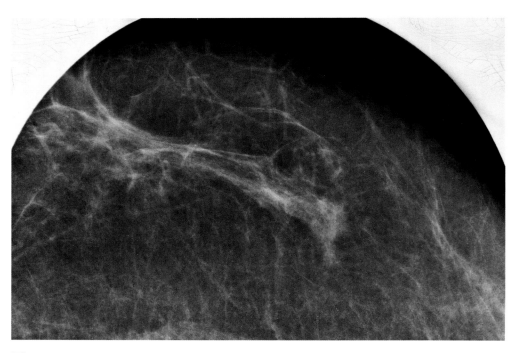

图 74d

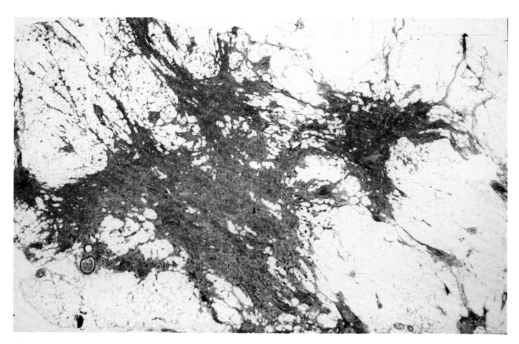

图 74e

75

女性，65 岁，无症状。第一次乳腺筛查。

体格检查
乳腺未扪及肿块。

乳腺 X 线摄影
图 75a、b：左乳内外斜位图像和头尾位图像。外上象限距乳头 9 cm 的 A1 坐标处可见一个小的、非特异性结构。
图 75c、d：内外斜位和头尾位微焦点放大图像。

分析
花边样放射状结构，小于 10 mm 大小。
乳腺 X 线诊断：恶性病变。
图 75e：手术标本照片。

组织学
浸润性导管癌，9 mm 大小，无腋窝淋巴结转移。

随访
9 年后，患者 74 岁，死于肾功能衰竭，没有乳腺癌进展或复发的证据。

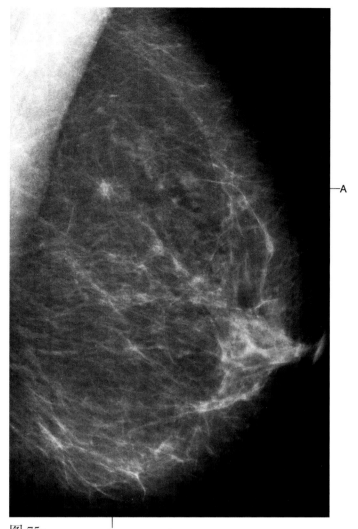

图 75a

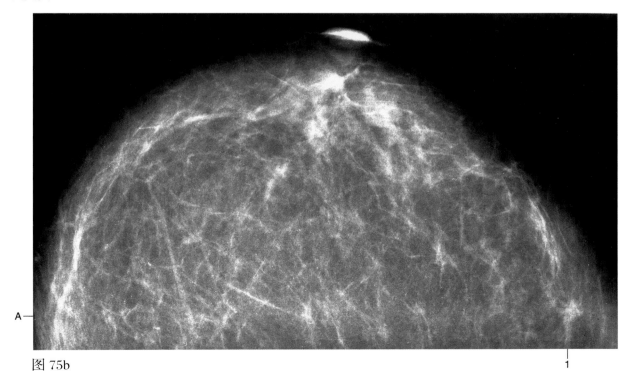

图 75b

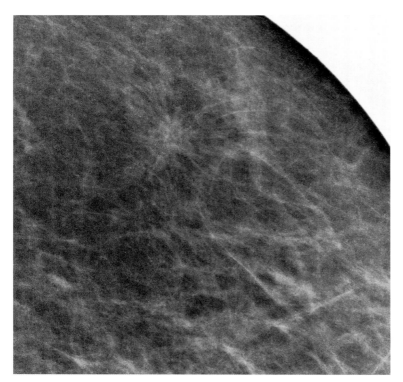

图 75c

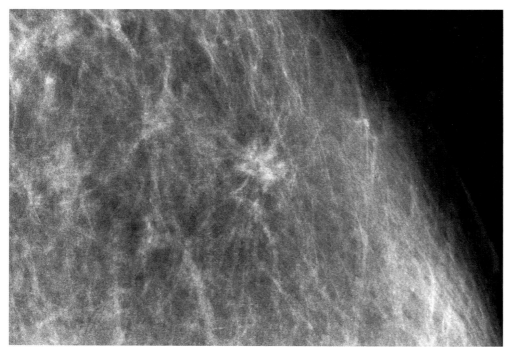

图 75d

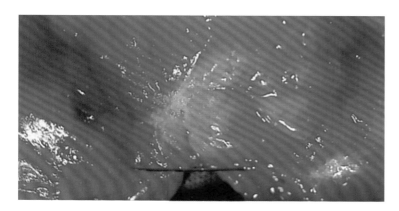

图 75e

76

女性，73 岁，无症状。第一次乳腺筛查。

体格检查

乳腺未扪及肿块。

乳腺 X 线摄影

图 76a、b：双乳内外斜位图像。右乳 A1 坐标处有一个星芒状病变。

图 76c：右乳头尾位图像。在 A1 坐标处可见一个结节。

图 76d：头尾位加压放大图像。

图 76e：右乳内外斜位放大图像。结节位于 A1 坐标。

分析

形态：星芒状；小结节边缘伴有毛刺，不伴钙化。

大小：小于 10 mm。

结论

恶性肿瘤的 X 线表现。

注释

星芒状肿瘤越小，诊断难度越大。采用斜遮蔽法（第二章），在内外斜位图像中能够发现肿瘤结节。

图 76f：手术标本照片。

组织学

浸润性导管癌，最大直径为 10 mm，无腋窝淋巴结转移。

图 76g：肿瘤显微镜下大体观（HE 染色，12.5×）。

随访

12 年后，患者 85 岁，死于心肌梗死，没有乳腺癌进展或复发的证据。

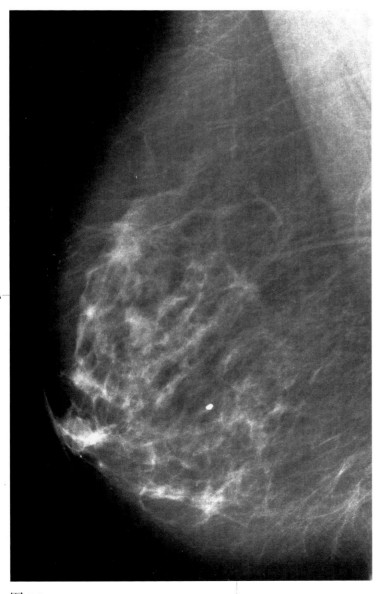

A —

图 76a

1

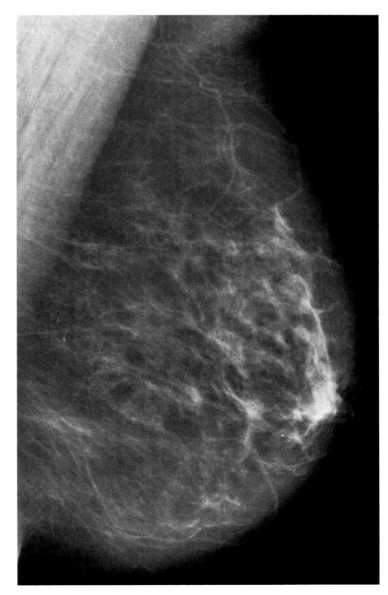

图 76b

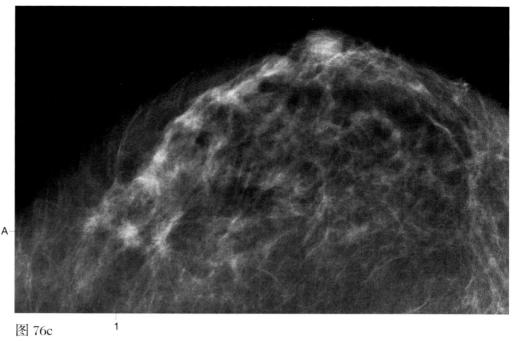

图 76c

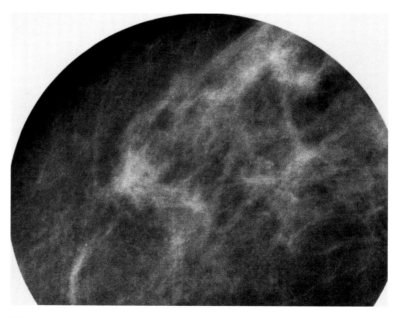

图 76d

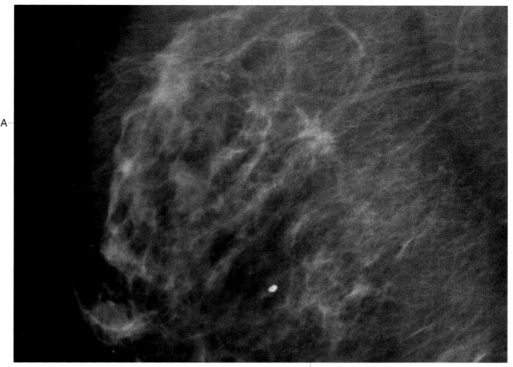

图 76e

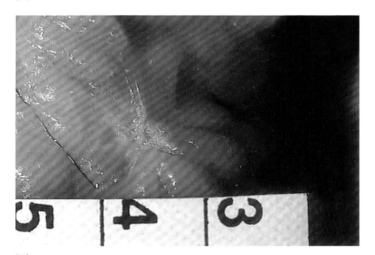

图 76f

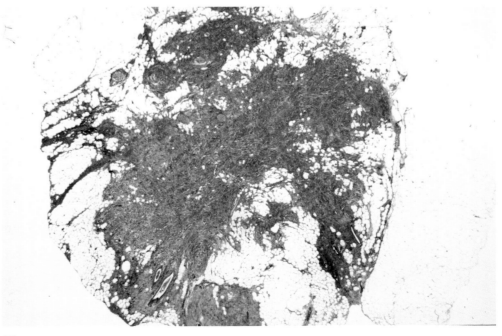

图 76g

77

女性，61 岁，无症状。第一次乳腺筛查。

体格检查
乳腺未扪及肿块。

乳腺 X 线摄影
图 77a：左乳内外斜位图像。A1 坐标处乳腺实质结构扭曲。

图 77b：左乳头尾位图像。距乳头 6 cm 处，乳腺中部结构扭曲。

图 77c：左乳头尾位微焦点放大图像。

图 77d：手术标本 X 线摄影图像。

分析
术前乳腺 X 线显示病变中心没有明确的肿瘤性肿块，但是术后 X 线摄影图像可见微小结节，伴有细长毛刺形成的放射状结构，不伴钙化。

结论
重叠的致密乳腺实质遮盖了病变中心的微小结节。正常乳腺结构中，长的、放射状的毛刺状结构扭曲使肿瘤得以检出。

组织学
浸润性导管癌，无腋窝淋巴结转移。

随访
19 年后，患者 80 岁，仍存活。

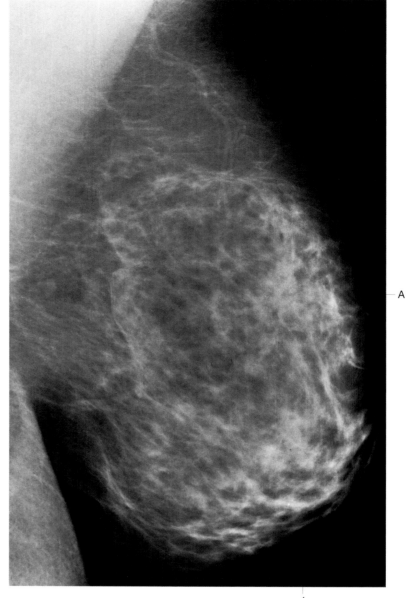

图 77a

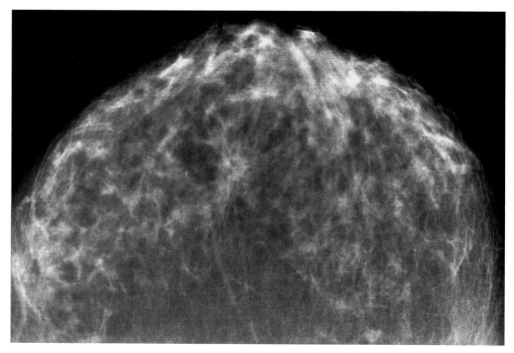

图 77b

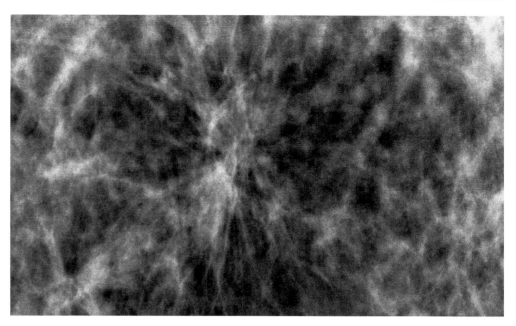

图 77c

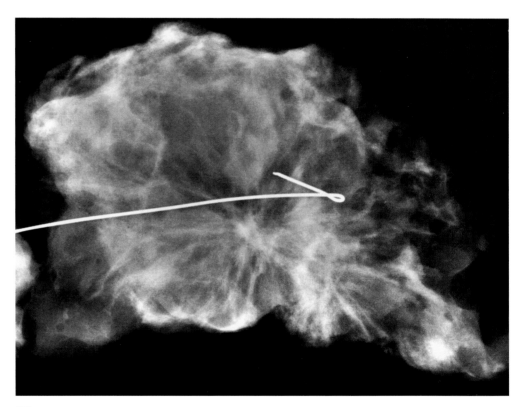

图 77d

78

女性，64 岁，无症状。第一次乳腺筛查。

体格检查
乳腺未扪及肿块。

乳腺 X 线摄影
图 78a、b：双乳内外斜位图像。左乳在 A1 坐标处有一个小的、非特异性的、不对称致密腺体影。右侧乳腺正常。

图 78c：左乳头尾位图像。在 A1 坐标处可见不对称致密阴影。

图 78d：左乳头尾位加压放大图像。可见不对称致密阴影对应的是一个微小的、轮廓模糊的圆形结节，重叠在钙化的动脉上。

分析
形态：边界模糊不清的孤立性结节，加压放大图像观察最佳。

大小：小于 10 mm。

结论
乳腺恶性肿瘤的 X 线表现。

组织学
浸润性导管癌，最大直径 7 mm，无腋窝淋巴结转移。

随访
12 年后，患者死于急性心衰，无乳腺癌进展或复发的证据。

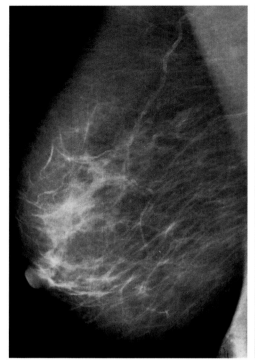

图 78a   图 78b

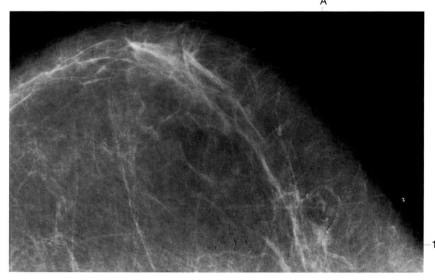

图 78c

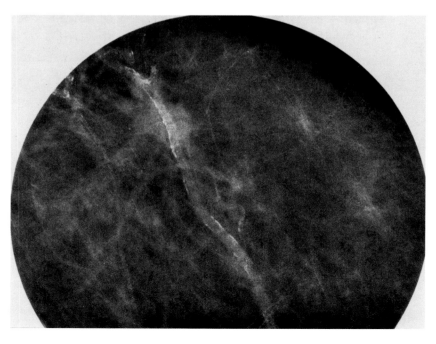

图 78d

79

女性，70岁，无症状。第一次乳腺筛查。

体格检查
乳腺未扪及肿块。

乳腺X线摄影
图79a：右乳内外斜位图像。在A1坐标处可见一个小的非特异性的致密影。

图79b：右乳头尾位图像。病变见于A1坐标。

图79c：肿瘤的内外斜位加压放大图像。

分析
形式：边界模糊，孤立性肿瘤结节。
大小：小于1 cm。

结论
边界模糊、非特异性结节位于"四个禁区"之一，高度怀疑为恶性肿瘤。

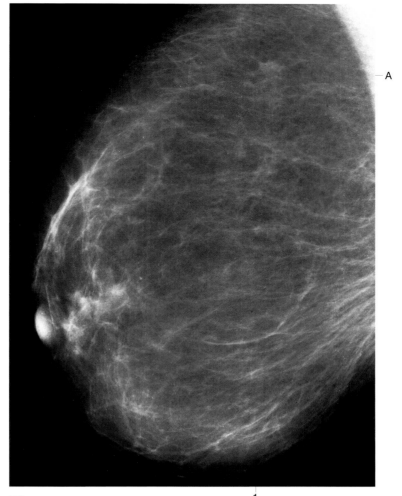

图79a

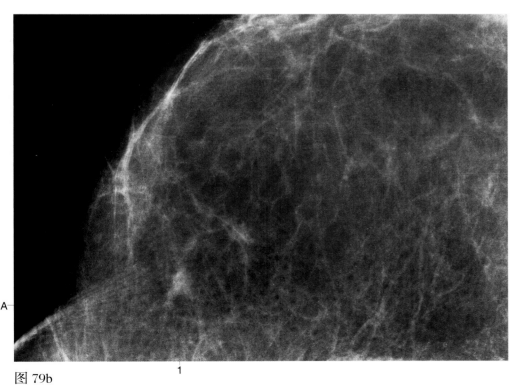

图79b

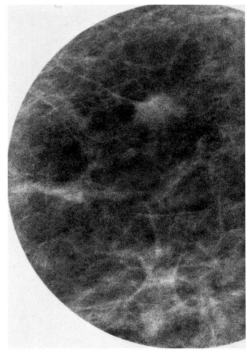

图79c

组织学

浸润性导管癌，大小为 6 mm × 6 mm，无腋窝淋巴结转移。

图 79d：肿瘤大体观（HE 染色，12.5×）。

图 79e：浸润癌的局部图像（HE 染色，200×）。

随访

患者回到原籍，4 年 10 个月后不明原因死亡，时年 74 岁。

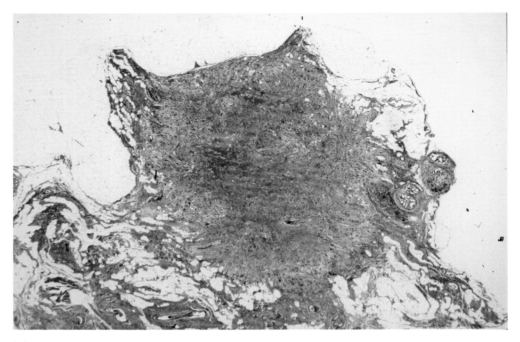

图 79d

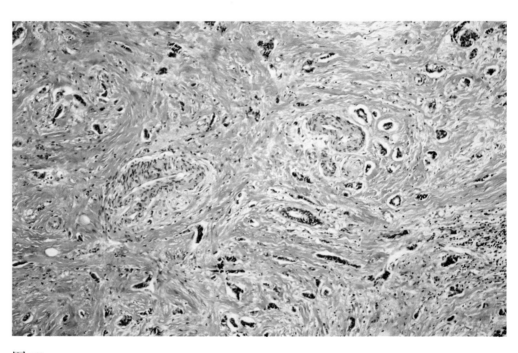

图 79e

80

女性，44 岁，因左乳外上象限触及肿块行乳腺 X 线摄影检查。

体格检查

左乳外上象限触及 2 cm×2 cm 大小的质硬肿块，无皮肤改变。可疑恶性病变。

乳腺 X 线摄影

图 80a：左乳内外斜位图像。在 A1 坐标处有乳腺实质轮廓回缩，不伴钙化（图 XIXa）。

图 80b：左乳头尾位图像。在 A1 坐标处可见结构扭曲，伴有帐篷征（图 XVIIIc）。

图 80c：左乳头尾位加压放大图像。

分析（加压放大图像显示最佳）

伴有中心结节和边缘多发毛刺的星芒状肿块，是乳腺 X 线的恶性肿瘤表现。

组织学

浸润性导管癌，伴有腋窝淋巴结转移。

图 80d：浸润性肿瘤的低倍镜图像，低分化原位癌，含有无定型钙化（HE 染色，40×）。

随访

4 年后，患者 48 岁，死于乳腺癌肝、骨转移。

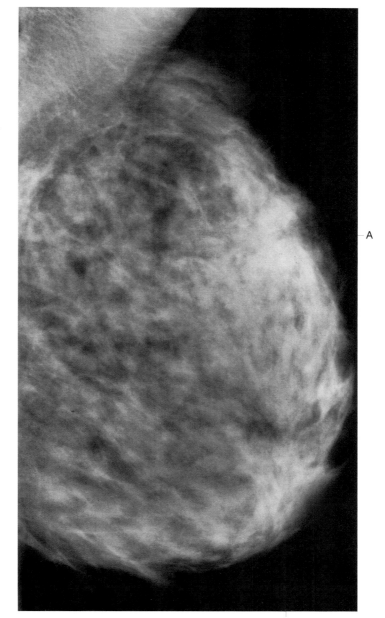

图 80a

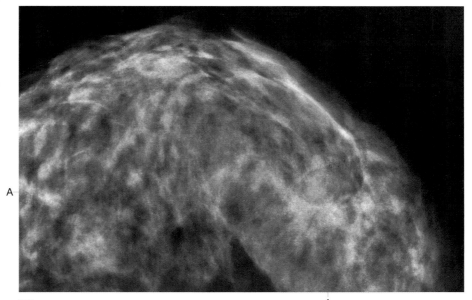

图 80b

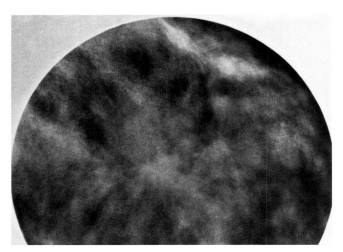

图 80c

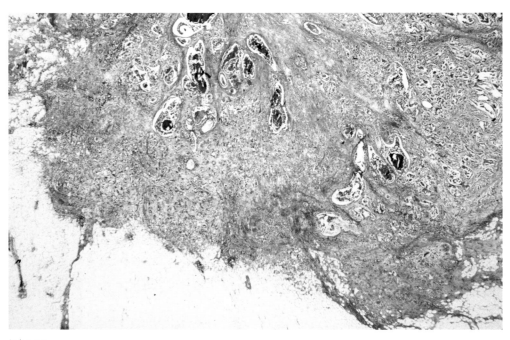

图 80d

81

女性，46 岁，无症状。第一次乳腺筛查。

体格检查
乳腺未扪及肿块。

乳腺 X 线摄影
图 81a：左乳内外斜位图像。乳房上半部分距乳头 8 cm 处可见放射状结构影。
图 81b：左乳病变的微焦点放大图像。

分析
与典型的乳腺癌中心实性肿块表现不同，接近病变中心可见一个大的卵圆形半透亮阴影。放射状结构由不透射线和可透过射线的线样结构交替形成；与浸润性乳腺癌的表现不同，伴随的钙化非常模糊。

结论
放射状瘢痕的典型 X 线表现。

组织学
放射状瘢痕（导管硬化性增生），没有恶性肿瘤征象。

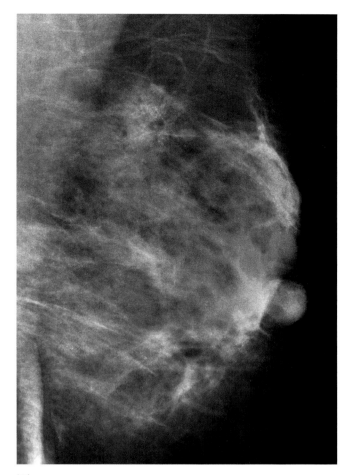

图 81a

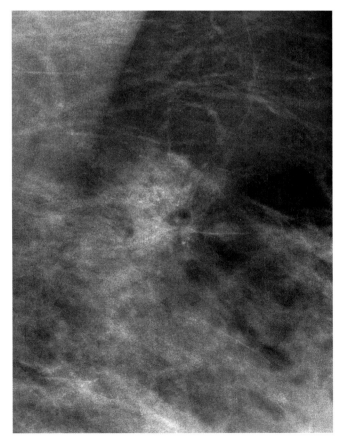

图 81b

82

女性，42 岁，无症状。第一次乳腺筛查。

体格检查
乳腺未扪及肿块。

乳腺 X 线摄影
图 82a、b：双乳内外斜位图像。在右乳 A1 坐标处有小的、非特异性的不对称腺体密度影。

图 82c：右乳头尾位图像。不对称腺体密度伴放射状结构位于 A1 坐标。

图 82d：右乳头尾位微焦点放大图像。

分析
缺乏中心肿瘤肿块的放射状结构，由不透射线的致密线影构成，不伴钙化。

结论
小的星芒状恶性肿瘤病变与放射状瘢痕的鉴别诊断不能仅仅依靠影像学方法。

组织学
图 82f：放射状瘢痕（硬化性导管增生），伴有轻度的上皮细胞增生（HE 染色，40×）。没有恶性肿瘤征象。

注释
这种病变难以观察，并且很难与乳腺癌相鉴别。采用头方向的斜遮蔽法观察图像有助于病变的检出（图 82e）。

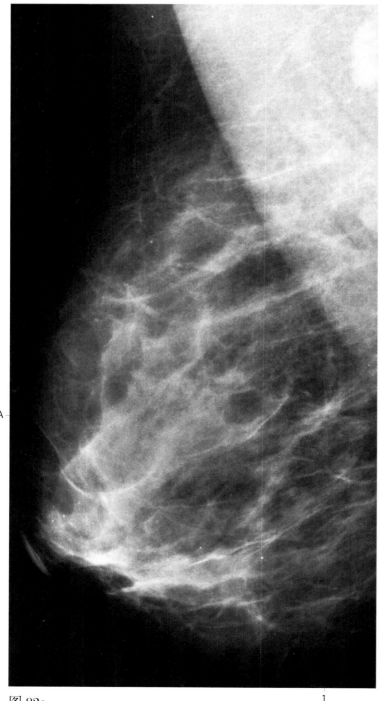

图 82a

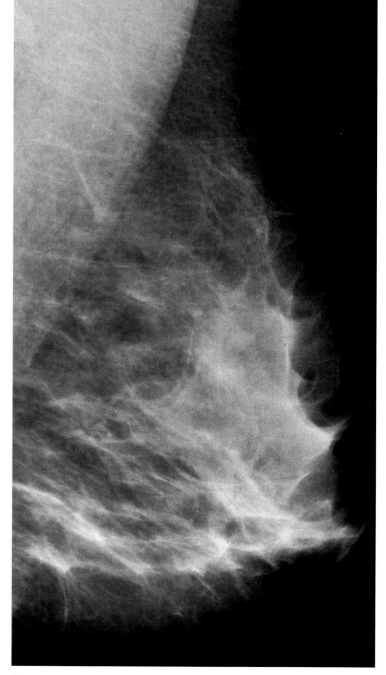

图 82b

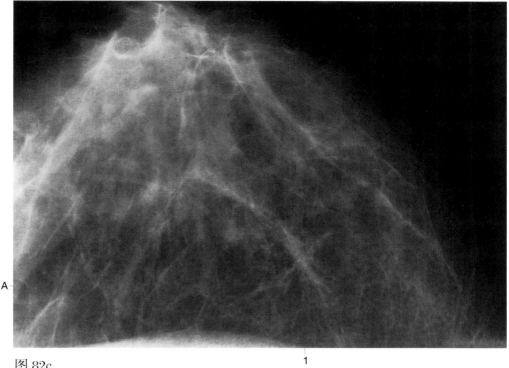

图 82c

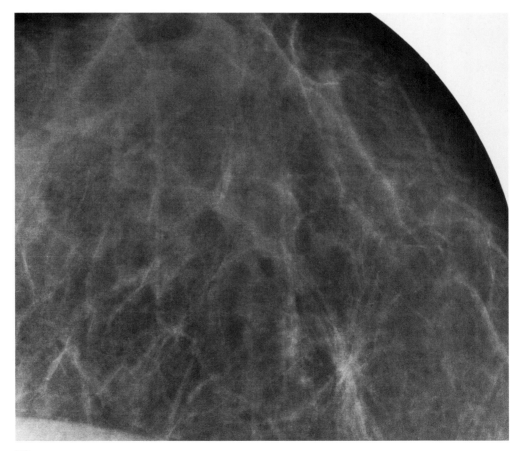

图 82d

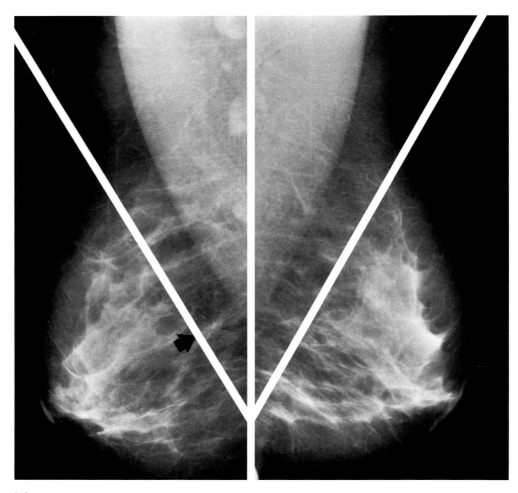

图 82e

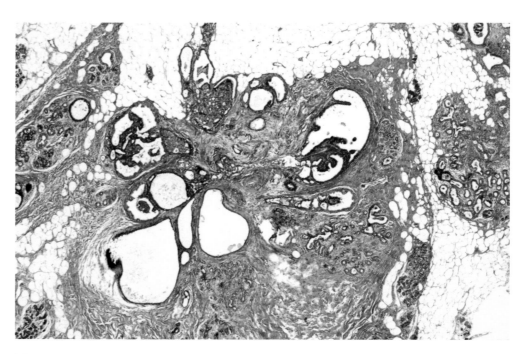

图 82f

83

女性，86 岁，右乳巨大肿块，乳头乳晕区内陷，肿块区域皮肤收缩内陷。

乳腺 X 线摄影

图 83a、b：双乳内外斜位图像（a：右乳；b：左乳）。因大而明显的肿块引起的收缩，右乳小于左乳。大范围的结构扭曲占据右乳的大部分区域。双乳均有粗大的良性钙化（它们是完全钙化的纤维腺瘤）。

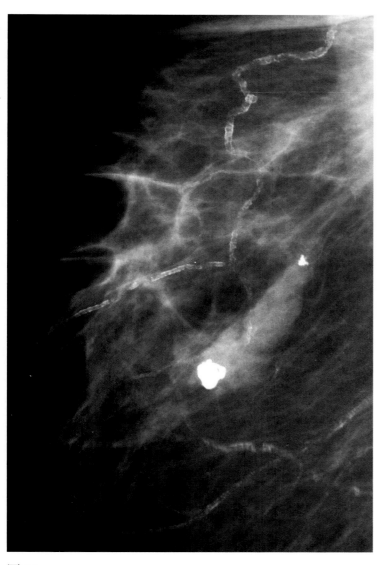

图 83a

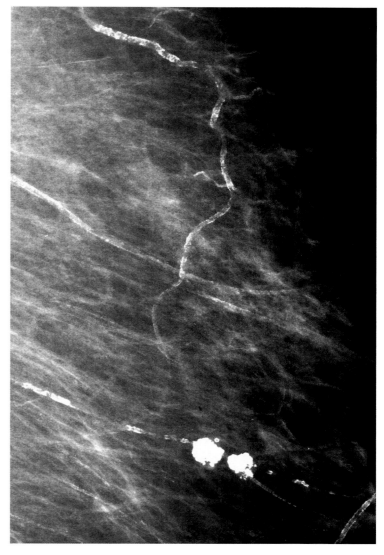

图 83b

图 83c、d：头尾位图像（c：右乳；d：左乳）。大范围的结构扭曲使右乳发生了完全变化，在结构扭曲的区域既没有明确的肿块，也没有微小钙化。

图 83e、f：右乳上部结构扭曲局部放大图像（e）、超声图像（f）。探测到多个不规则低回声病变。

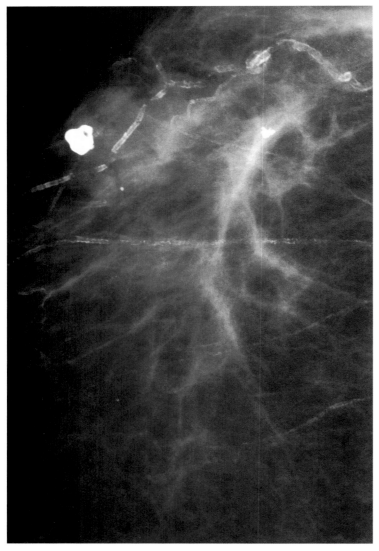

图 83c

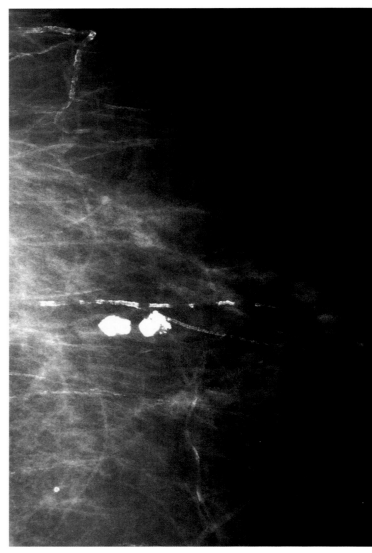

图 83d

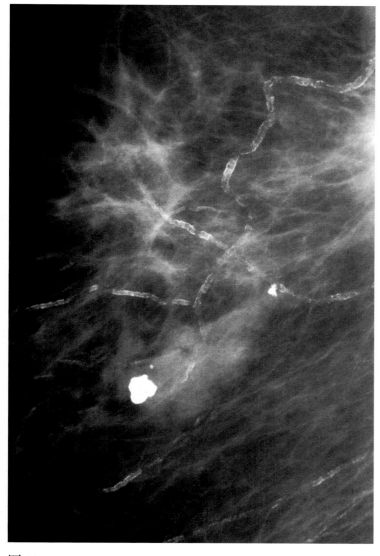

图 83e

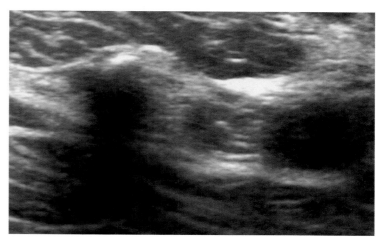

图 83f

结论

体格检查、乳线 X 线摄影及超声检查均提示右乳结构扭曲，符合典型的浸润性小叶癌表现。

图 83g：超声引导下 14 号空心针穿刺活检。

组织学

图 83h、i：组织学图像（HE 染色）。提示典型的浸润性小叶癌。

图 83j、k：浸润性小叶癌的低倍镜组织大切片图像（j）和雌激素受体阳性图像（k）。

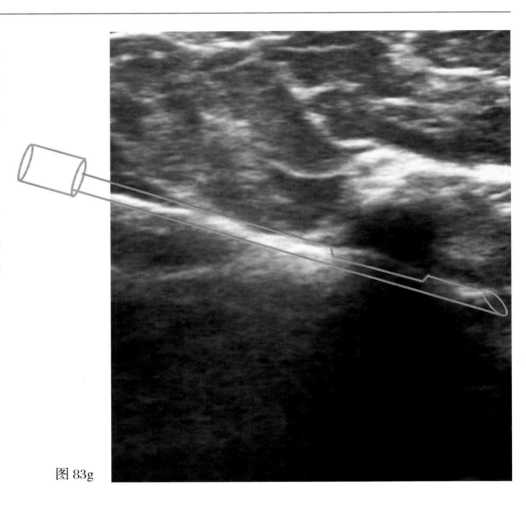

图 83g

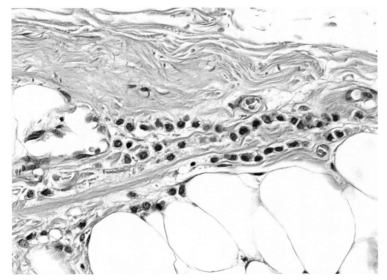

图 83h

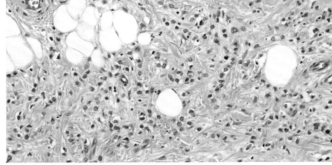

图 83i

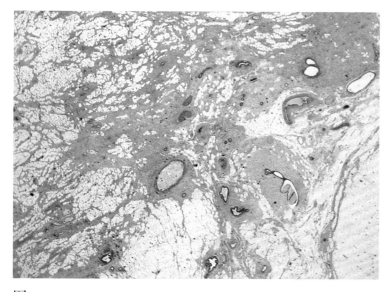

图 83j

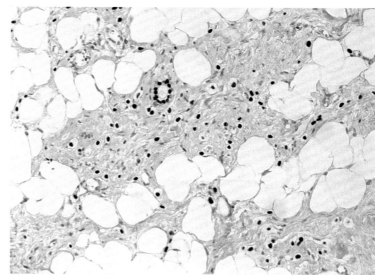

图 83k

84

女性，81 岁，无症状，第一次乳腺 X 线摄影检查。

体格检查

右乳外上象限乳腺组织增厚，没有皮肤改变和乳头溢液。

乳腺 X 线摄影

图 84a、b：右乳内外斜位（a）和头尾位（b）局部图像。外上象限不对称腺体密度伴轻微的结构扭曲（长方形框）。

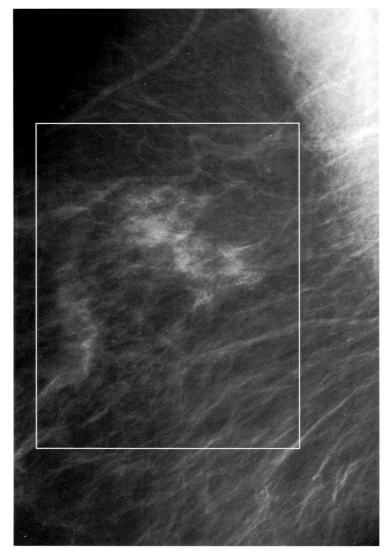

图 84a

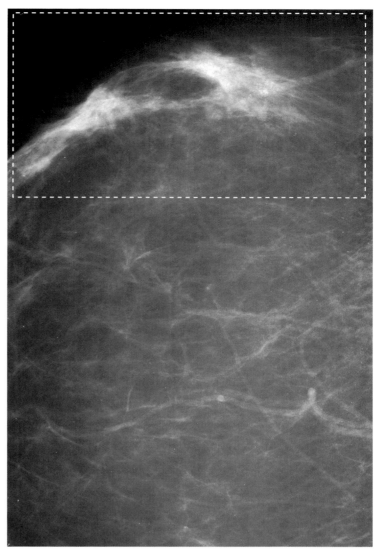

图 84b

图 84c、d：不对称腺体密度局部放大图像（c：外内侧位；d：头尾位）。在致密腺体中可见无数的粉末状和碎石样钙化。

图 84e~g：空心针穿刺活检含有钙化的组织标本 X 线图像。组织病理为Ⅰ级和Ⅱ级原位癌。

图 84h~j：结构扭曲和钙化部位的手术切除标本 X 线摄影图像（h）、相应部位的厚层 3D 组织切片图像（i）和大的薄层组织切片图像（j）。

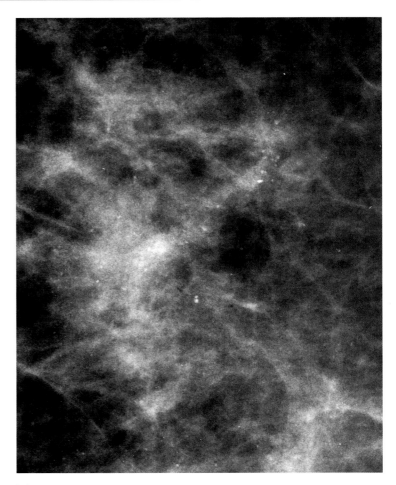

图 84c

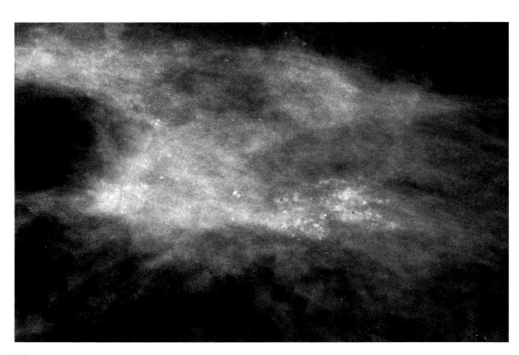

图 84d

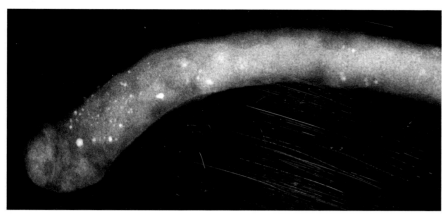 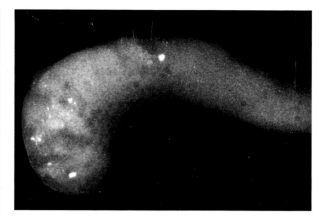

图 84e

图 84f

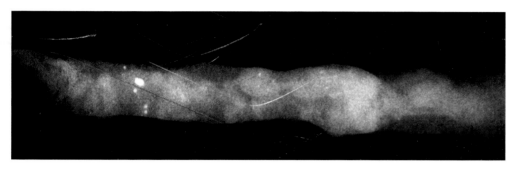

图 84g

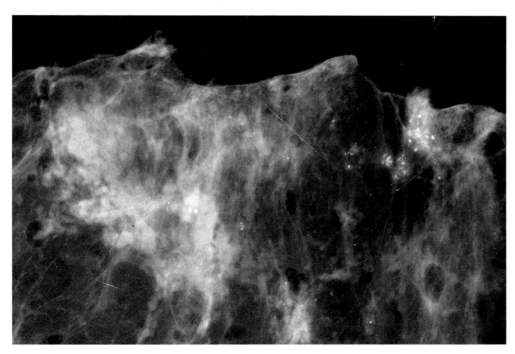

图 84h

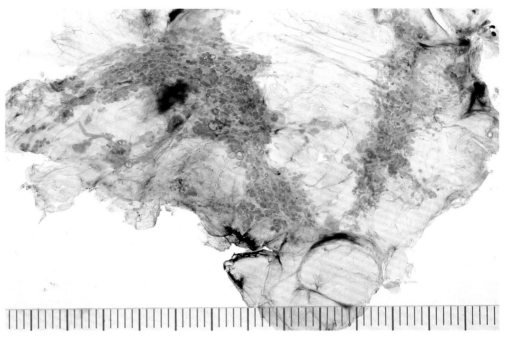

图 84i

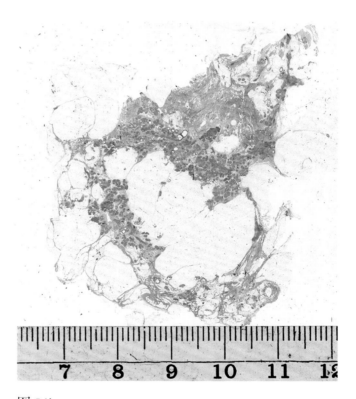

图 84j

图 84k~o：由扩张和扭曲导管构成的结构扭曲标本的 X 线摄影图像（k）、相应的厚层 3D 组织切片图像（l、m、n）。显示充满类导管结构的癌组织；标本 X 线图像（o）显示可辨别的成簇钙化灶。

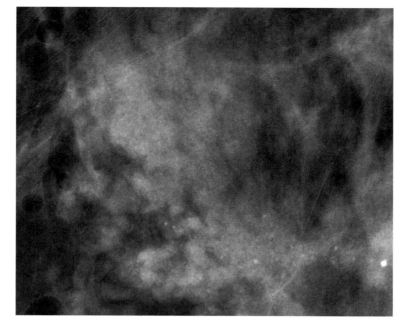

图 84k

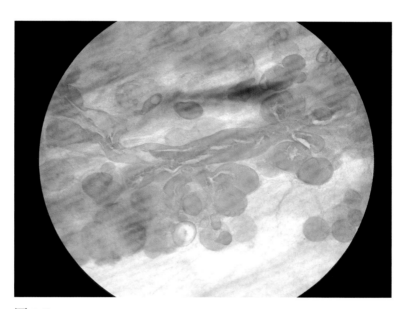

图 84l

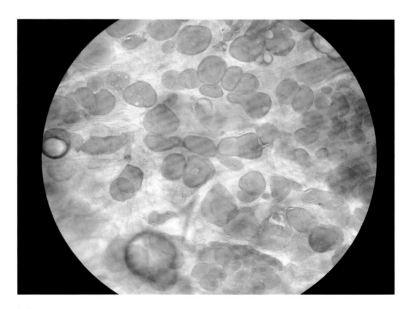

图 84m

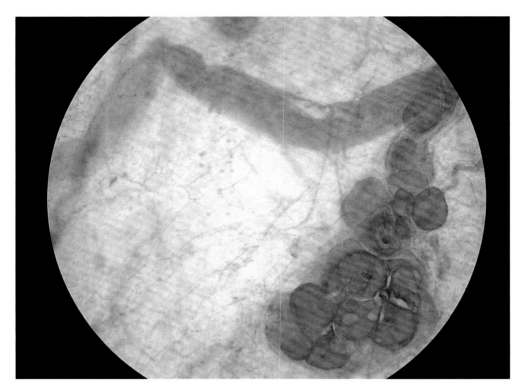

图 84n

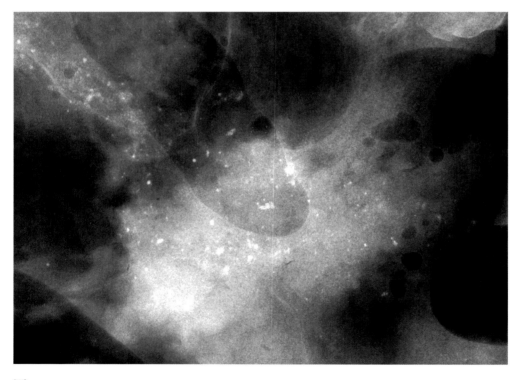

图 84o

图 84p：低倍镜下图像。显示紧密排列的、充满癌细胞的、类导管结构的新生导管样癌的特征。

图 84q：含两个成簇钙化灶的标本 X 线摄影图像。

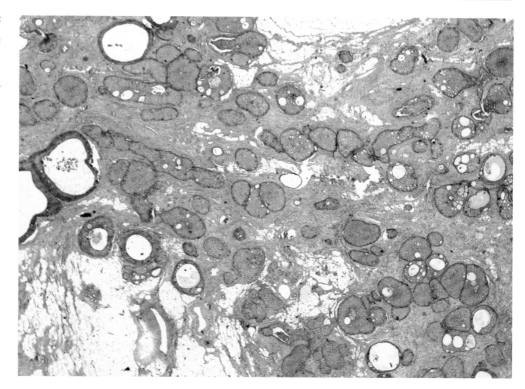

图 84p

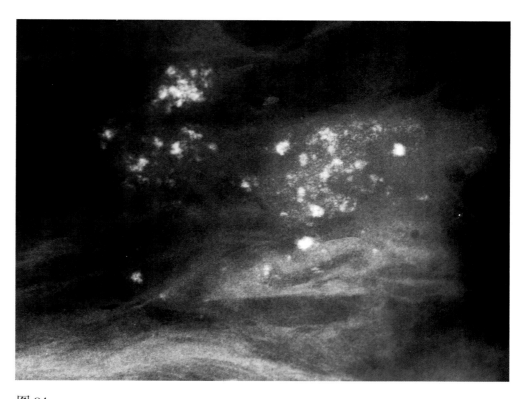

图 84q

图 84r：相应的组织学切片图像。显示微小钙化位于极度扩张的终末导管小叶单位的腺泡内。

图 84s、t：组织学切片图像（HE 染色）。癌细胞伴有无定型的钙化（s）和沙粒样钙化（t），与乳腺 X 线图像上见到的微小钙化一致。

最终组织学

实性和筛状原位癌Ⅱ级，范围超过 62 mmx 45 mm，未见浸润征象。

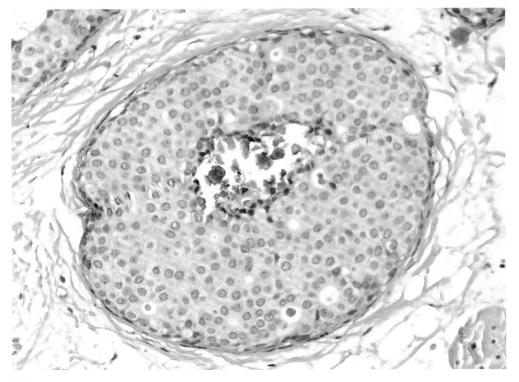

图 84r

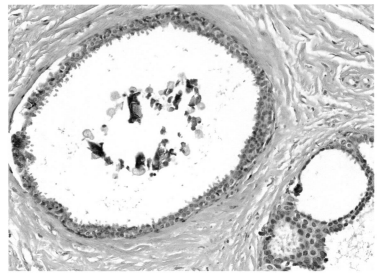

图 84s

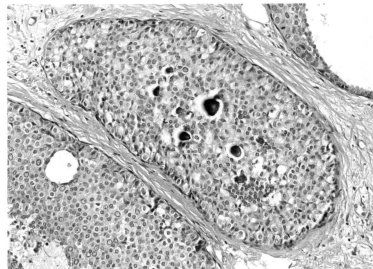

图 84t

85

女性，无症状，连续两次乳腺X线摄影筛查。64岁第一次筛查报告正常，尽管回顾性对比观察显示外上象限有一个非特异性的不对称密度影。66岁，仍无症状，因右乳外上外象限密度增加而被召回。

图85a、b：第一次筛查。右乳内外斜位图像（a）和头尾位（b）局部图像。

图85c、d：16个月后，右乳内外斜位图像（c）和头尾位图像（d）。外上象限可见非特异性不对称乳腺密度伴结构扭曲。

分析

乳腺X线摄影图像上不对称乳腺密度最常见原因是残留的正常乳腺实质。因为四个基本构建中的两个或两个以上能够被识别，这些被称为"特殊的不对称腺体密度"。当构建模块不能显示时，致密影就被认为是"非特异性的不对称腺体密度"。良性诊断有放射状瘢痕。恶性诊断有浸润性小叶癌或"新生导管样癌"。由于未出现放射性瘢痕的X线特征（见本章开始所描述的内容），所以，只剩下两种恶性病变的可能。

图85e：组织标本大切片低倍镜图像。乳腺X线可见的不对称乳腺密度由许多充满恶性细胞的扩张的类导管结构组成。

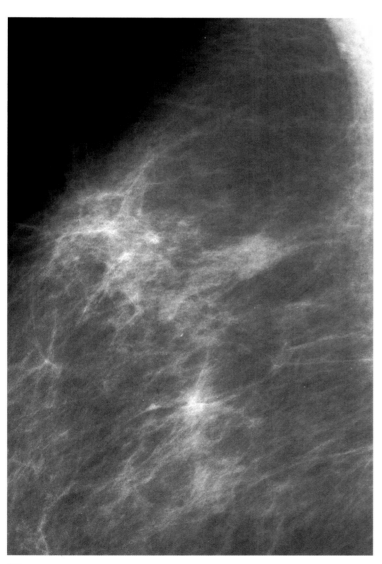

图85a

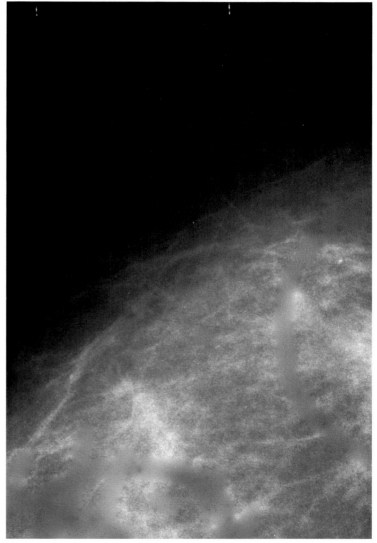

图85b

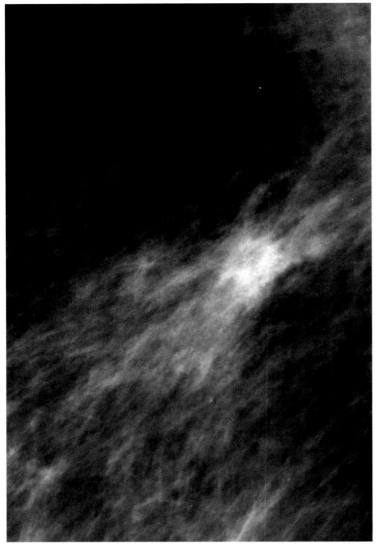

图 85c

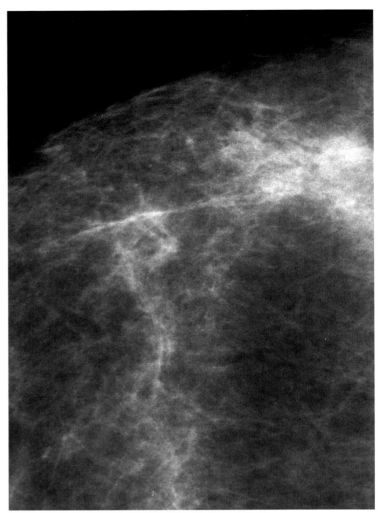

图 85d

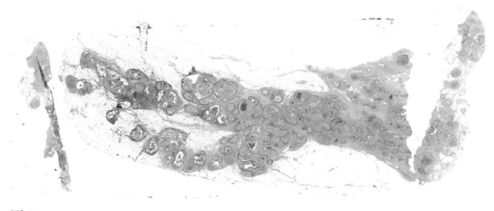

图 85e

图 85 f、g：组织学放大图像。充满癌细胞的导管样结构紧密排列，周围围绕结缔组织增生反应，是典型的新生导管样癌。

结论

乳腺 X 线的不对称密度伴有或不伴有结构扭曲，都需要进一步检查[11]。

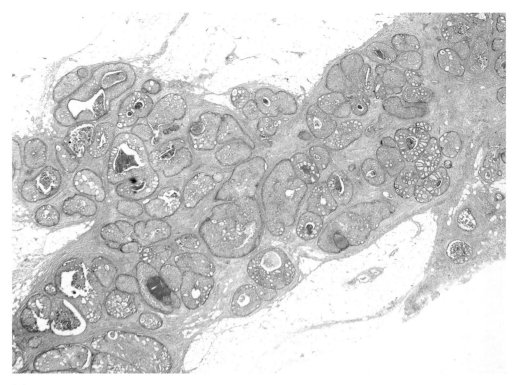

图 85f

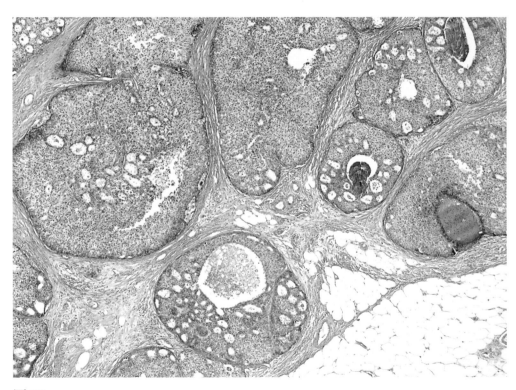

图 85g

第六章　乳腺 X 线摄影图像中的钙化

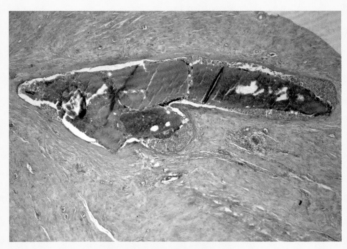

Ⅲ级导管内原位癌的铸型钙化

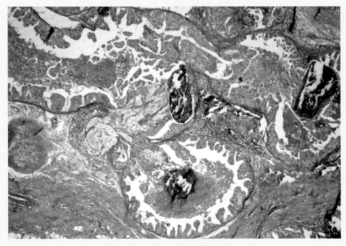

微乳头状原位癌的跳石样钙化

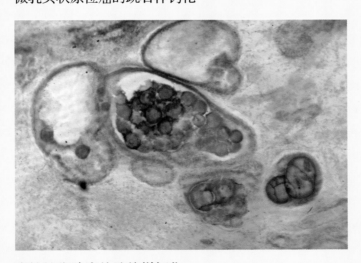

囊性扩张腺泡的沙粒样钙化

分析乳腺 X 线图像中的钙化，目的是确定其产生的病理过程。首先确定钙化的精确起源部位。

如果钙化起源的结构不含有乳腺上皮细胞（乳腺基质、皮肤、血管、瘢痕组织），那么这类钙化就不是恶性的钙化类型，应归属于混杂型钙化。此类钙化很容易鉴别。导管周围的钙化、动脉壁内膜的钙化，以及皮脂腺、油脂囊肿的钙化都属于这一类。

其余的钙化形成于腺体组织，即内衬上皮细胞组成的解剖腔（终末导管小叶单位 / 导管）。分析乳房 X 线摄影中钙化的分布有助于确定钙化是位于终末导管小叶单位还是导管。

线状、杆状及分支状的钙化位于扩张的导管内。导管扩张可以由积液引起（浆细胞性乳腺炎 / 分泌型疾病的钙化），也可由恶性细胞增殖引起（杆状或虚线铸型的钙化）。形成于导管内的钙化鉴别诊断比较容易。

单发或多发成簇钙化提示钙化的病理过程发生于终末导管小叶单位，这些终末导管小叶单位因积液（纤维囊性变）、恶性细胞伴坏死（典型的 II 级原位癌）或黏液聚集（典型的 I 级原位癌）而扩张。形成于终末导管小叶单位的钙化，鉴别诊断仅凭乳腺 X 线检查可能比较困难，通常需要通过立体定位引导下空心针穿刺活检。

一旦确定了钙化的位置，逐次分析钙化的形态、大小及密度，进一步了解相关的产生过程，有助于区分钙化的良、恶性。局部加压放大摄影能够提供更高分辨率的图像，有助于钙化的分析。

细小钙化常常形成于上皮细胞增殖过程 / 终末导管小叶单位或导管内的原位癌。恶性钙化的 X 线表现很大程度取决于周围细胞增殖的恶性级别及钙化的位置（终末导管小叶单位或导管内）。钙化的分布形式反映了起源部位——导管内（线状、散在一个小叶内）或终末导管小叶单位（单发或多发成簇的）。原位癌的异质性阐明了为什么恶性细小钙化的形态、大小和密度是多样性的。

导管内和 / 或终末导管小叶单位内的恶性钙化

形态

尽管恶性钙化表现多样，但可将其分成四种基本类型。美国放射学会的乳腺影像报告和数据系统（BI-RADS）的相应术语附在括号内[1]。

1. 铸型钙化：当高级别原位癌广泛地填充于导管及分支内时，管腔中心部分会出现坏死的细胞碎片，在坏死中形成无定型钙化[2]。

（1）当恶性细胞以实性生长为主时，乳腺 X 线表现为杆状铸型钙化（BI-RADS：细线的分支状钙化）（图 XXV）。乳腺 X 线常常表现为线状、不规则的分支钙化。导管内径的粗细决定铸型钙化的最大宽度。加压放大图像能显示钙化的密度、长度及轮廓的不同（病例 90、92、96、99~101、103~105、108、109）。杆状铸型钙化的鉴别诊断包括分泌型 / 浆细胞性乳腺炎的钙化。恶性铸型钙化往往是单侧的并局限在一个乳腺小叶内，而良性分泌型钙化是双侧的、广泛的。

（2）当恶性细胞以呈微乳头状生长为主时，乳腺 X 线可见点状铸型钙化。微乳头结构逐渐生长，尖端最终脱落并堵塞导管，逐渐形成钙化。这种钙化的形态很有特异性（病例 102）。

2. 跳石样钙化：位于导管内，当恶性细胞呈微乳头状结构 / 筛状结构生长时，癌细胞产生蛋白性液体，填充于瘤内筛状圆形腔隙和含有微乳头状结构生长的扩张导管中，在液体内可以形成大的球形钙化。这些扁平的、轮廓光滑的钙化就是跳石样钙化。它们常常累及单个乳腺小叶，均匀地分布在小叶内。这种乳腺癌亚型，钙化的形态分析对正确诊断的价值不大。但是，如果发现单侧分布仅累及一个小叶的跳石样钙化，应该想到乳腺癌的这种特殊亚型。

3. 碎石样 / 多形性钙化（BI-RADS：多形性，不均匀）[1, 3]。单个的、可辨认的颗粒，类似碎石子或砂糖结晶，它们的形态、大小及密度不均匀，聚集成单簇（图 XXVI）或多簇。恶性细胞及坏死组织使终末导管小叶单位腺泡扩张，坏死组织内形成无定型的钙化。因为这些钙化位于扩张的终末导管小叶单位内，所以聚集并呈簇状分布。恶性细胞起源于小叶，所以称其为导管原位癌（DCIS）是不恰当的。在原位癌中，这种钙化最常见，尤其在 II 级原位癌中更典型（病例 86、87、88、94）。三种良性乳腺增生性病变也可表现为簇状、可辨识的、不规则的钙化——纤维囊性变、纤维腺瘤和乳头状瘤，需要与终末导管小叶单位内 II 级原位癌相鉴别。立体定位经皮空心针穿刺活检可以进一步明确诊断。

4. 粉末状 / 棉球样钙化（BI-RADS：无定型、模糊的）[1, 3]：沙粒样钙化形成于终末导管小叶腺泡内增殖的 I 级原位癌细胞分泌的黏蛋白中。此类钙化颗粒非常小，以至于无法单个识别，但是多个聚集在一起，乳腺 X 线上能够看到多发成簇的粉末状 / 棉球样钙化（病例 95、97、98、107、120）。这类钙化在 BI-RADS 术语中被称为"无定型钙化"。其实这样描述并不是很恰当，因为病理学上一直用其来描述终末导管小叶单位内（II 级原位癌）或导管内（III 级原位癌）与细胞凋亡相关的钙化。另外，这些钙化也不是无定型的，而是结晶的球形。用相同的词语（无定型）来描述不同病理过程产生的不同类型的钙化，很容易使影像医生与病理医生沟通上产生困惑。I 级原位癌或硬化性腺病在乳腺 X 线摄影图像中都可以表现出粉末状 / 棉球样多发簇状钙化。因为两者都起自终末导管小叶单位，都表现为类似沙粒样钙化，凭乳腺 X 线表现很难鉴别两者。乳腺 X 线摄影图像中多发成簇的粉末状钙化，约 50% 为 I 级原位癌（病例 97、98、107）。

大小

钙化发生在终末导管小叶单位内或导管腔内，其大小受管腔直径的限制，所以被称为细小钙化。

密度

密度分析应该包括比较钙化的每一个颗粒相互之间的密度（钙化颗粒之间的密度分析）。碎石样 / 多形性钙化和铸型钙化在密度上相互间差异很大。

数量

尽管钙化的实际数量一直被认为具有诊断意义，但是钙化的分布、形态、大小及密度更为重要。钙化数量的显示很大程度上取决于投照技术，以局部放大摄影显示为佳。簇与簇之间碎石样 / 多形性钙化的数量差异很大。杆状铸型钙化是数不清的，粉末状 / 棉球样钙化也无法计数。值得注意的是，铸型钙化为 Ⅲ 级原位癌的特征表现，根据一个或两个这样的钙化就可以做出诊断（病例 101、105）。

导管内的钙化

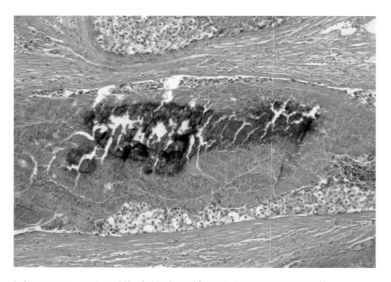

图 XXIII　正常皱褶导管（邻近为终末导管小叶单位）的 3D 组织学图像

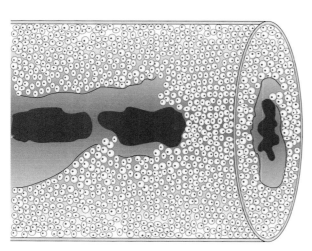

图 XXIV　Ⅲ级原位癌扩张导管的大切片组织学图像

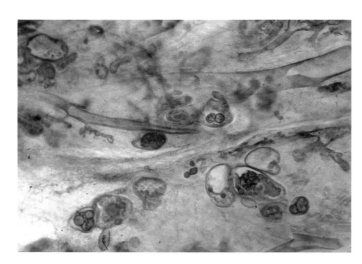

图 XXV　伴立方细胞增生、中心坏死及无定型和铸型钙化的严重扩张导管示意

终末导管小叶单位的钙化

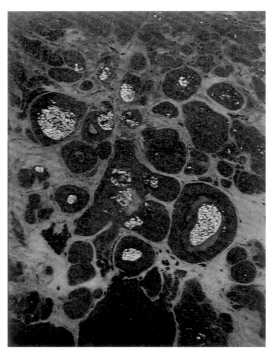

图 XXVI　终末导管小叶单位内碎石样钙化，大小、形状、密度不同的钙化颗粒聚集成簇分布

图 XXVII　纤维囊性变伴沙粒样钙化

钙化分析实践

（病例 86~109）

86

女性，48 岁，无临床症状，连续两次乳腺 X 线摄影筛查。

乳腺 X 线摄影
第一次乳腺筛查

图 86a：右乳内外斜位局部图像。正常。

24 个月后第二次筛查，未触及明显肿块。

图 86b：右乳内外斜位局部图像。上象限成簇的微小钙化（箭头），未见明显肿块。

图 86c、d：右乳内外斜位图像和头尾位微焦点放大图像。

钙化分析
新发的、微小的、碎石样 / 多形性钙化，形态、大小及密度不同，成簇出现。这是典型的恶性钙化 X 线表现，一个终末导管小叶单位的碎石样 / 多形性钙化。

图 86e、f：手术标本的放大 X 线摄影图像。

组织学
终末导管小叶单位内原位癌伴坏死，组织学显示有浸润。

随访
患者 19 年后仍存活。

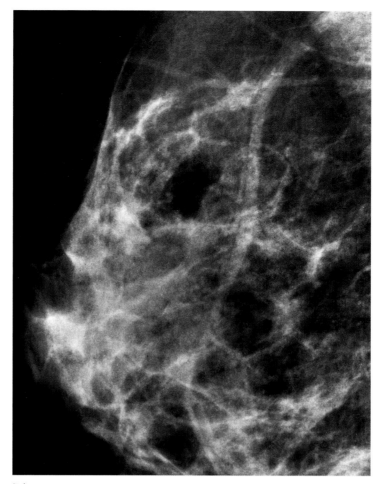

图 86a

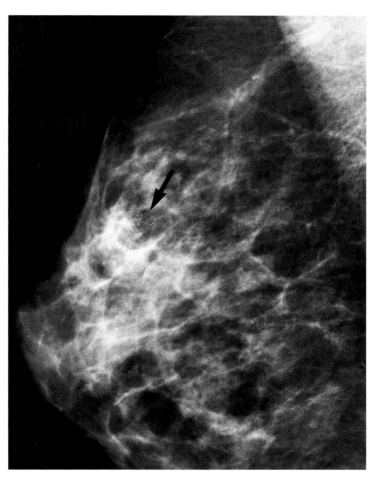

图 86b

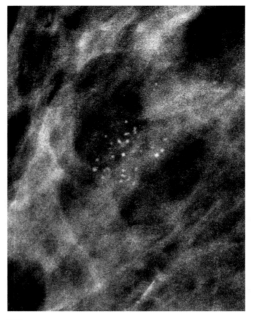

图 86c

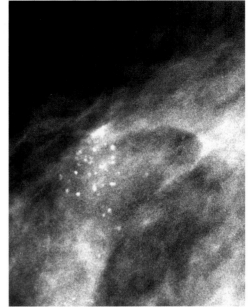

图 86d

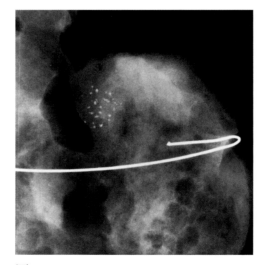

图 86e

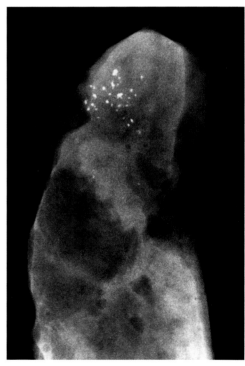

图 86f

87

女性，50 岁，无临床症状，第一次乳腺筛查。

体格检查
无明显肿块。

乳腺 X 线摄影
图 87a：左乳内外斜位图像。上象限两处成簇的微小钙化（箭头），乳腺中心部位可见孤立的、蛋壳样良性钙化，大小约 4 mm。
图 87b、c：左乳内外斜位放大图像和标本 X 线摄影图像。

成簇钙化的分析
分布：成簇分布，可见钙化颗粒相互聚集在乳腺小区域内。
形态：碎石样 / 多形性，有些是长的，很不规则。
密度：多变。

结论
乳腺 X 线的恶性钙化类型，碎石样 / 多形性微小钙化。

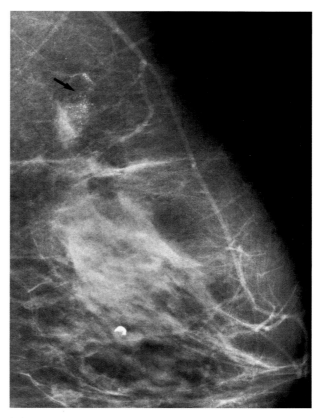

图 87a

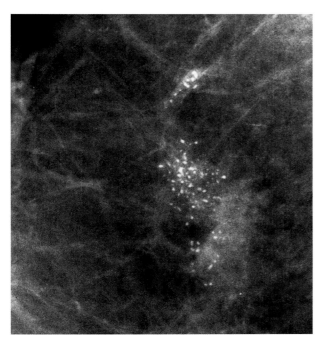

图 87b

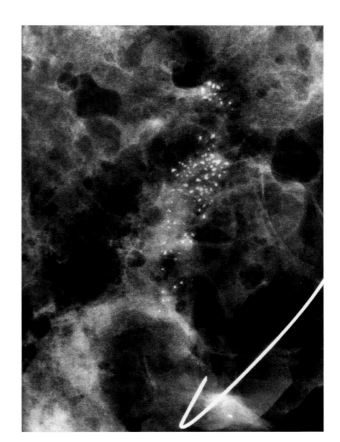

图 87c

组织学

终末导管小叶单位内原位癌；扩张的腺泡内可见立方细胞增生、坏死组织及无定型钙化。

图 87d：低倍镜下图像。Ⅱ级原位癌侵及数个终末导管小叶单位（HE 染色，40×）。

图 87e：恶性细胞填充于一个终末导管小叶单位的腺泡，与乳腺 X 线摄影图像上的一簇钙化相对应（HE 染色，100×）。

图 87f：高倍镜下图像。显示一个腺泡的Ⅱ级原位癌细胞的细微结构（HE 染色，200×）。

随访

15 年后，患者死于心肌梗死，无乳腺癌进展或复发的证据。

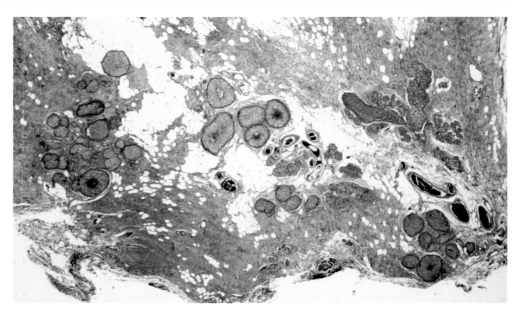

图 87d

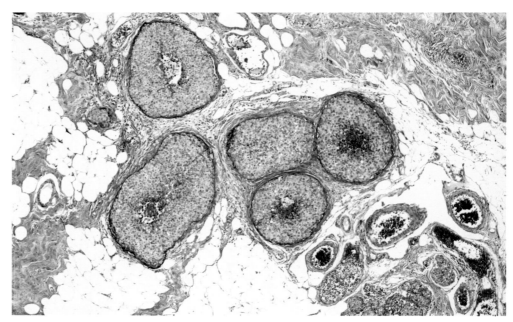

图 87e

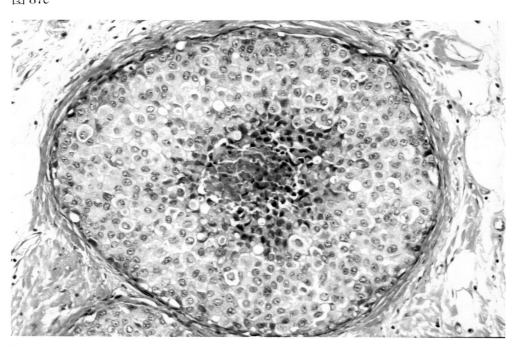

图 87f

88

女性，68 岁，自觉左乳外侧部分增厚。

乳腺 X 线摄影

图 88a、b：左乳头尾位局部图像和微焦点放大图像。形态、大小、密度各异，不计其数的钙化。铸型钙化（长杆状的、节段性的、部分分支的）及跳石样钙化（相对较大的、高密度的、有些为卵圆形的）混合存在，周围密度增高，边界不清。

结论

乳腺 X 线恶性钙化类型，伴有边界不清的非特异性密度增高。

组织学

浸润性导管癌，伴广泛的原位成分。

图 88c：微乳头状导管原位癌低倍镜下图像（HE 染色，40×）。

图 88d、e：Ⅱ级微乳头状原位癌高倍镜下放大图像。癌细胞产生的液体使导管扩张，在液体内，可以看到跳石样钙化随意分布，与乳腺 X 线较大钙化相一致（HE 染色，200×，300×）。

图 88f：Ⅱ级微乳头状导管原位癌的细胞微细结构和部分充满液体的管腔（HE 染色，400×）。

随访

19 年后，患者 87 岁，无乳腺癌进展或复发的征象。

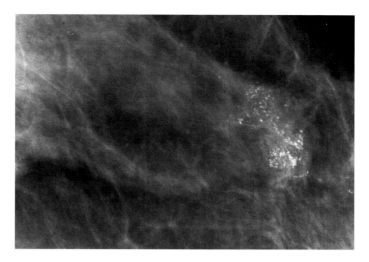

图 88a

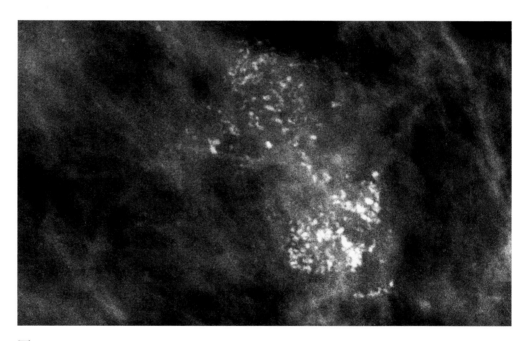

图 88b

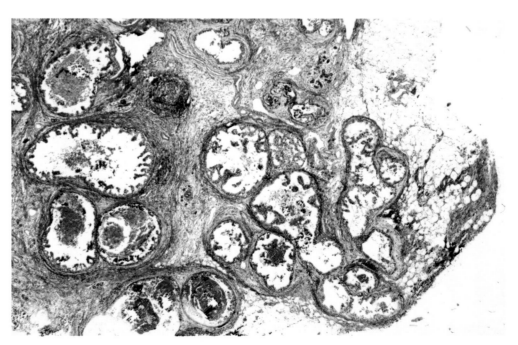

图 88c

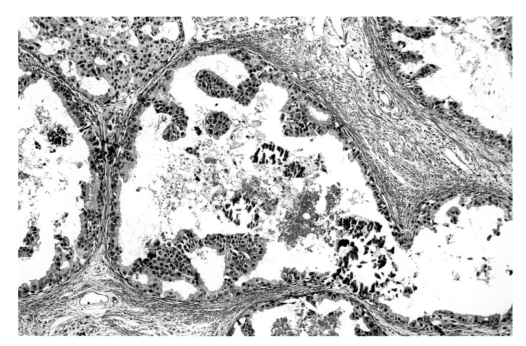

图 88d

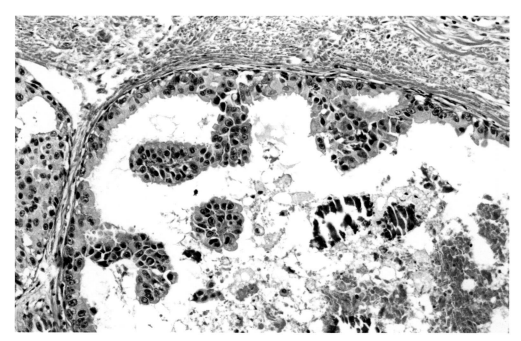

图 88e

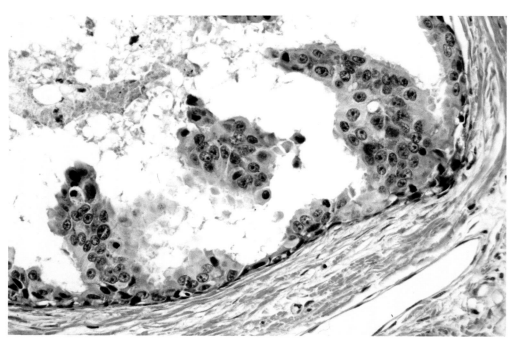

图 88f

89

乳腺 X 线摄影

图 89a：右乳头尾位局部图像。

图 89b：局部微焦点放大图像。广泛的杆状铸型钙化提示乳腺存在大范围恶性病变。

组织学

Ⅲ级原位癌伴立方细胞增生、中心坏死和无定型钙化，未见浸润征象。

注释

这种杂乱无章的钙化呈导管样轮廓，提示新生导管样癌的存在[2]。

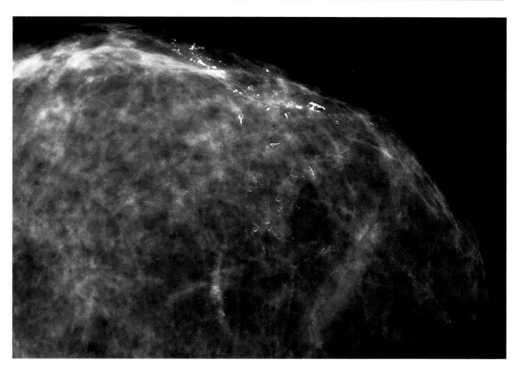

图 89a

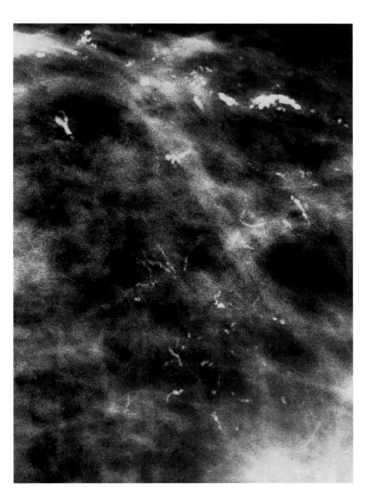

图 89b

90

女性，27 岁，左乳肿块。

乳腺 X 线摄影

图 90a：左乳内外斜位局部图像。

图 90b：左乳肿块的局部放大图像。多发杆状、分支状的铸型钙化伴有结构扭曲，是恶性乳腺肿瘤的特征性表现。

组织学

浸润性乳腺癌伴淋巴结转移。

图 90c：浸润性导管癌含有原位癌成分的低倍镜下图像（HE 染色，40×）。

图 90d：低分化浸润性导管癌（HE 染色，200×）。

图 90e：腋窝淋巴结转移（HE 染色，200×）。

随访

2 年后，患者死于转移性乳腺癌，年仅 29 岁。

注释

患者为典型的低分化浸润性导管癌，对低分化导管的浸润性癌，铸型钙化也有提示作用。这种巨大肿瘤是致命的。

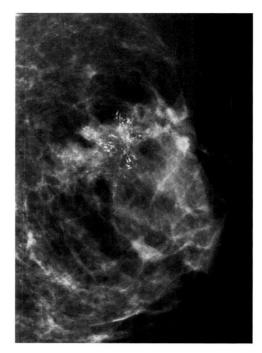

图 90a

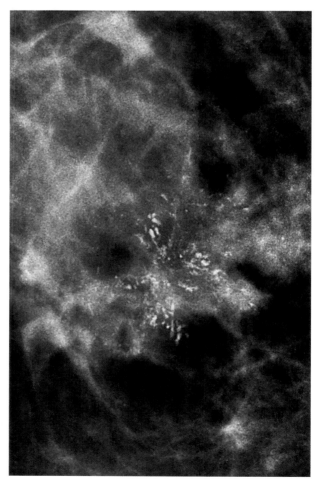

图 90b

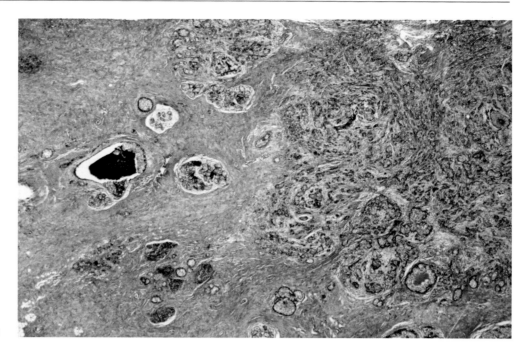

图 90c

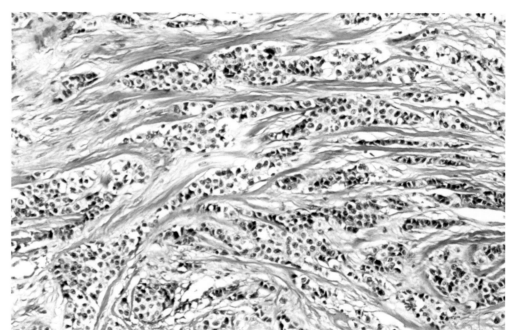

图 90d

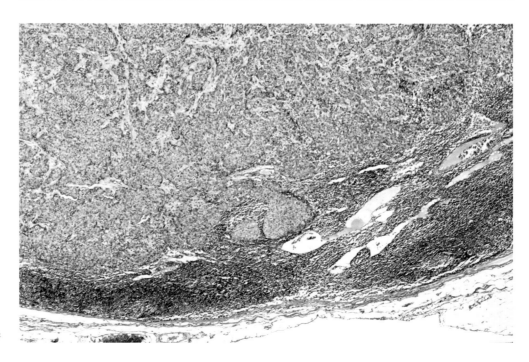

图 90e

91

女性，62 岁，无临床症状，常规乳腺筛查。

乳腺 X 线摄影

图 91a、b：右乳头尾位局部图像（a）局部微焦点放大图像（b）。无数的分支、杆状铸型钙化，长度及密度各异。钙化周围可见边界不清的密度增高。这可能符合浸润或者结缔组织增生反应。

结论

这种杆状铸型钙化伴大范围的边界不清致密影是高度恶性浸润癌的特征性表现。

组织学

浸润性导管癌合并高级别导管原位癌伴中心坏死。

图 91c：低倍镜下组织学图像。显示大量紧密排列的填满癌细胞的类导管结构伴有中心坏死和无定型钙化，与 X 线摄影图像中铸型钙化一致（HE 染色，40×）。

注释

X 线及组织学影像是新生导管样癌的特征表现[2]。

随访

13 年后，患者死于心肌梗死，时年 74 岁，无乳腺癌进展或复发的征象。

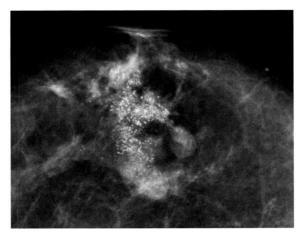

图 91a

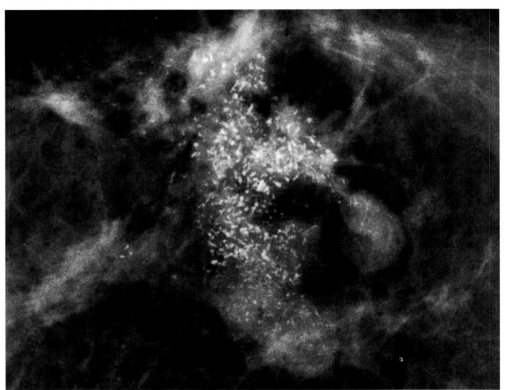

图 91b

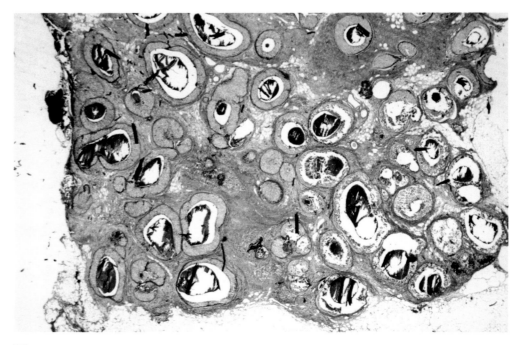

图 91c

92

乳腺 X 线摄影

　　图 92a~d：四例杆状铸型钙化的微焦点放大图像。乳腺 X 线恶性钙化类型，钙化的密度、宽度及长度各异，轮廓不规则。这些钙化排列紧密，指向各个方向，形成特征性的新生导管样癌的紊乱模式。

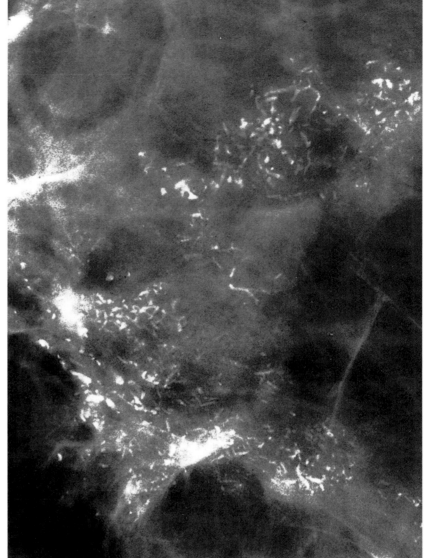

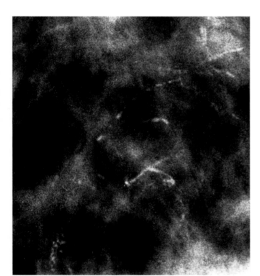

图 92a

图 92b

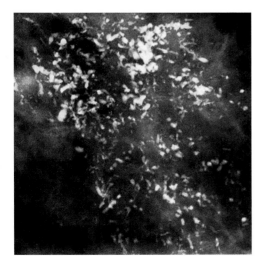

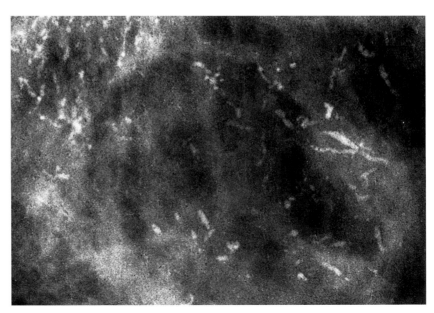

图 92c

图 92d

93

女性，40 岁，无临床症状，第一次乳腺筛查。

体格检查
无明显肿块。

乳腺 X 线摄影
图 93a、b：左乳内外斜位和头尾位局部图像。左乳外下象限可见一小簇钙化，不伴肿块。

图 93c：左乳钙化病变区内外斜位放大图像。

分析
这是另外一例杆状及点状铸型钙化病例，钙化形成于节段导管及其分支，导管腔内含Ⅲ级原位癌细胞、中心坏死和长度、密度及轮廓各异的无定型钙化。

图93d：手术标本的 X 线放大图像。

组织学
浸润癌和原位导管癌，无淋巴结转移。

图 93e：3 mm 的浸润癌及原位癌成分的组织学图像（HE 染色，40×）。

图 93f：浸润癌的高倍镜下组织学图像（HE 染色，220×）。

图 93g、h：大量Ⅲ级导管原位癌细胞的细微结构图像（HE 染色，600×）。

图 93i：向乳头后区延伸的高级别导管原位癌图像（HE 染色，12.5×）。

图 93j：乳头后区导管原位癌的高倍镜下图像（HE 染色，600×）。

随访
20 年后，患者 60 岁，仍存活。

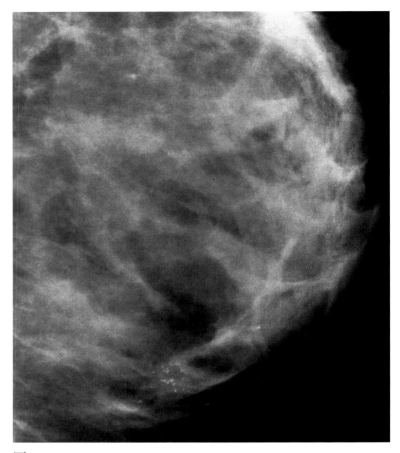

图 93a

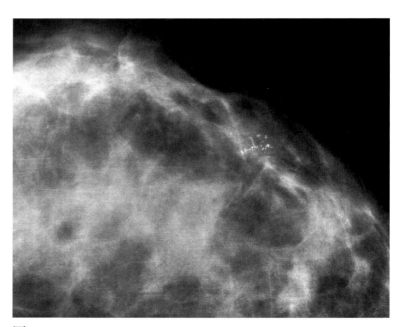

图 93b

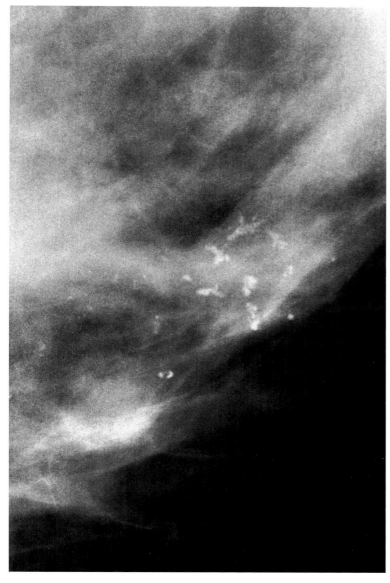

图 93c

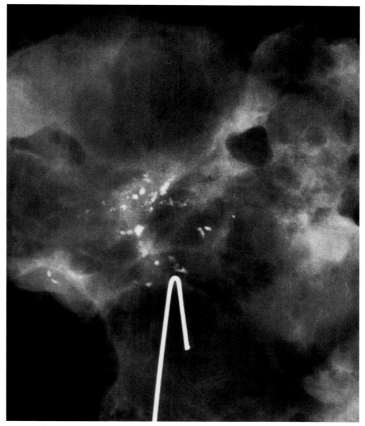

图 93d

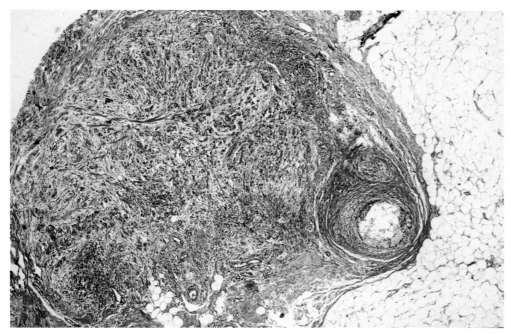

图 93e

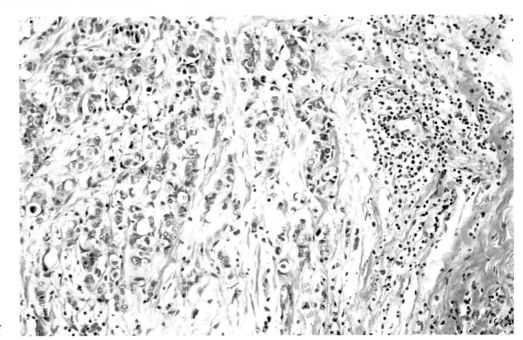

图 93f

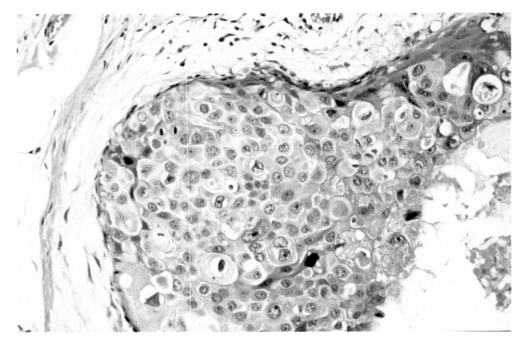

图 93g

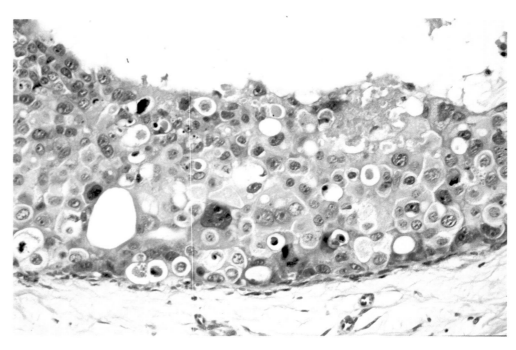

图 93h

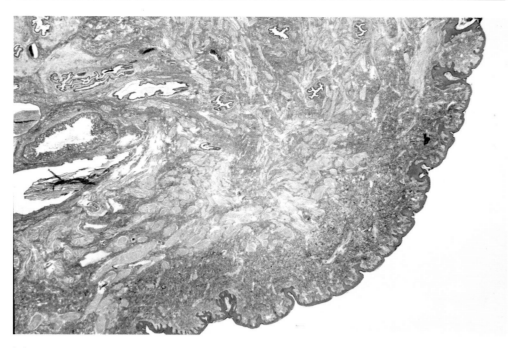

图 93i

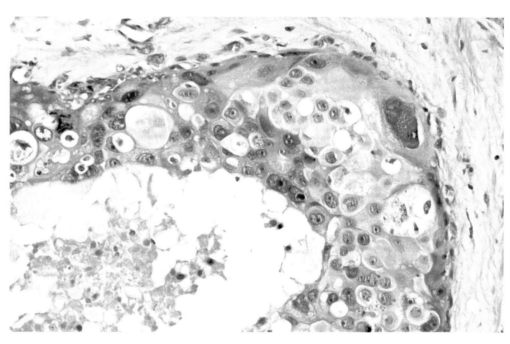

图 93j

94

女性，75 岁，无临床症状，第一次乳腺筛查。

体格检查
乳腺无明显肿块。

乳腺 X 线摄影
图 94a、b：左乳局部内外斜位及头尾位图像。外上象限可见两簇钙化，周围伴有边界不清的致密影。

图 94c、d：左乳内外斜位及头尾位的局部微焦点放大图像。

钙化分析
分布：成簇。

形态：碎石样 / 多形性，形态各异。

密度：差异很大，其中一些与背景分界不清。

结论
这是乳腺 X 线边界不清致密影中的恶性钙化。成簇分布的钙化提示恶性病变局限于终末导管小叶单位。

组织学
原位癌伴微浸润。

图 94e：低倍镜下组织学图像。终末导管小叶单位内的 II 级原位癌，无定型钙化与 X 线图像中的微小钙化相对应（HE 染色，20×）。

图 94f：高倍镜下组织学图像。显示单个腺泡内恶性细胞增殖（HE 染色，200×）。

随访
12 年后，患者 87 岁，死于肺炎，无乳腺癌进展或复发的征象。

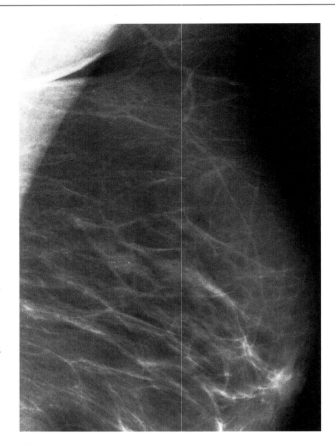

图 94a

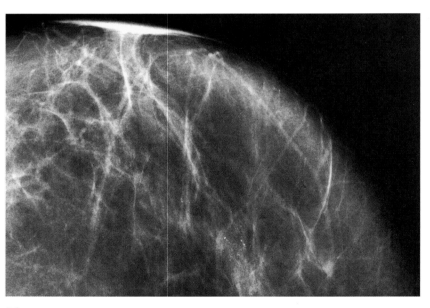

图 94b

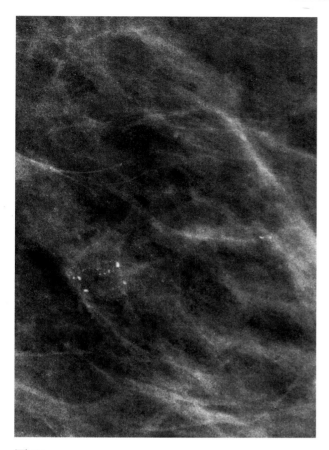

图 94c

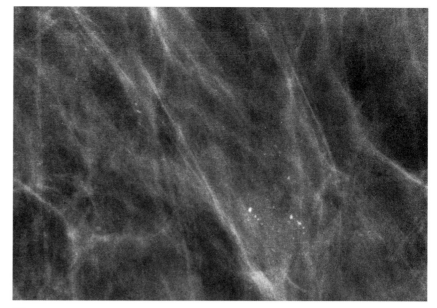

图 94d

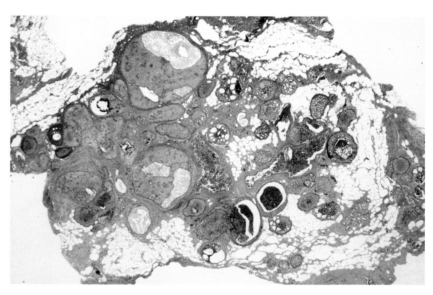

图 94e

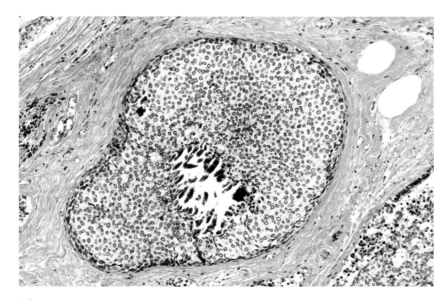

图 94f

95

女性，45 岁，无临床症状，因乳腺 X 线摄影检查发现左乳外上象限多发成簇分布的钙化，被召回进一步检查。

乳腺 X 线摄影及超声检查

图 95a、b：左乳局部内外斜位图像（a）和多发成簇的粉末状钙化的局部微焦点放大图像（b）。

图 95c、d：左乳局部头尾位图像（c）和矩形内的微焦点放大图像（d）。多发粉末状 / 棉球样的钙化隐藏在致密的纤维腺体中，未见明确肿块 。

图 95e：左乳头尾位局部微焦点放大图像。

图 95f：超声检查图像。有助于显示乳腺 X 线片难以发现的微小单纯囊肿。

图 95g：术前金属导丝定位切除标本的 X 线摄影图像。

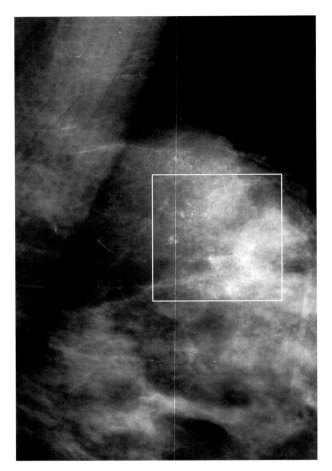

图 95a

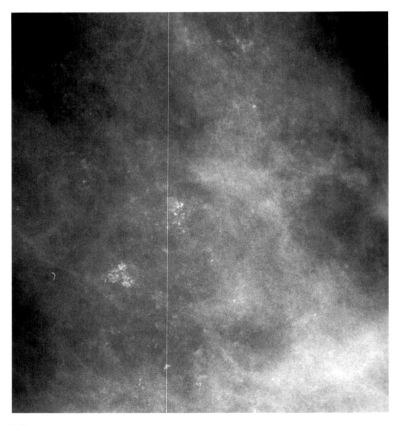

图 95b

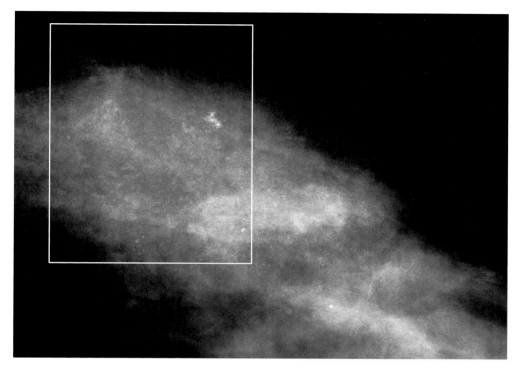

图 95c

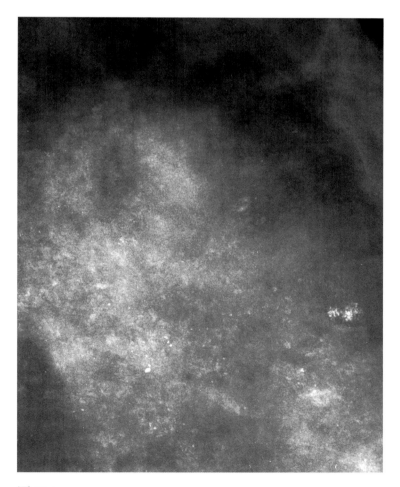

图 95d

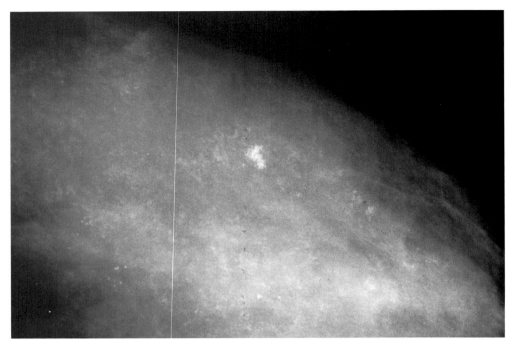

图 95e

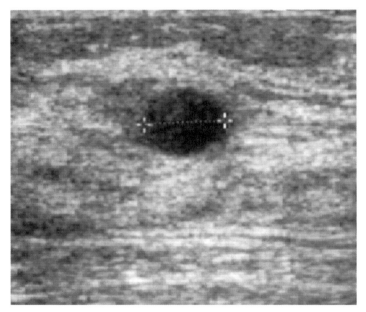

图 95f

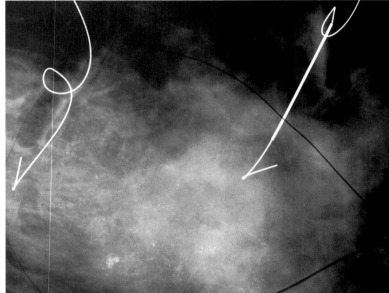

图 95g

图 95h~k：组织标本切片的 X 线摄影图像。无数成簇分布的粉末状 / 棉球样钙化遍及各个层面。另外，其中有些是可辨识的圆形高密度钙化，未见明确肿块。

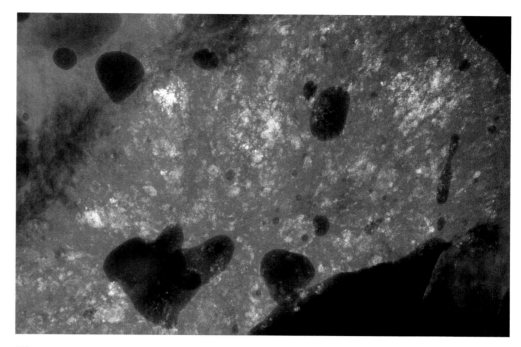

图 95h

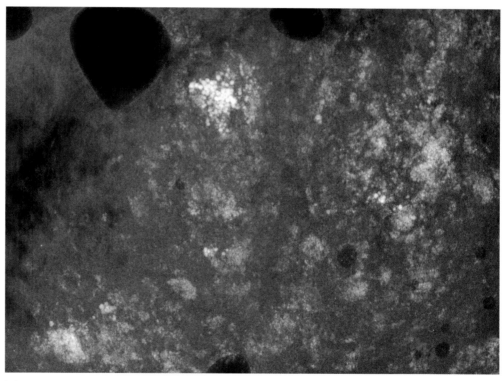

图 95i

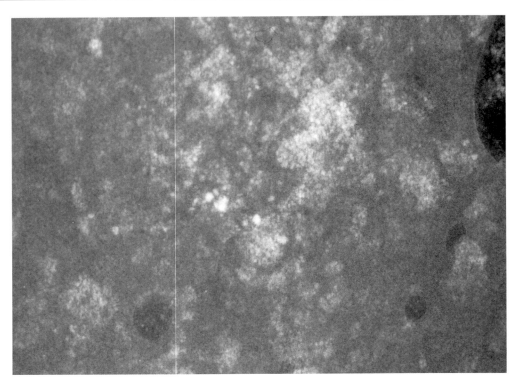

图 95j

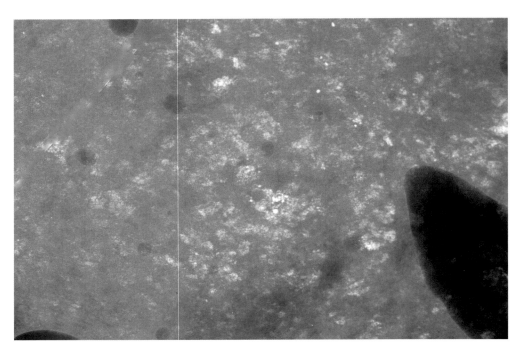

图 95k

组织学

硬化性腺病，无恶性肿瘤。

图 95l：组织大切片的低倍镜下组织学图像。见异常组织（虚线之间的区域），长约 5 cm。

图 95l~q：低倍镜和中倍镜下组织学图像（HE 染色）。小叶内沙粒样钙化，周围伴硬化性腺病，未见异型性的上皮细胞和肿瘤细胞。

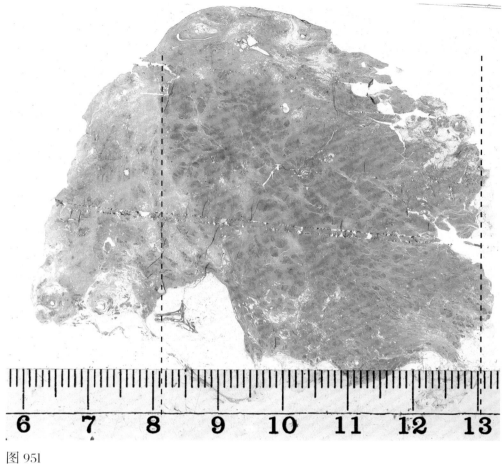

图 95l

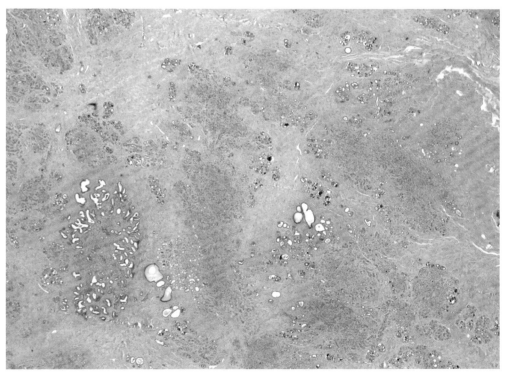

图 95m

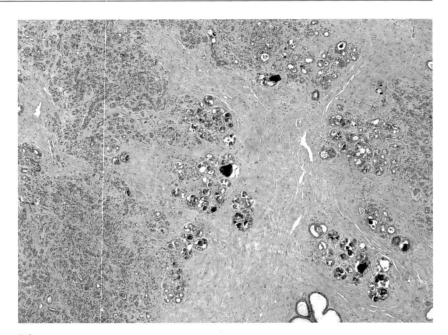

图 95n

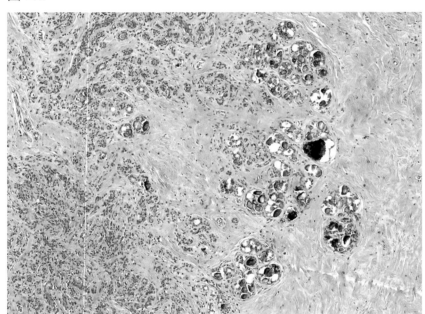

图 95o

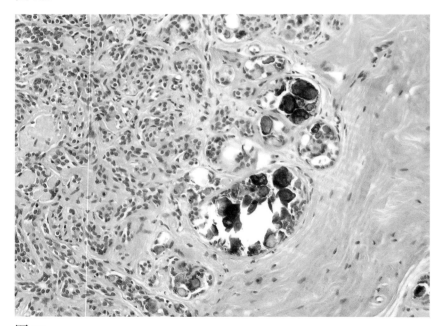

图 95p

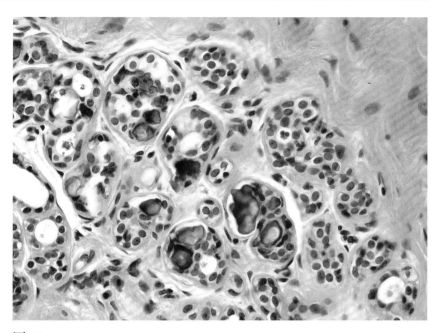

图 95q

96

女性，61 岁，无临床症状，第一次乳腺筛查。

体格检查

乳腺无明显肿块。

乳腺 X 线摄影

图 96a：右乳内外斜位图像。腋前区可见簇状钙化（箭头），未见明显肿块。

图 96b：右乳内外斜位局部微焦点放大图像。

钙化分析

分布：成簇。

形态：碎石样 / 多形性和杆状铸型钙化相混合。

密度：高密度至勉强可见的密度。

大小：大小不等的微小钙化，少数为明显的细长铸型钙化。

结论

乳腺 X 线恶性钙化，铸型钙化是高级别原位癌的特征性表现。

组织学

原位癌，未见浸润成分。

图 96c：III 级原位癌伴有中心坏死和无定型钙化，周围结缔组织增生和淋巴细胞浸润（HE 染色，20×）。

图 96d：一个癌导管的高倍镜下组织学图像（HE 染色，300×）。

随访

20 年后，患者仍存活，无乳腺癌进展或复发的征象。

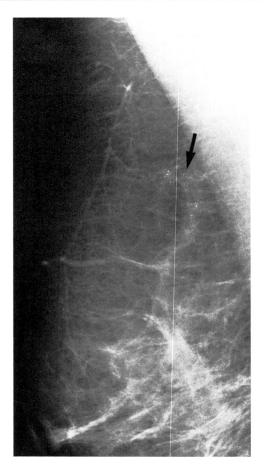

图 96a

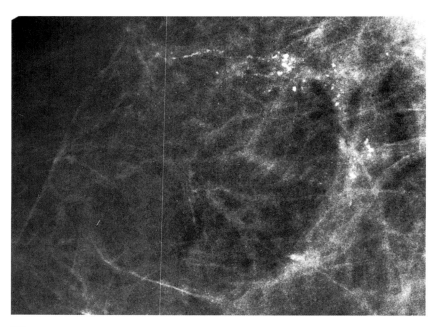

图 96b

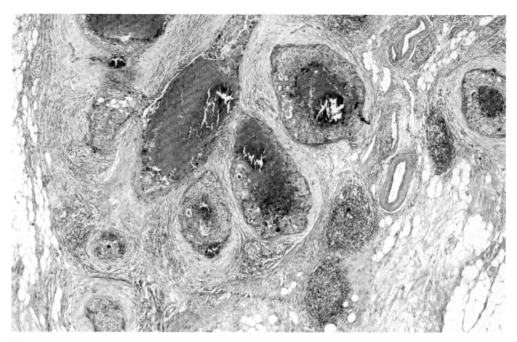

图 96c

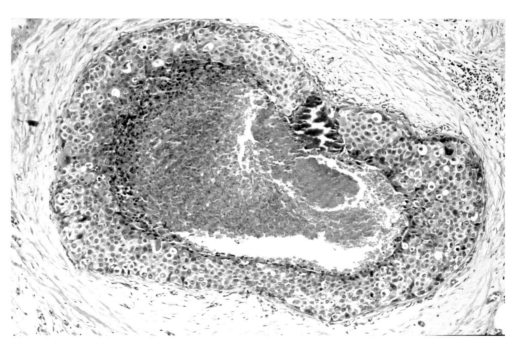

图 96d

97

女性，48 岁，无临床症状。因乳腺 X 线摄影筛查发现右乳下象限一小堆粉末状钙化被召回。

乳腺 X 线摄影

图 97 a、b：右乳内外斜位局部图像（a）和粉末状钙化区域的局部微焦点放大图像（b）。

图 97c：粉末状钙化区域的另一局部微焦点放大图像。

图 97d：经皮空心针穿刺活检标本 X 线摄影图像。标本含有许多钙化。

图 97e~g：经皮空心针穿刺活检的组织学图像。扩张的终末导管小叶单位内包含低级别原位癌和与乳腺 X 线微小钙化相对应的沙粒样钙化。

图 97h、i：手术标本的组织学图像。因低级别原位癌而扩张的终末导管小叶单位，不伴钙化（X 线摄影未见）。多灶的 I 级原位癌。

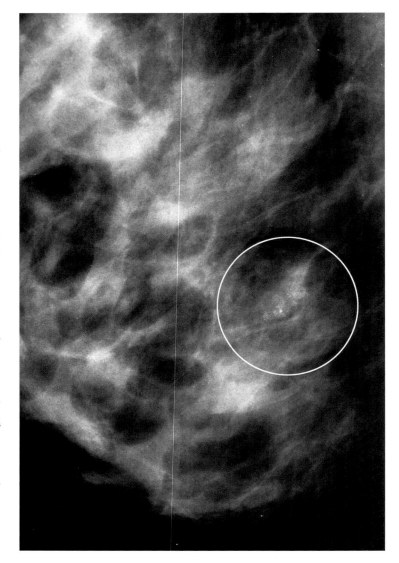

图 97a

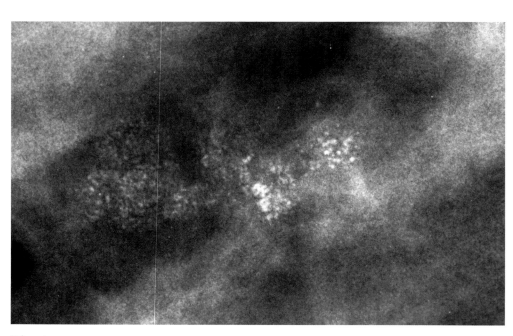

图 97b

钙化分析

分布：成簇的。

形态：粉末状 / 棉球样钙化。

密度：非常模糊。

结论

每一个粉末状钙化病例都需要显微镜下病理诊断，因为硬化性腺病和Ⅰ级原位癌的钙化表现完全相同，乳腺 X 线摄影难以鉴别。

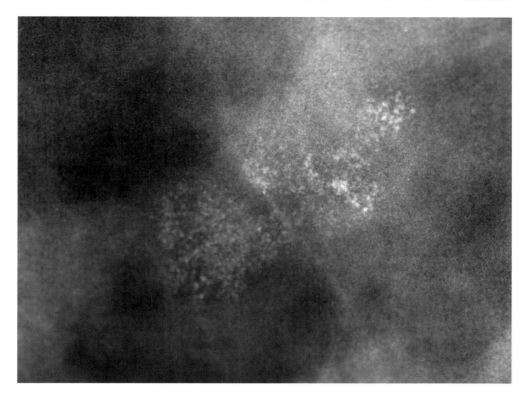

图 97c

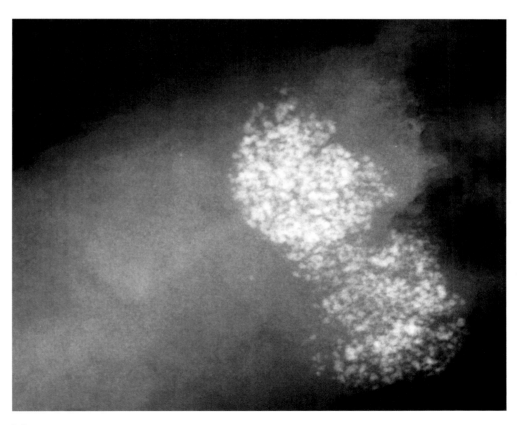

图 97d

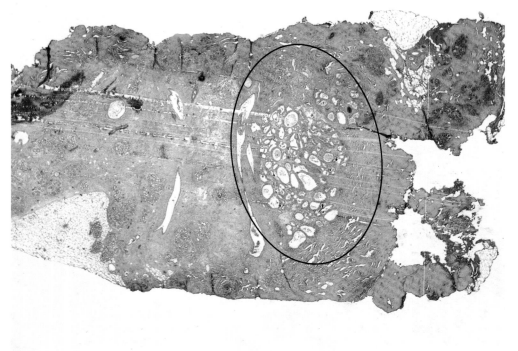

图 97e

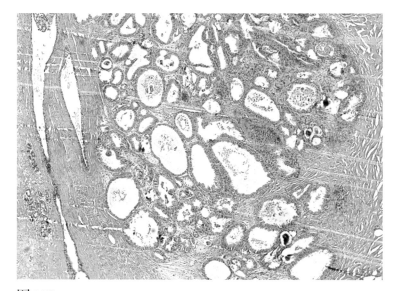

图 97f

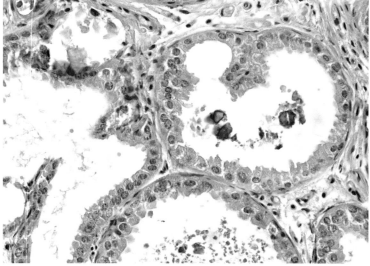

图 97g

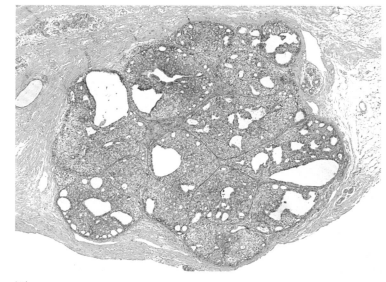

图 97h

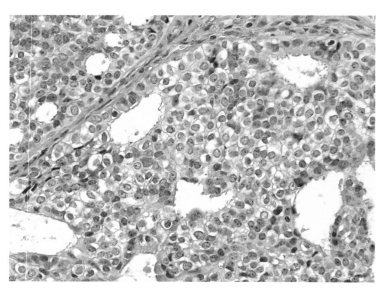

图 97i

98

女性，78 岁，70 岁时行左侧乳腺浸润性小叶癌（9 mm×6 mm）伴Ⅰ级原位癌及原位小叶癌（50 mm×60 mm）手术切除。术后 8 年，乳腺 X 线摄影图像显示右乳新出现类圆形分叶状高密度影，伴粉末状钙化。

体格检查

乳腺无明显肿块。

乳腺 X 线摄影

图 98a、b：右乳内外斜位图像（a）及头尾位图像（b）。圆圈内显示新出现的高密度影伴粉末状钙化。

图 98c、d：右乳外内侧位（c）及头尾位（d）的微焦点放大图像。边界不清、不规则分叶状肿块，含有无数的、成簇分布的粉末状钙化。

结论

边界不清的分叶状肿块伴粉末状钙化，高度提示恶性乳腺癌伴低级别原位癌。

图 98e~g：真空辅助活检标本的 X 线摄影图像。

图 98h：经皮活检标本的组织学图像。浸润性导管癌和Ⅰ级原位癌。

图 98i、j：手术标本 X 线摄影图像。

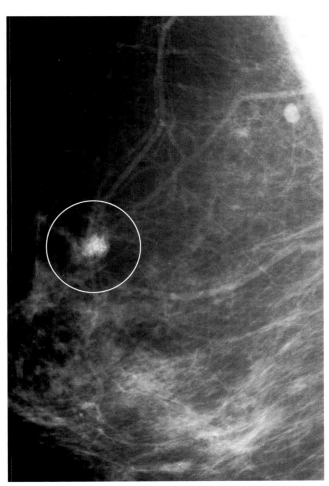

图 98a

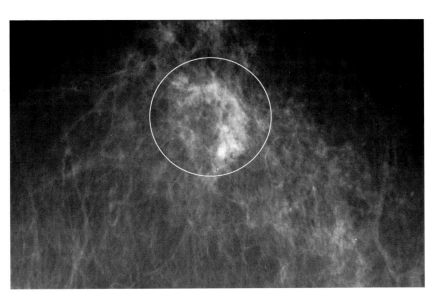

图 98b

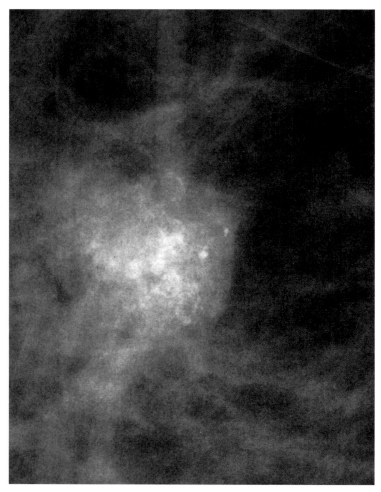

图 98c

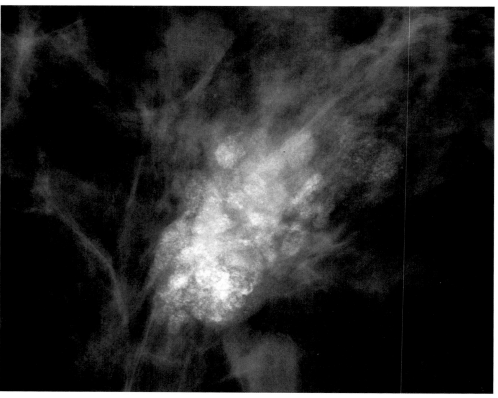

图 98d

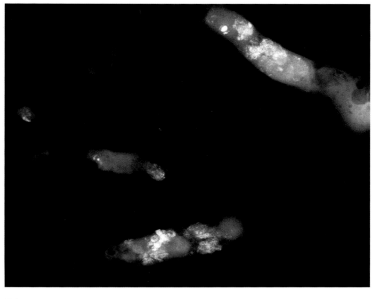

图 98e

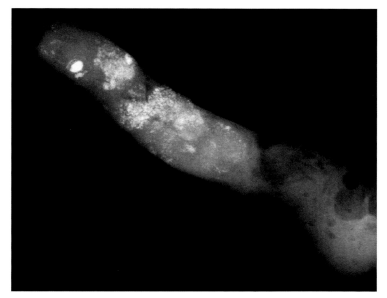

图 98f

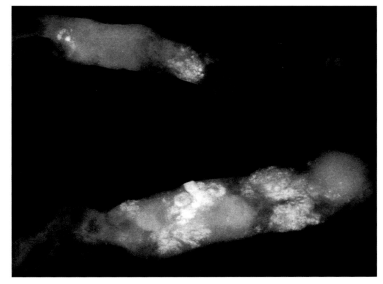

图 98g

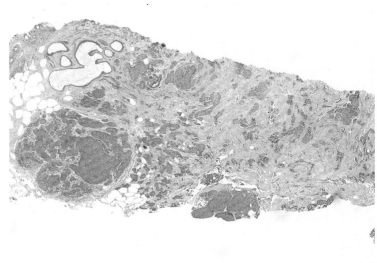

图 98h

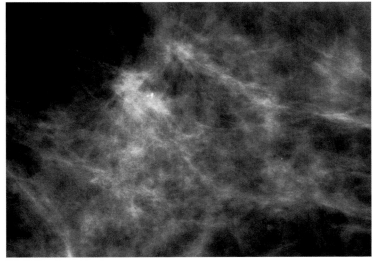

图 98i

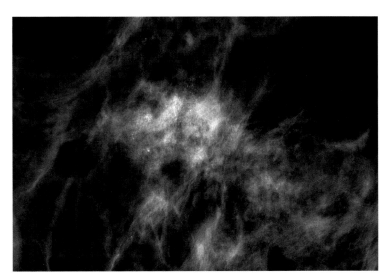

图 98j

图 98k：手术切除组织大切片的组织学图像。

组织学

9 mm × 6 mm 中度分化的浸润性导管癌伴 I 级原位癌（图 98h）和范围约 60 mm × 50 mm 的原位小叶癌。手术切除的三个前哨淋巴结均未见转移征象。

图 98l、m：中度分化浸润癌的低、中倍镜下图像（图 98k 中矩形框内）。

图 98n、o：伴随原位癌组织的低、中倍镜下图像（图 98k 中卵圆形框内）。

图 98p、q：距浸润癌 45 mm 处的原位癌灶的低、中倍镜下图像。

图 98r、s：紧邻浸润癌的原位癌中沙粒样钙化。与乳腺 X 线摄影图像中的粉末状钙化相对应。

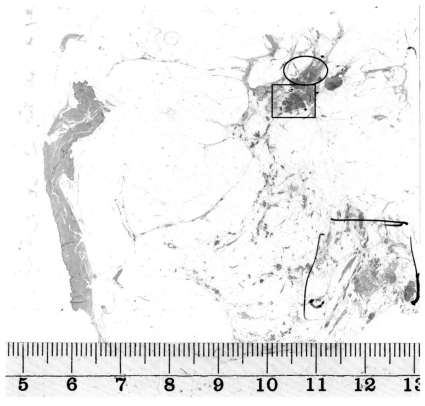

图 98k

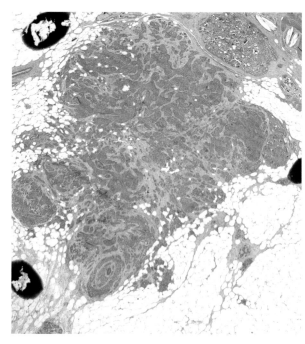

图 98l

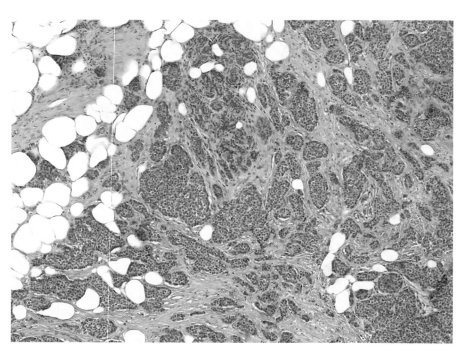

图 98m

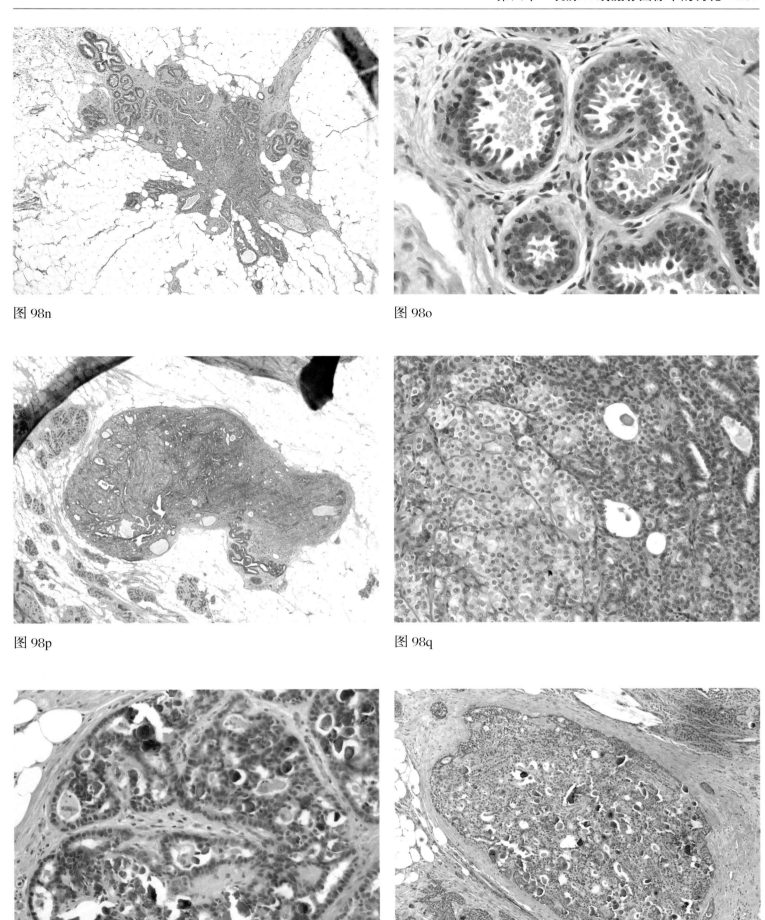

图 98n

图 98o

图 98p

图 98q

图 98r

图 98s

99

女性，74 岁，乳腺无异常症状，第一次乳腺筛查。

乳腺 X 线摄影

图 99 a：左乳内外斜位局部图像。外上象限内边界不清的非特异性高密度影，伴有多发钙化，病灶范围约为 5 cm×5 cm。

图 99b、c：左乳内外斜位和头尾位微焦点放大图像。大多数钙化为杆状铸型钙化，是乳腺 X 线恶性钙化类型。

分析

这是一例显示杆状铸型钙化的典型病例。钙化的形态取决于中心不规则坏死的不均匀钙化。管腔内含有连续的杆状钙化，轮廓不规则，密度各异。当钙化延伸至相邻的导管内就呈现为分支状。

组织学

低分化浸润性导管癌伴 Ⅲ 级导管原位癌，手术时未发现淋巴结转移。

注释

浸润可能位于钙化周围的致密区域。

随访

2 年 5 个月后，患者 76 岁，死于乳腺癌转移。

评论

这是典型的新生导管样癌病例，新生的导管结构内充满高级别癌细胞、坏死组织和铸型钙化，由低分化的导管浸润癌（不是原位癌）和常规的浸润癌组成。患者承受巨大的肿瘤负荷[2]。

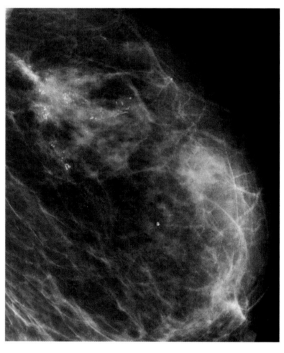

图 99a

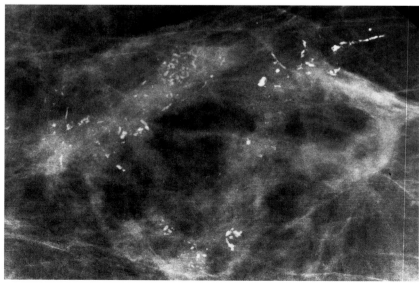

图 99b

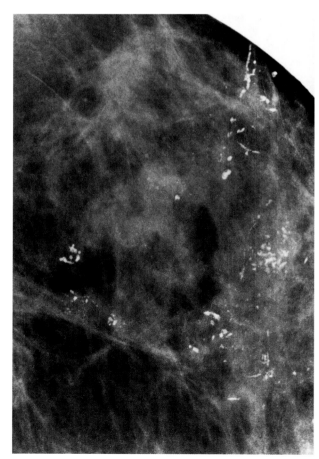

图 99c

100

女性，73 岁，无临床症状，第一次乳腺筛查。

乳腺 X 线摄影

图 100a：左乳头尾位图像。乳腺中心部位可见一组钙化（箭头）。

图 100b：左乳钙化区域的头尾位微焦点放大图像。

分析

典型的导管内铸型钙化；形状不规则，大小、密度各异，沿导管及其分支分布。

结论

乳腺 X 线恶性钙化类型。

组织学

高级别原位癌，未见浸润征象。

图 100c：Ⅲ级原位癌伴中心坏死及无定型钙化。密集的形态不规则的导管样结构、周围广泛的结缔组织增生反应和淋巴细胞浸润提示其为新生成的导管，是新生导管起源的结果。

图 100d：一个类导管结构的高倍镜下放大图像（HE 染色，100×）。

随访

8 个月后，患者 74 岁，死于心肌梗死，无乳腺癌进展或复发的征象。

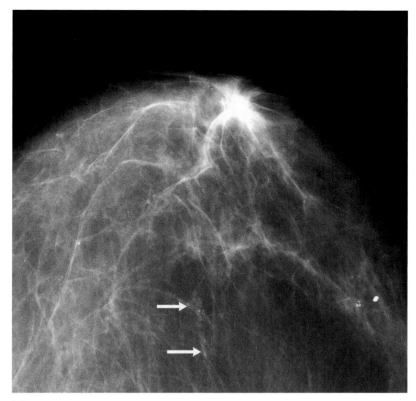

图 100a

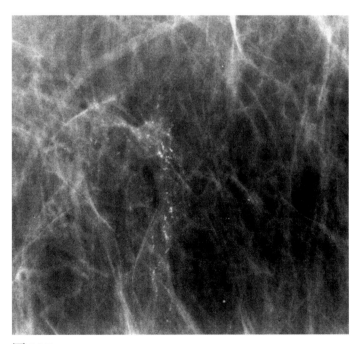

图 100b

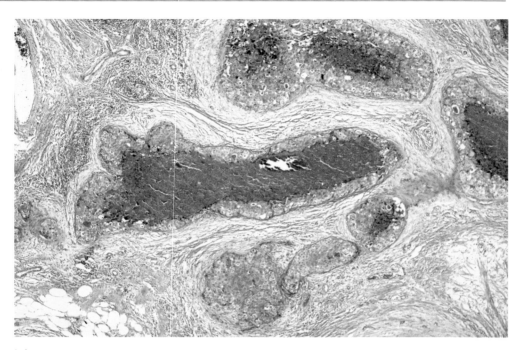

图 100c

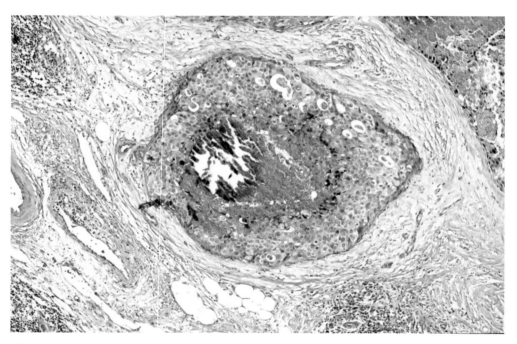

图 100d

101

女性，64 岁，无临床症状，常规乳腺筛查。

乳腺 X 线摄影

图 101a：右乳头尾位图像。铸型钙化延伸至乳晕后区（箭头）。

图 101b：右乳头尾位局部微焦点加压放大图像。典型的铸型钙化，其中可见分支状，这是典型的乳腺癌 X 线表现。

组织学

高级别原位癌。

图 101c：充满癌细胞和细小钙化的导管样结构的低倍镜下图像（HE 染色，20×）。

图 101d：细胞微细结构图像。显示明显的异型细胞和中心坏死，未见钙化（HE 染色，200×）。

图 101e：导管的横断面，广泛的中心坏死及钙化几乎完全填充导管腔，仅见几个癌细胞（HE 染色，200×）。

注释

这是导管内高级别原位癌生长迅速的恶性细胞发生坏死和钙化的病例。在钙化形成过程中，个别钙化碎片密度变高，轮廓变得光滑，甚至最终像凝胶或与分泌型疾病 / 浆细胞炎的钙化类型相似。那些后期形成的钙化与癌细胞增殖基本无关。但在那些看似良性钙化的周围总会发现模糊的铸型钙化，这些铸型钙化能提示病变的真实性质。微焦点放大图像对诊断起很重要的作用。术前经皮立体定位应以与癌细胞有关的模糊钙化为目标。

随访

18 年后，患者 82 岁，仍存活。

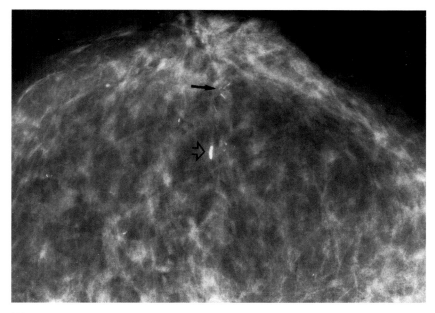

图 101a

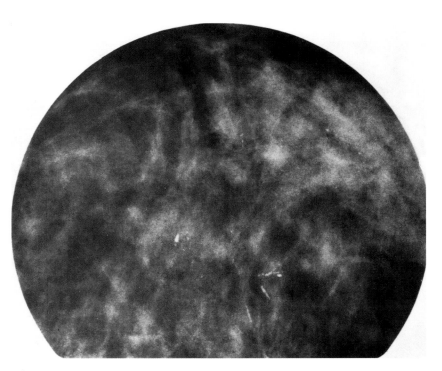

图 101b

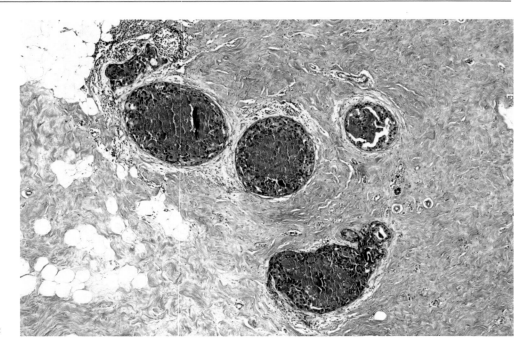

图 101c

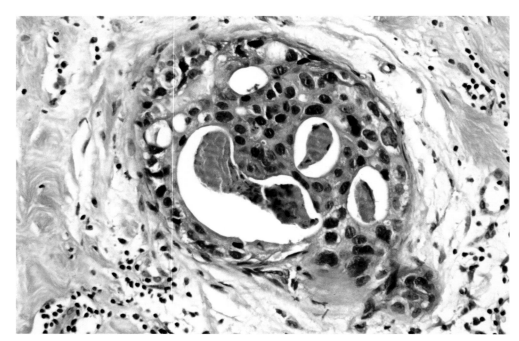

图 101d

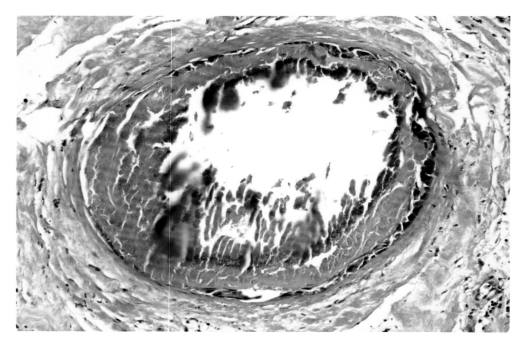

图 101e

102

女性，28 岁，右乳外上象限包块。

体格检查

整个外上象限质硬，未触及明显肿块，右腋窝淋巴结明显肿大。

乳腺 X 线摄影

图 102a~c：右乳内外斜位局部图像（a）和微焦点放大图像（b、c）。上象限区域性弥漫性钙化，大部分钙化很明显。有一个导管及其分支被钙化填充，直至乳头。未见肿块显示。

图 102d：手术标本 X 线放大图像。

分析

不常见的大量铸型钙化，弥漫分布于一个大叶，主要以点状铸型钙化为主，外周腋尾区域可见杆状铸型钙化。

结论

杆状及点状铸型钙化是大部分浸润性乳腺癌的特征性表现。

组织学

高级别原位癌的病变范围至少为15 cm，伴小灶状低分化浸润性导管癌，合并腋窝淋巴结转移。

图 102e：浸润性和原位导管癌组织学图像（HE 染色，12.5×）

图 102f：伴非典型增生的微乳头和筛孔状结构原位癌局部组织学图像

（HE 染色，200×）。

图 102g：Ⅲ级微乳头原位癌中心坏死结构的局部组织学图像（HE 染色，200×）。

随访

3 年 7 个月后，患者 31 岁，死于乳腺癌转移。

注释

这是另一例新生导管样癌的病例。先前存在的主导管内含典型的点状铸型钙化。那种新生成的、紊乱的导管样结构通常在外围区域，组成低分化的导管，形成的是浸润癌，而不是原位癌。该年轻患者病变非常大，侵袭性强，有致命的肿瘤负荷。

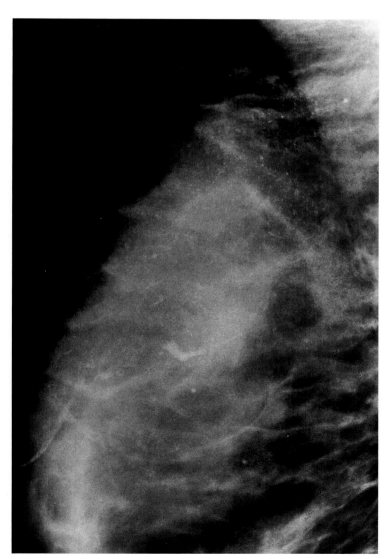

图 102a

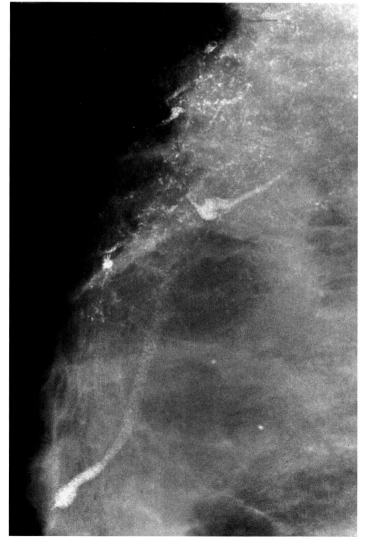

图 102b

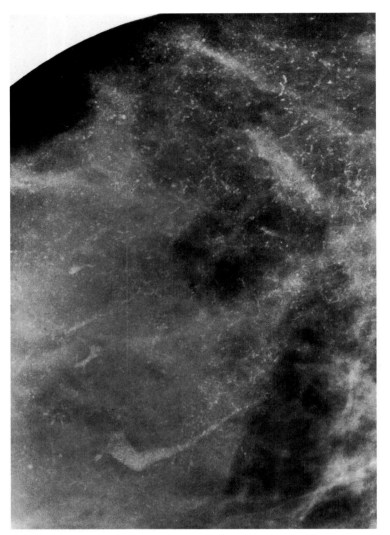

图 102c

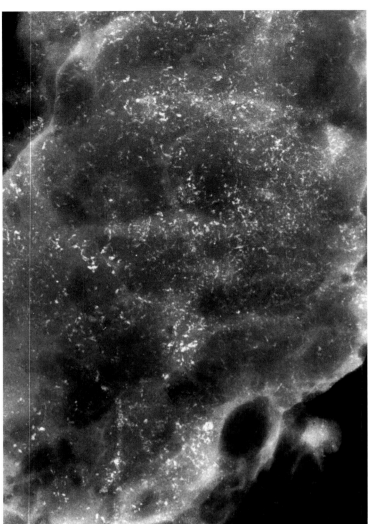

图 102d

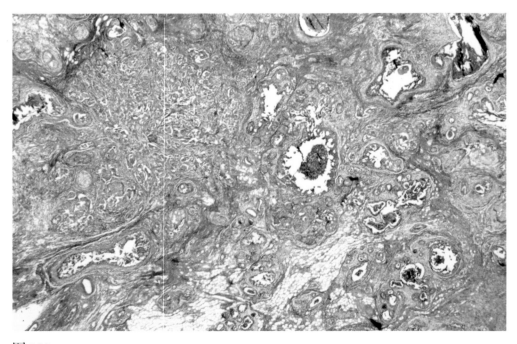

图 102e

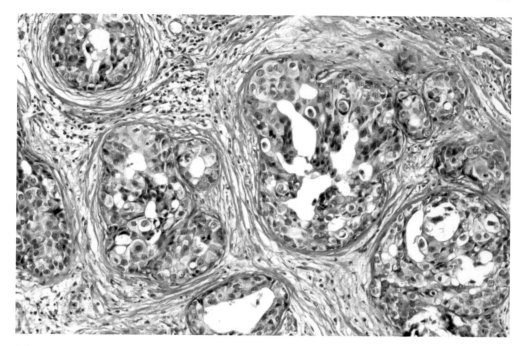

图 102f

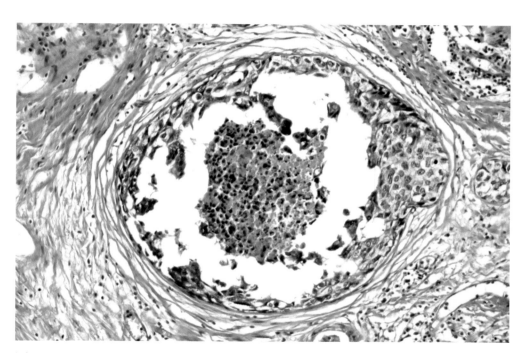

图 102g

103

女性，62 岁，无临床症状，第一次乳腺筛查。

体格检查
乳腺无明显肿块。

乳腺 X 线摄影
图 103a~c：左乳头尾位图像及头尾位、内外斜位局部图像。距乳头 5 cm 处可见卵圆形肿块伴钙化。

肿块分析
形态：卵圆形、分叶状。
轮廓：部分边缘清晰（箭头），部分被腺体组织遮盖，边缘模糊不清。
密度：不透射线的低密度。
大小：15 mm×10 mm。

钙化分析
分布：肿块内。
形态：不规则，部分为铸型钙化。
密度：明显不同。

结论
卵圆形肿块内的恶性钙化。

组织学
纤维腺瘤内的高级别原位癌。
图 103d：纤维腺瘤的大体观（HE 染色，12.5×）。
图 103e、f：高倍镜下显示纤维腺瘤内原位癌伴多形性核、无定型钙化 [HE 染色，200×（e），400×（f）]。

随访
13 年后，患者 75 岁，死于急性心急梗死，无乳腺癌进展或复发的征象。

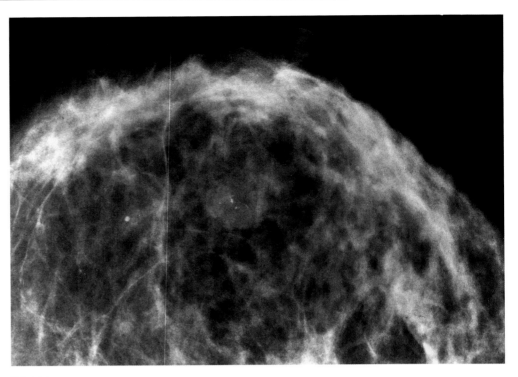

图 103a

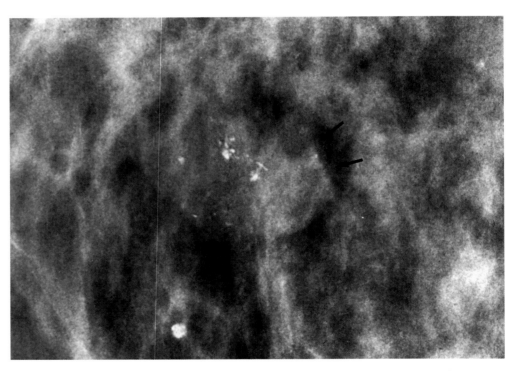

图 103b

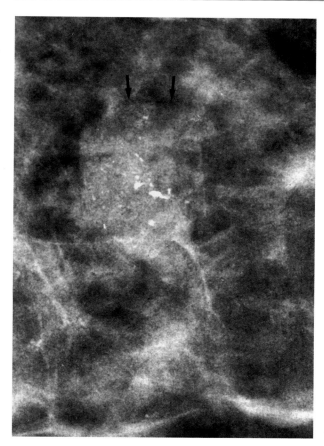

图 103c

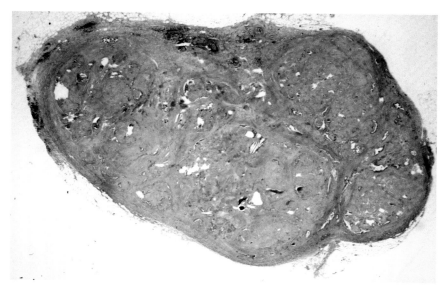

图 103d

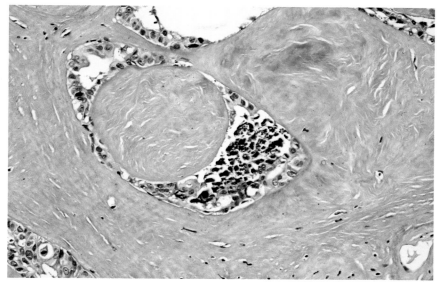

图 103e

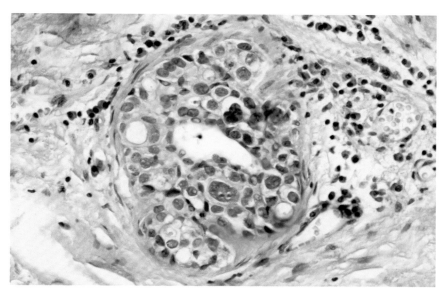

图 103f

104

女性，46 岁，无临床症状，第一次乳腺筛查。

乳腺 X 线摄影

图 104a：左乳内外斜位微焦点放大图像。可见多发性钙化，未见肿块。

分析

典型的杆状铸型钙化，恶性乳腺 X 线表现。重叠有一个高密度良性钙化（箭头）。

组织学

高级别原位癌伴微浸润，未见腋窝淋巴结转移。

图 104b：纵行切片内可见新生导管，紊乱的分支内充满高级别癌细胞，中心组织坏死，导管周围有广泛的结缔组织增生反应和淋巴细胞浸润（HE 染色，100×）。

图 104c：导管样结构伴中心坏死和无定型钙化的截面切片图像（HE 染色，300×）。

图 104d：新生类导管结构内肿瘤细胞显示高核级别、高核分裂象，伴有中心坏死（HE 染色，300×）。

图 104e：导管样癌组织附近的微浸润灶（HE 染色，200×）。

随访

18 年后，患者 64 岁，仍存活。

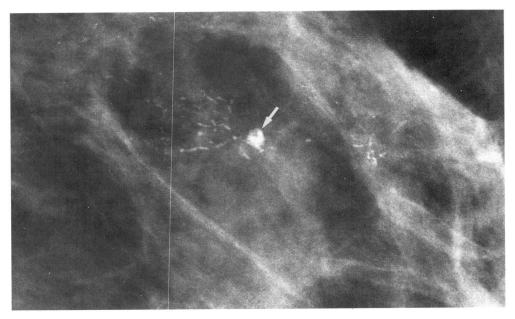

图 104a

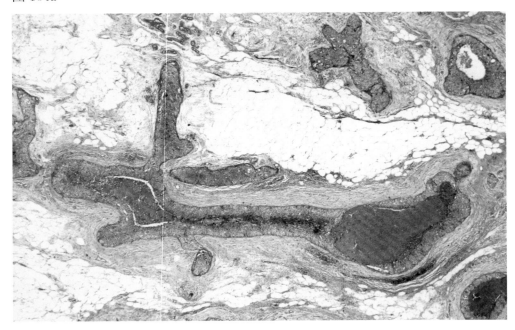

图 104b

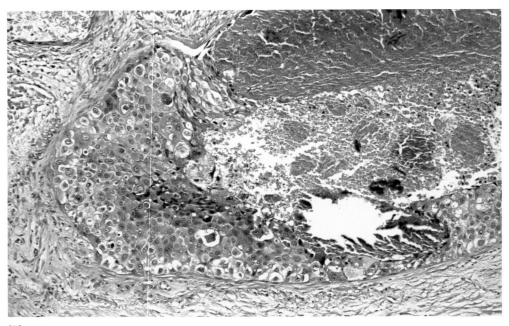

图 104c

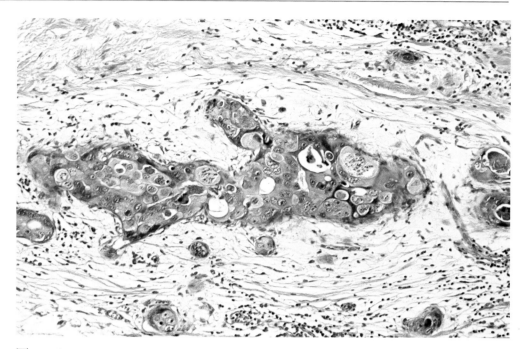

图 104d

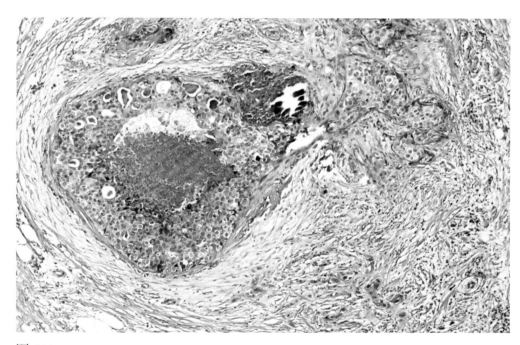

图 104e

105

女性，80 岁，乳头湿疹样改变 2 个月。

体格检查

图 105a：乳头表现类似佩吉特病（曾称派杰病），乳腺内未触及明显肿块。

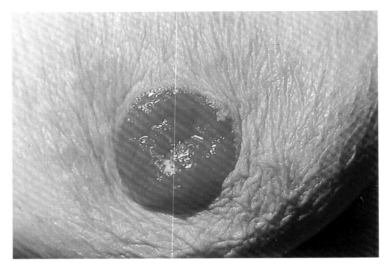

图 105a

乳腺 X 线摄影

图 105b：左乳内外斜位微焦点放大图像。可见单个铸型钙化（实心箭头）和一簇碎石样 / 多形性钙化（开口箭头），不伴肿块。图片下部可见另一孤立、良性、边缘光滑的钙化血肿。

分析

碎石样 / 多形性钙化和铸型钙化两者都提示恶性病变的存在。

结论

活检证实存在佩吉特病，需要进一步查找乳房内的乳腺癌病灶。大多数情况下，恶性类型的钙化部位提示恶性肿瘤的所在位置。

组织学

高级别原位癌伴乳晕后区钙化，乳头派杰病。

注释

乳腺佩吉特病，1874 年由 James Paget 首次提出，是乳腺癌的一种特殊类型，伴有乳头湿疹样改变。临床图片显示了湿疹样癌的特征，其乳头下方乳房内的乳腺癌通常不能触及，但大多数病例乳腺 X 线可显示病变。

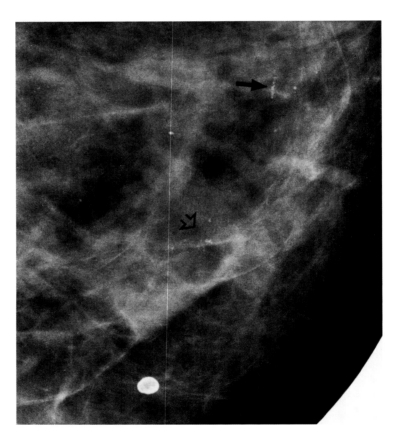

图 105b

106

女性，62 岁，因乳腺 X 线筛查发现右乳外象限新出现钙化被召回。

体格检查
临床检查未见异常。

乳腺 X 线摄影
图 106a、b：右乳内外斜位局部图像（a）和微焦点放大图像（b）。一个小叶内多条扩张的导管和散在钙化。

图 106c、d：右乳头尾位局部图像（c）和微焦点放大图像（d）。显示扩张的导管和散在的跳石样钙化。

图 106e、f：超声图像。横断面可见充满液体的扩张导管，未见肿块。

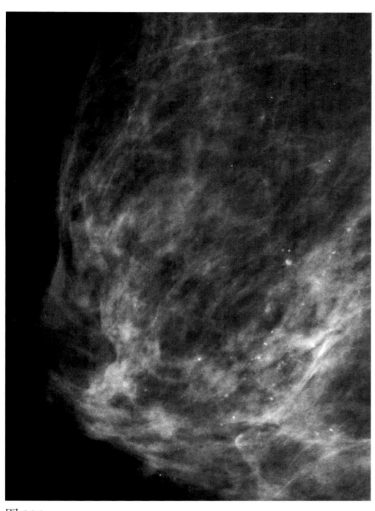

图 106a

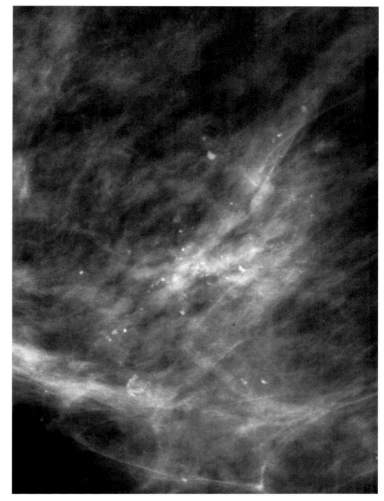

图 106b

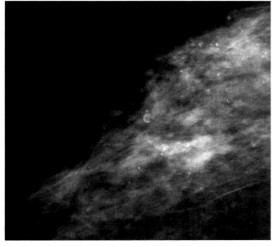

图 106c

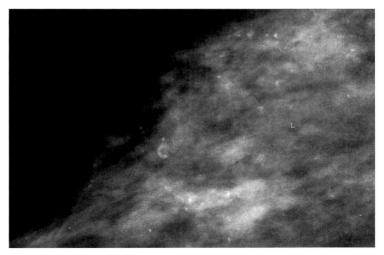

图 106d

图 106g~l：乳腺磁共振成像（MRI）图像。右乳外侧整个小叶（70 mm×20 mm×30 mm）强化，与乳腺 X 线摄影图像中导管扩张和跳石样钙化的区域一致。

钙化分析

分布：小叶内广泛散在分布，位于扩张的导管内。

形态：跳石样钙化。

密度：各异。

结论

这种小叶内分布的跳石样钙化提示病灶可能起自产生液体的导管源性的原位癌［微乳头（或）筛状细胞结构］。

这些恶性类型的钙化需要显微镜下病理检查证实。

图 106m：经皮射频定向活检标本的 X 线摄影图像。

图 106n、o：组织学图像（HE 染色）。多个导管样结构内原位微乳头状癌。

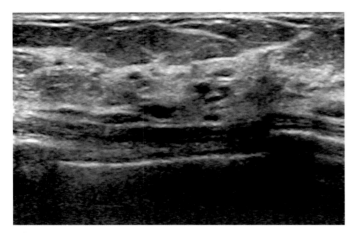

图 106e

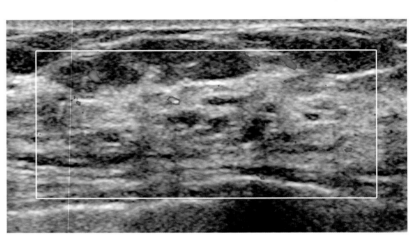

图 106f

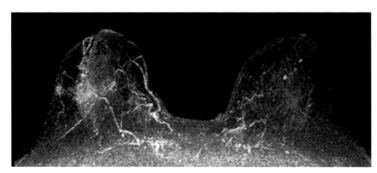

图 106g

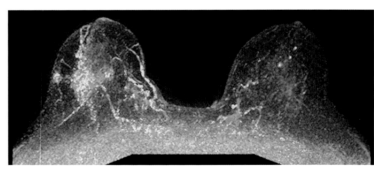

图 106h

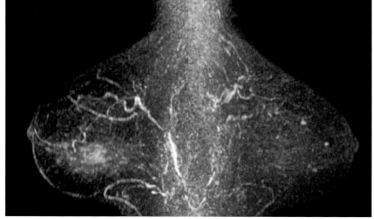

图 106i　　　　图 106j　　　　图 106k　　　　图 106l

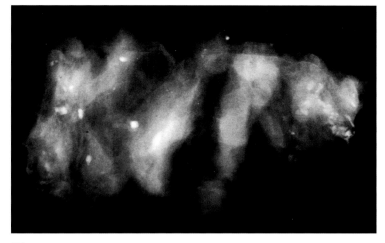

图 106m

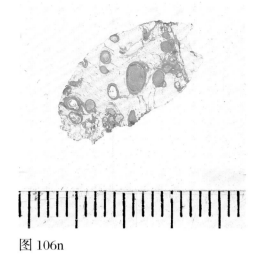

图 106n

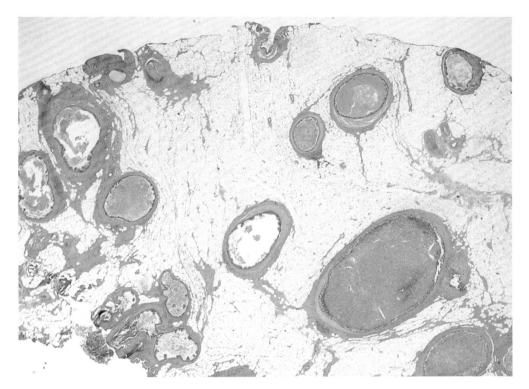

图 106o

图 106p：手术标本切片 X 线摄影图像。放射状排列的导管样结构，似星芒状肿块。

图 106q：上图标本的大厚层切片 3D 组织学图像。上图显示的放射状结构相当于充满癌细胞的、扩张扭曲的导管样结构。

图 106r：含扩张扭曲导管样结构的局部切片 X 线摄影图像。大的跳石样钙化散在分布于导管内。

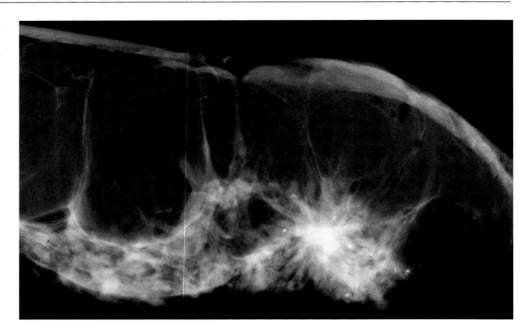

图 106p

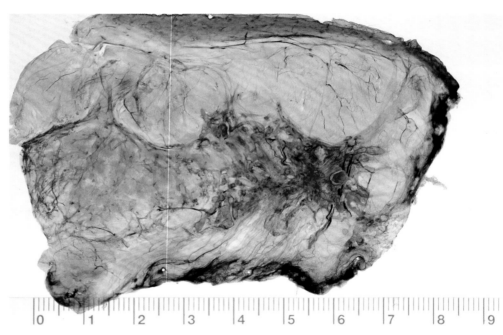

图 106q

组织学

图 106s：紧密相连的扩张导管的 3D 组织学图像。在癌导管周围可见新生血管。

图 106t：大薄层切片组织学图像。被癌细胞和液体填充的导管及其分支占据了整个小叶。

图 106u、v：低倍镜下图像。原位微乳头状癌的两个导管样结构、周围促结缔组织增生反应和淋巴细胞浸润。微乳头癌细胞产生的液体使导管扩张。箭头指示的为跳石样钙化。

图 106w、x：微乳头状原位癌 3D 图像（w）和常规组织学图像（x）。

乳房切除术后最终组织学

Ⅲ 级微乳头状和筛状原位癌，范围约为 53 mm×30 mm，未见浸润征象。P0/1（前哨淋巴结未见转移）。

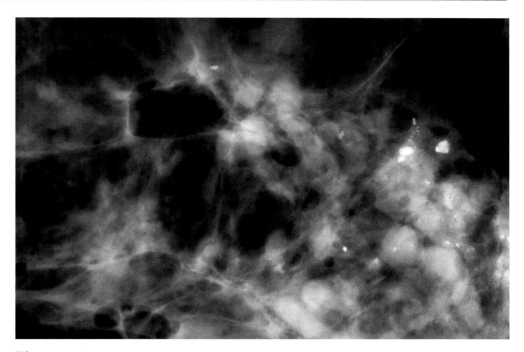

图 106r

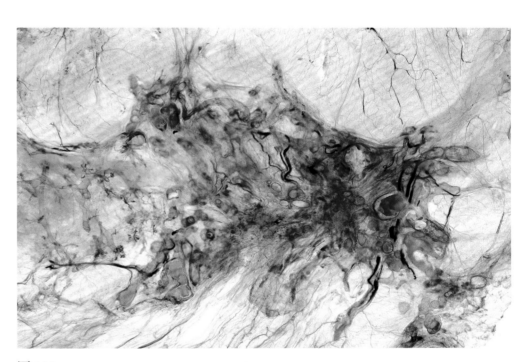

图 106s

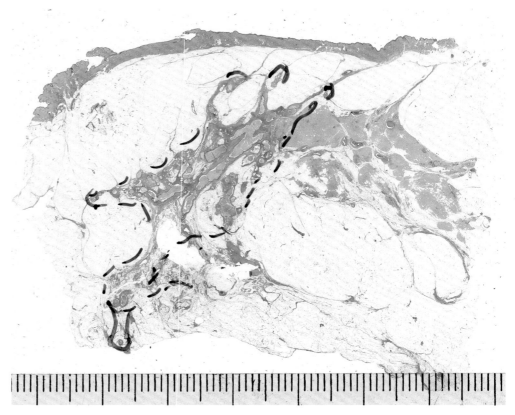

图 106t

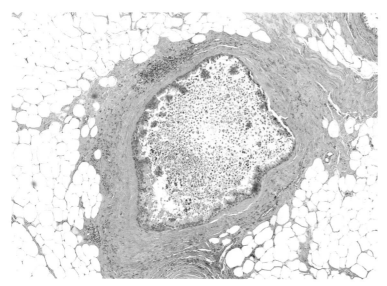

图 106u

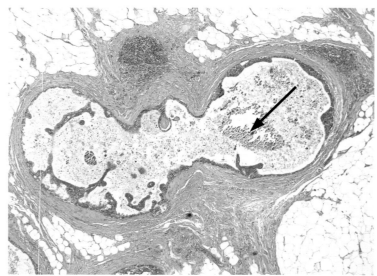

图 106v

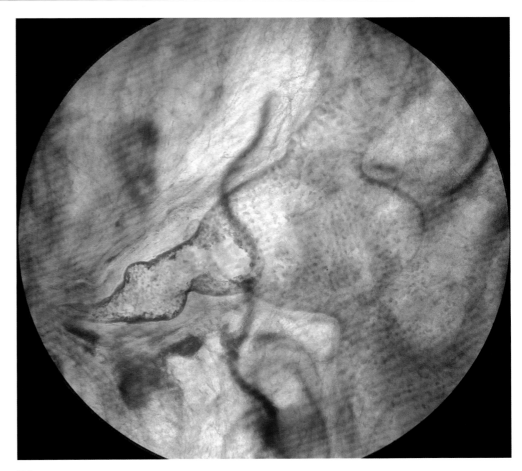

图 106w

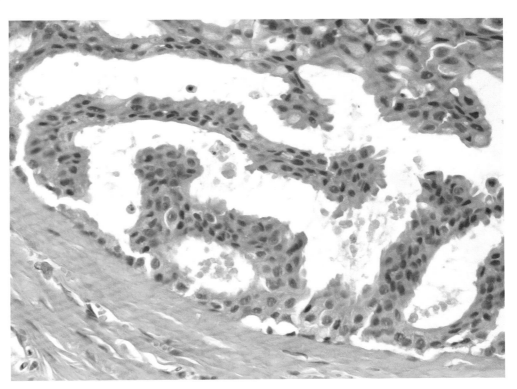

图 106x

107

女性，50 岁，无临床症状，因乳腺 X 线摄影筛查发现右乳腋尾区多发簇状钙化被召回。

体格检查

无明显异常。

乳腺 X 线摄影

图 107a、b：右乳内外斜位局部图像（a）和腋尾区钙化区域的局部放大图像。可见多发成簇的粉末状钙化，不伴肿块。

图 107c：内外水平投照的微焦点放大图像。钙化聚集成簇，大多数钙化颗粒是可辨识的，与粉末状 / 棉球样钙化表现相反，周围未见肿块。

图 107d：超声图像。腋尾区不规则低回声区，与乳腺 X 线摄影图像中的多发簇状钙化区域一致。

分析（微焦点放大图像显示最佳）

分布：腋尾区多发成簇分布。

形态：没有放大的图像中呈粉末状 / 棉球样钙化，在微焦点放大图上显示为粉末状和碎石状钙化。

密度：棉球样钙化模糊，碎石样钙化颗粒密度各异。

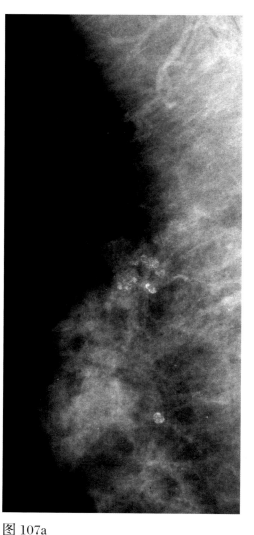

图 107a

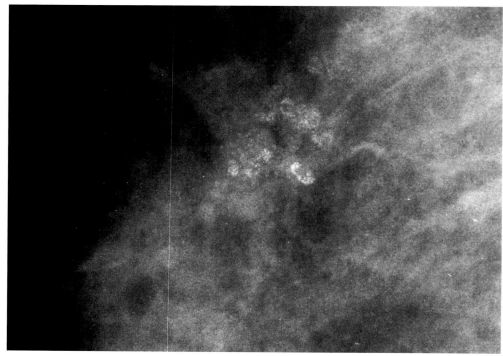

图 107b

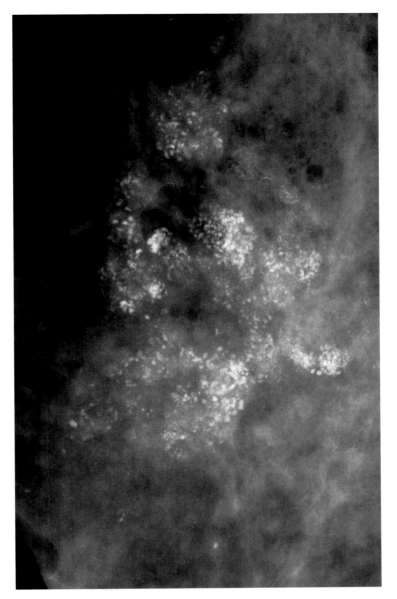

图 107c

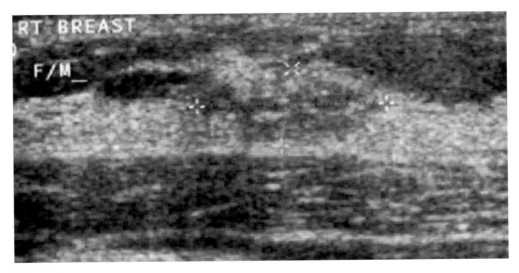

图 107d

结论

碎石样、多形性和粉末状钙化并存，提示多病灶的恶性过程。有必要进行钙化周围组织的显微镜病理诊断。经皮空心针穿刺活检能提供组织学诊断依据，但是由于高度怀疑恶性病变，所以建议手术活检。

图 107e：超声引导下经皮空心针活检标本的 X 线摄影图像。两个活检标本含有多发钙化。

图 107f~h：经皮空心针穿刺活检组织学图像。纤维囊性变、良性导管内乳头状瘤和 I 级原位癌。

图 107i：手术标本 X 线摄影图像。乳腺 X 线摄影图中多发成簇分布的钙化被手术切除。

图 107j：标本切片的 3D 组织学图像。圆圈内区域与乳腺 X 线摄影图像中多发成簇的钙化相对应。

图 107k：对应于图 107j 显示的大薄层切片低倍镜下组织学图像。

图 107l~n：癌细胞、液体及钙化填满了扩张的腺泡。

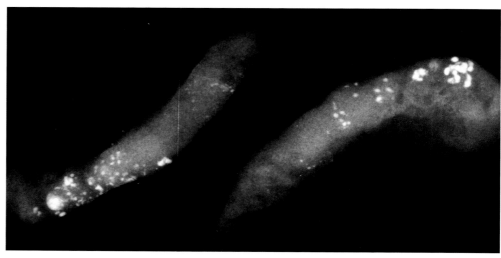

图 107e

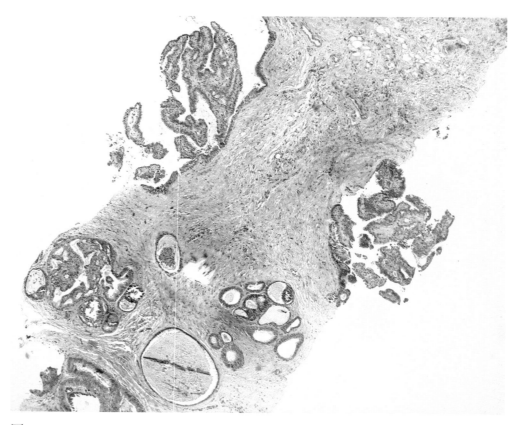

图 107f

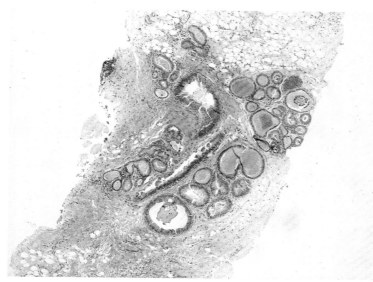

图 107g

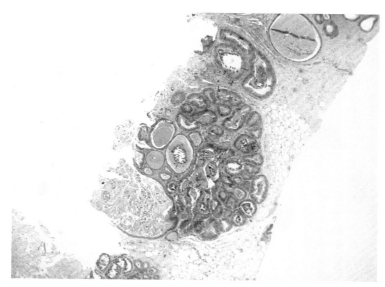

图 107h

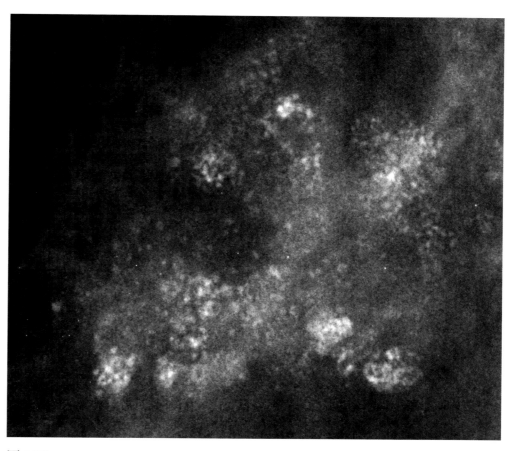

图 107i

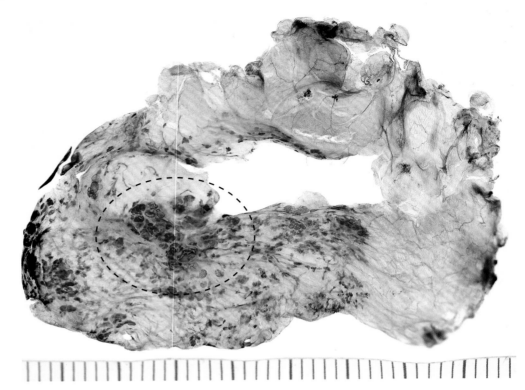

图 107j

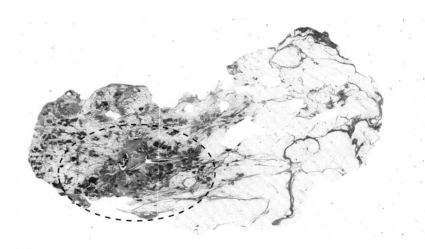

图 107k

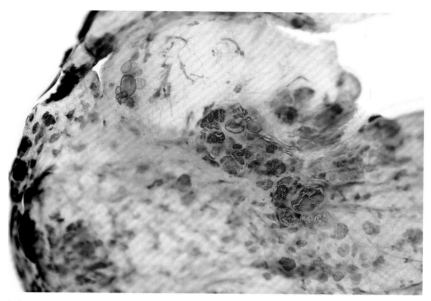

图 107l

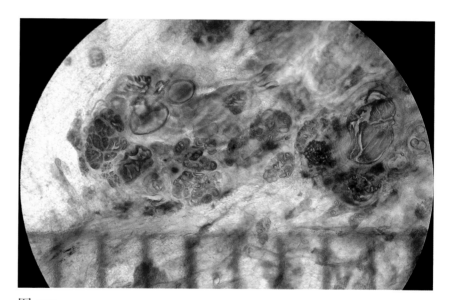

图 107m

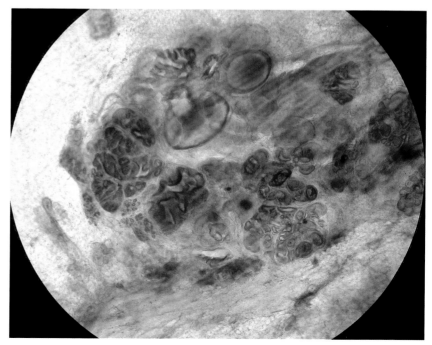

图 107n

图 107o~r：腺泡内生长的癌细胞产生高蛋白性液体，形成大颗粒钙化（箭头），呈球形、卵圆形，轮廓通常光滑（跳石样钙化）。非常细小的钙化形成于终末小叶单位的腺泡内。相同机制形成于导管内的跳石样钙化，体积相对较大。这些钙化的 X 线表现可见于图 107i。

图 107s：簇状钙化（矩形框）和一个大的乳头状瘤（实心箭头）3D 织学图像。

图 107t：薄层切片低倍镜下组织学图像。良性乳头状瘤的微小钙化与癌肿钙化相似。图 107s、t 和图 107o~r 中的钙化很相似，因此乳腺 X 线分析时存在困难。

组织学

Ⅰ级和Ⅱ级原位癌（25 mm×20 mm），未见浸润征象。

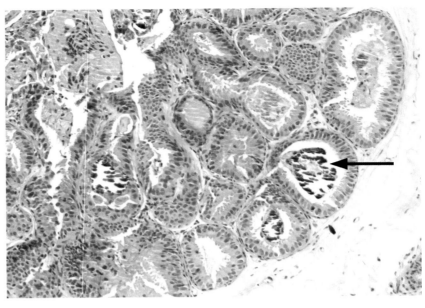

图 107o

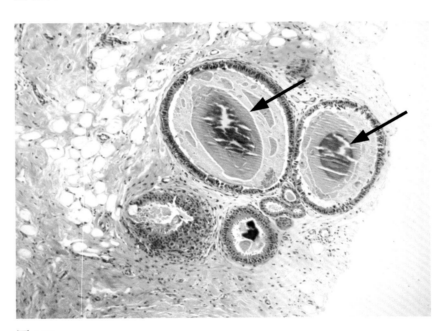

图 107p

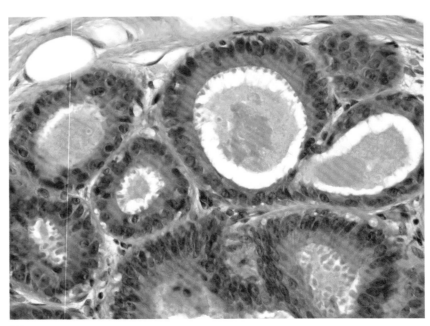

图 107q

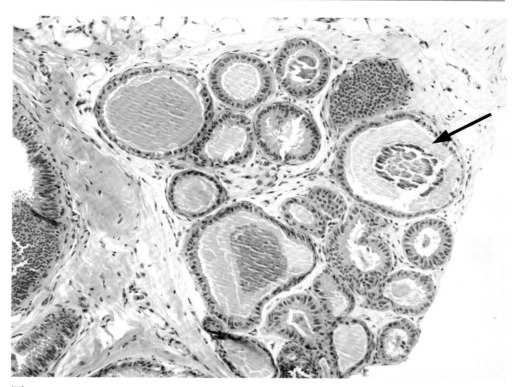

图 107r

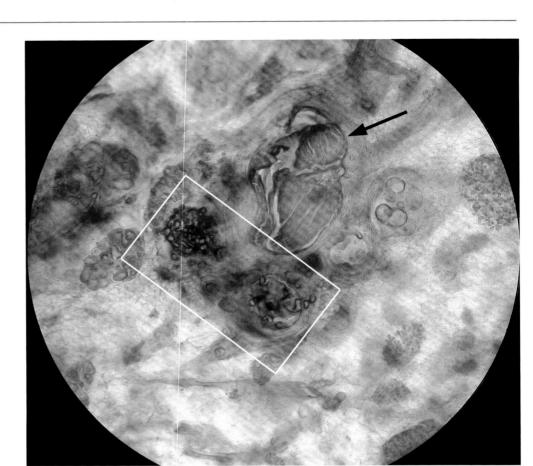

图 107s

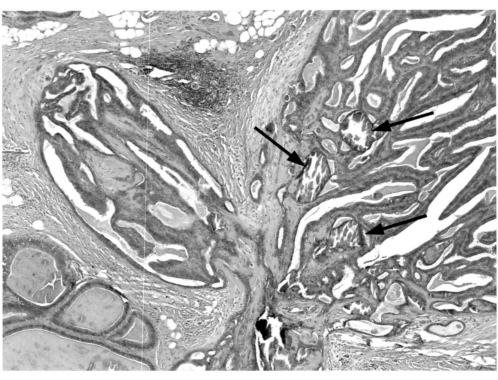

图 107t

108

女性，43 岁，最近发现右乳外上象限包块，临床怀疑恶性病变。

乳腺 X 线摄影

图 108a、b：右乳内外斜位局部图像和微焦点放大图像。可见簇状钙化伴肿块。

钙化分析

分布：肿块内成簇分布。

形态：不规则，碎石样 / 多形性钙化和铸型钙化混合。

大小：从几乎不可见到长的圆柱体，大小不同。

密度：差异非常大。

结论

乳腺 X 线典型的恶性表现，碎石状 / 多形性钙化和铸型钙化，伴有边界不清的明显肿块。

组织学

低分化浸润性导管癌伴高级别原位癌，存在腋窝淋巴结转移。

图 108c：低倍镜下组织学图像显示右侧部分为浸润性肿瘤，左侧部分为原位癌（HE 染色，40×）。

随访

7 年后，患者 50 岁，死于乳腺癌转移。

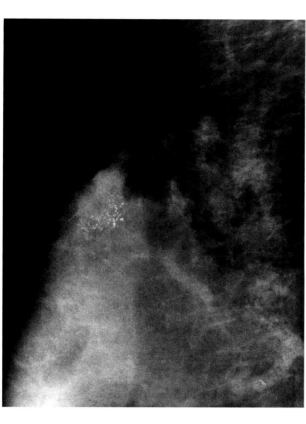

图 108a

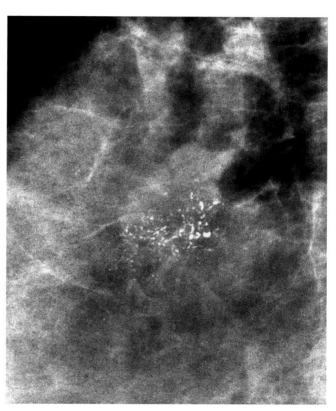

图 108b

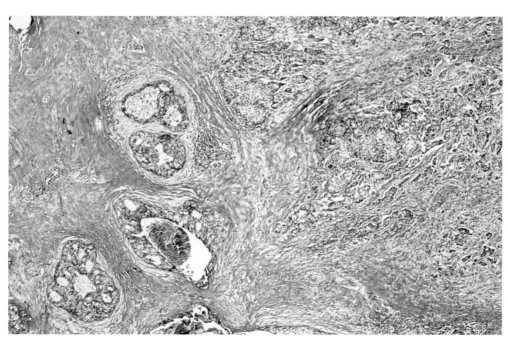

图 108c

109

女性，77 岁，无临床症状，第一次乳腺筛查。

乳腺 X 线摄影

图 109：乳晕后区头尾位局部微焦点放大图像。乳晕后区肿块伴粗大钙化；内侧距肿块 1 cm 处可见小簇状钙化，不伴肿块（箭头）。

肿块分析

形态：卵圆形、分叶状。

轮廓：不清晰。

密度：不透射线的低密度。

肿块内钙化分析

分布：肿块内部和紧邻肿块。

形态：不规则、粗大。

大小：不等。

密度：高密度。

结论

乳腺 X 线低密度肿块内的良性钙化，多为钙化的纤维腺瘤。

邻近肿块的钙化分析

分布：成簇。

形态：不规则，分支状、长条状、杆状铸型钙化。

密度：相同长度的钙化密度不同。

结论

杆状铸型钙化是高级别导管内癌的典型钙化。

组织学

伴钙化的肿块符合部分钙化的纤维腺瘤。杆状铸型钙化位于高级别原位癌伴少许浸润性导管癌中。

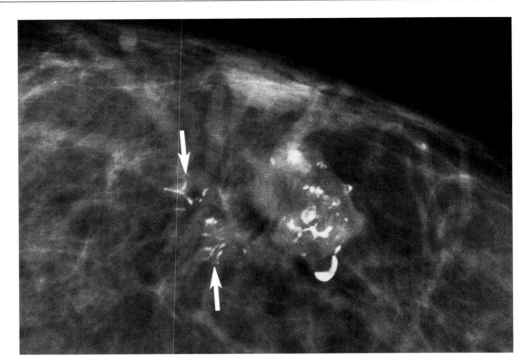

图 109

乳腺导管或小叶良性钙化

起源于乳腺导管及其分支的良性钙化

分泌型疾病 / 浆细胞性乳腺炎的钙化是最常见的导管内钙化。由终末导管小叶单位产生的蛋白性液体聚积在导管内，浓缩后钙化，形成形态规则、轮廓光整、密度均匀一致的导管内线样钙化（病例 118）。这些线样钙化可以是双侧的，指向乳头，反映正常乳腺导管的分支结构。在乳腺 X 线摄影图像中，唯一有类似线样或分支状钙化的恶性乳腺疾病是伴杆状铸型钙化的高级别原位癌。恶性乳腺导管内钙化呈单侧性，仅仅位于一个小叶，钙化呈紧凑的簇状分布，指向不同方向，轮廓和密度不规则。

在分泌性疾病中，当浓缩的蛋白性物质通过导管壁渗出时，会启动纤维反应，包绕液体和导管部分；此外，还会产生包含大量浆细胞的免疫反应，因此，称之为浆细胞性乳腺炎型钙化。在乳腺 X 线摄影图像中，这种钙化表现为环状、长条状、卵圆形、分支状、边缘锐利和中心透亮光滑的波浪状钙化，提示钙化位于导管周围（病例 117、125）。

乳头状瘤和多发乳头状瘤是伴有中心纤维蒂的单发或多发导管内乳头状生长肿瘤，其细小供血血管可发生扭曲，导致透明样变性和钙化。其钙化的 X 线表现为：

1. 粗糙，伴有小分叶的圆形或卵圆形（类似树莓），密度高而均匀，尽管可能含有小的透亮区（病例 127、128、130~132）。

2. 不规则成簇的微小钙化，类似终末小叶单位 II 级原位癌的碎石样或多形性钙化。

起源于乳腺终末导管小叶单位（小叶）内的良性钙化

仔细分析乳腺 X 线影像学表现，可缩小良性病变成簇钙化的鉴别诊断范围，明确需要病理诊断的病例。下列诊断标准的分析将有助于对患者的临床处理。

1. 钙化的分布：组织学 3D 图像显示的正常和囊状扩张的终末导管小叶单位，在图 110a、111a 和 110b、111b 中分别展示。个别终末导管小叶单位，包括正常的和膨胀的，彼此之间由结缔组织分开。含有多发钙化颗粒的每个小叶形成一个单簇。因此，起源于一个或多个小叶内的钙化（良性或恶性）乳腺 X 线表现为单簇或多簇的钙化。

2. 钙化的形状或形态：最常见的起源于小叶内的良性钙化可发生于下列任何一种乳腺增生性改变——纤维囊性变、硬化性腺病、乳腺腺管型腺病。

图 XXVIII　终末导管小叶单位内不同类型钙化的示意

a. 正常小叶

b、c. 纤维囊性变内跳石样钙化

d. 硬化性腺病内沙粒样钙化

e、f. 纤维囊性变内茶杯样钙化

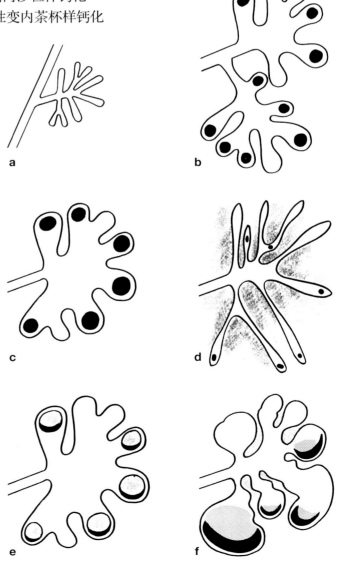

在纤维囊性变中，由顶浆分泌化生产生的液体聚集使终末导管小叶单位扩张。在液体中，可出现三种不同类型的钙化。

1. 沙粒样钙化可能形成沉积物。当钙乳中自由移动的粒子沉积在微小囊腔的相关部分时，侧位图像观察可见新月形或细长的钙化，类似于一个侧面看的茶杯。在外内侧位水平投影中显示为高密度（图 XXVIIIe、f）[5, 6]。在头尾位投影中，全部沙粒样钙化显示为圆形、模糊、不透明的斑点。偶尔整个囊腔内充满实性内容物时，产生密度均匀、散在、可识别、轮廓锐利的球形钙化（病例 112、113）。

2. 草酸钙结晶，被称作 weddelites，可沉淀在囊状扩张的腺泡中[7]。在数字 X 线图像中更容易识别出这些钙化结晶（病例 115、119、121），因为它们看上去像是钻石形状或矛头样钙化的八面体。使用偏振滤波器在显微镜下更容易观察这些双折射结晶。

3. 大的跳石样钙化颗粒起源于扩张的终末导管小叶单位内逐渐浓缩的蛋白囊液中。这些钙化在组织学检查中可能被错误地称为无定型钙化，尽管它们不同于高级别原位癌中真正的无定型钙化，它们不被坏死细胞的细胞核包围。纤维样变中囊状扩张腺泡里的跳石样钙化与导管原位微乳头状癌产生的液体中的钙化结构相似。纤维囊性变（成簇）和微乳头状导管原位癌的（通常分散在一个小叶内）跳石样钙化相比较，终末导管小叶单位中此类良性钙化的鉴别较容易。因此，尽管有必要进行显微镜下的确认，但是仔细全面分析钙化的分布可能非常有益。另一方面，单纯影像检查鉴别纤维囊性变和 II 级原位癌中形态相似、成簇的微小钙化是不可能的，需要经皮立体定位空心针穿刺活检。鉴别诊断困难的原因在于两种不同疾病引起的钙化在形状、密度、大小和分布上相似。

硬化性腺病中，无数的沙粒样钙化发生于增生的和小叶内结缔组织增生压缩形成的细长腺泡中。在乳腺 X 线摄影中，单个腺泡钙化显示为成簇的典型粉末状 / 棉球样钙化（病例 95、120）（图 XXVIIId）。乳腺 X 线摄影不能与 I 级原位癌相关的钙化相鉴别，尽管这些钙化的生成机制完全不同。I 级原位癌的癌细胞产生黏液，在黏液中可以形成沙粒样钙化，这些钙化在黏液中不能沉淀，乳腺 X 线就表现为成簇的粉末状或棉球样钙化（病例 97、98、107）

注释

当乳腺 X 线表现为大量纤维化和散在钙化时，钙化为钻石样或茶杯样，这些钙化产生于与纤维囊性变相关的液体中。除进行两个正交投影微焦点放大摄影检查外，不需要其他进一步检查方法证明，特别是钙化散在分布于乳腺较大区域或者两侧乳腺时。如果它们是成簇或多发成簇的钙化，钙化的形态和密度分析在鉴别诊断出现困难时，经皮空心针穿刺活检就非常有必要。无论是微钙化的邻近部位，还是其他部位，组织学检查会显示上皮细胞增生的程度。

110、111

两个病例的组织学 3D 图像显示正常导管、终末导管小叶单位（图110a 和图 111a），以及纤维囊性变中因液体聚积而发生的导管和终末导管小叶单位的扩张和扭曲（图 110b 和图 111b）。在这个液体中，可出现前面描述的三种不同类型的钙化（第 240 页），在分析 X 线表现时，会出现鉴别诊断问题。

图 110a 和图 111a：正常导管和终末导管小叶单位。

图 110b 和图 111b：囊性扩张的小叶形成囊和充满液体的囊腔，在囊腔中形成纤维囊性变特有的不同类型钙化。

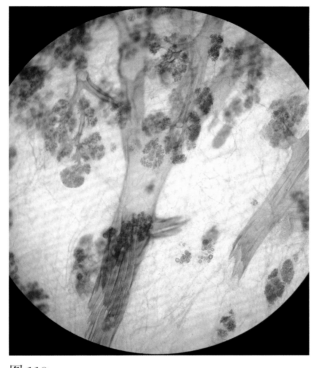

图 110a

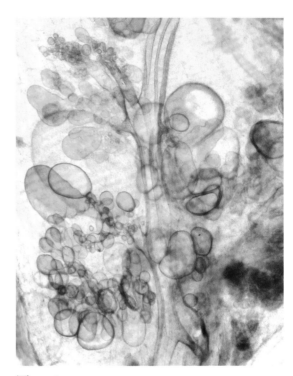

图 110b

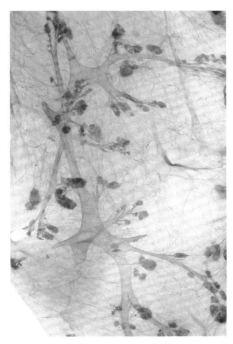

图 111a

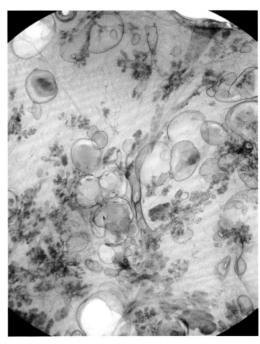

图 111b

各种类型的钙化

动脉钙化

动脉钙化通常容易识别，因为钙化的动脉管壁具有典型的放射学表现。当钙化稀少时，识别动脉起源的断续样钙化就非常困难（病例 123）。

导管周围乳腺炎 / 浆细胞性乳腺炎

导管周围乳腺炎引起的钙化具有典型的 X 线表现，由导管内分泌物外渗引起的导管周围化学性乳腺炎造成。这种无菌性炎症反应的特征是扩张导管周围浆细胞的存在，最终导致导管周围纤维化和导管内或导管周围钙化（病例 117、125）。

分布：多发，常为双侧、分散的，指向乳头，沿导管走行。

形态：围绕扩张导管的环形钙化。当钙化延伸或顺着导管时，看起来是卵圆形或长条状。伴随空心钙化的纤维化见病例 117、125。

密度：环形和长条状钙化中心非常透亮，与导管管腔相对应，钙化本身非常致密。

退化性钙化

高密度圆形、点状钙化均匀地分散在受影响的小叶内，可为双侧。当腺体组织退变时，支撑小叶间的纤维组织会增生并伸入管壁，形成微小的凹陷最终导致球形钙化（病例 116、122、141）。这些钙化在乳腺 X 线检查时非常常见。了解这些钙化的起源和熟悉其 X 线表现能够避免对这些病例进行不必要的介入检查。

皮脂腺钙化

这些钙化容易识别，不应混淆（病例 124）。X 线有两种典型的表现，取决于钙化起源于皮脂腺管壁内（环形、中空的）还是腔内（高密度、点状）。

分布：仅仅位于皮肤内，常多发。

蛋壳样钙化

油脂囊肿

（病例 4、129、133~135、139、140）

乳腺创伤后，血液可积聚在很小或较大的球形或卵圆形空腔内。血液内的酶分解坏死的脂肪组织产生油类（甘油）和脂肪酸。纤维包膜包裹充满油类的空腔。包膜表面最终形成钙灶，引起油脂囊肿周围薄层钙化。不透射线的钙化和透射线的油样组织形成了 X 线图像上的蛋壳样钙化。

形态：球形或卵圆形。

大小：从 1 mm 至数厘米不等。

密度：钙化的进展从一个非常薄的和断续的膜到高密度球形。蛋壳样钙化的特征使 X 线表现不会被误诊。

囊肿的蛋壳样钙化

伴蛋壳样钙化的囊肿不像油脂囊肿那样多见，其中心不透射线。囊腔周围的蛋壳样钙化是薄的，几乎都是良性的（病例 136）。相当少见的是乳晕后区较小的蛋壳样钙化，可能代表良性的囊内乳头状瘤或乳头状癌周围的血液钙化（病例 137）。

纤维腺瘤的蛋壳样钙化

纤维瘤蛋壳样钙化少见。其中心不透射线，钙化粗糙而致密。X 线影像特征明显，无干预必要（病例 138）。

纤维腺瘤钙化的类型

纤维腺瘤有四种不同类型钙化，部分鉴别诊断困难。

1. 小的、可辨别的、纤维腺瘤内成簇的碎石样或多形性钙化可能与 II 级原位癌的钙化表现相似。空心针穿刺活检可解决这一难题。

2. 粗糙、不规则但边缘清晰、非常致密的钙化。爆米花样表现是黏液样变陈旧纤维腺瘤的表现。钙化可能是纤维腺瘤的一部分或全部（病例 142~144）。

3. 纤维腺瘤边缘钙化表现为蛋壳样（如上）（病例 138、150）。

4. 伴纤维腺瘤的恶性钙化（病例 103）。

血管瘤

血管瘤可以表现为小的钙化，其形态大小不一，或是大的、形状奇怪的钙化（病例 23、151）。

疣

疣可以钙化，但很少。这些钙化在 X 线图像上不清楚，但视诊明显。

钙化的分析实践

（病例 112~152）

112

女性，43 岁，乳房疼痛和右乳数支导管浅灰色分泌物。

乳腺 X 线摄影

图 112：右乳局部头尾位微焦点放大图像。

大量大小不一的钙化散在分布于纤维组织。

注：见图 110b 和图 111b，组织学 3D 图像显示扩张的小叶。

钙化分析

分布：散在分布于小叶内。

形态：球形，部分分叶，以囊状扩张的终末导管小叶单位为其形状。最大的钙化有分隔。

大小：不一，取决于囊状扩张的终末导管小叶的大小。

密度：均匀一致。

结论

小叶内散在分布的分隔状、轮廓光滑的低密度钙化和周围广泛的纤维化与图 110b 和图 111b 的 3D 组织学纤维囊性变一致。

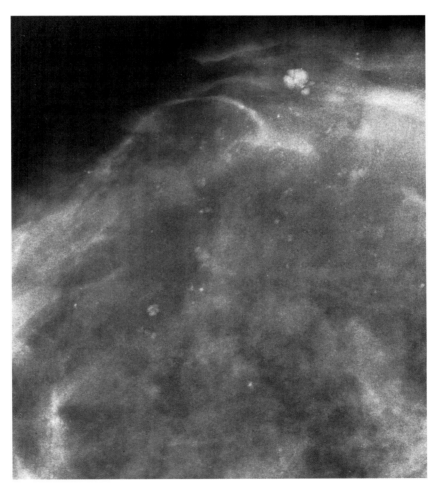

图 112

113

女性，52 岁，第一次乳腺筛查。右乳曾行穿刺活检。未触及肿瘤。

乳腺 X 线摄影

图 113a：右乳内外斜位图像。乳腺内见广泛纤维化、大量钙化，未见肿瘤。

图 113b：内外斜位微焦点放大图像。可见三种不同类型钙化。

钙化分析

放大图像上观察最佳（图 113b）。

线样钙化（实箭头）与手术部位相对应。边缘光滑，高密度，看起来是良性的，可能是手术缝合线的钙化。

点状钙化（开口箭头）呈小圆形，边缘锐利，密度均匀一致，位于扩张的腺泡内，是良性钙化的 X 线表现。

新月形、茶杯样钙化位于囊状扩张小叶的底部，囊的尾部方向（弯箭头）。

结论

乳腺纤维囊性变的 X 线表现包括广泛纤维化与散在分布的珍珠样和茶杯样钙化。当仅有这些 X 线表现时，则没有空心针穿刺活检或外科干预的指征。

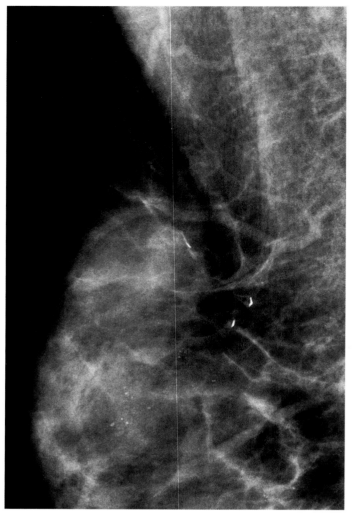

图 113a

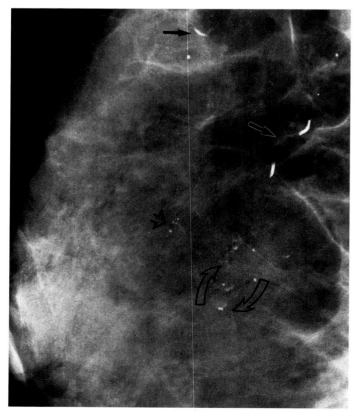

图 113b

114

女性，42 岁，无临床症状，第一次乳腺筛查。

体格检查
乳腺未触及肿瘤。

乳腺 X 线摄影
图 114a：右乳外内侧位图像。乳腺内散在分布大量钙化，未见肿块。
图 114b：右乳外内侧位微焦点放大图像。
图 114c：手术标本 X 线摄影图像。

钙化分析
分布：散在分布于全乳。
形态：新月形、茶杯样。
密度：均匀一致，高密度。

结论
这是乳腺纤维囊性变良性钙化的典型 X 线表现。从侧面观察，新月形钙化（图 114b）看起来类似于茶杯。在标本的 X 线摄影图像上，这些相似的钙化看起来是圆形、污垢样（与 X 线射线垂直），就像从上方看茶杯内的沉积物。

组织学
纤维囊性变，无上皮细胞增生或变异。
图 114d：囊状扩张的腺泡内含钙乳分泌物（HE 染色，40×）。

结论
20 世纪 70 年代末期，大多数这类病例进行了手术切除，给我们提供了细致的乳腺组织学与 X 线对比分析的机会。这些教学病例告诉我们，这些特征性的乳腺 X 线表现不是外科手术的指征。

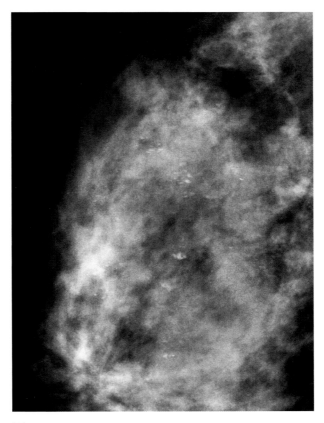

图 114a

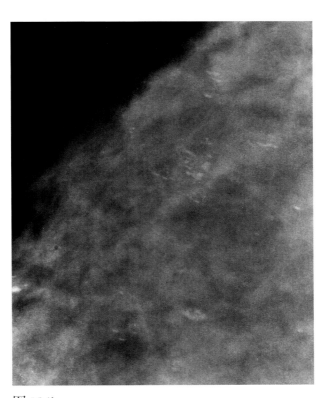

图 114b

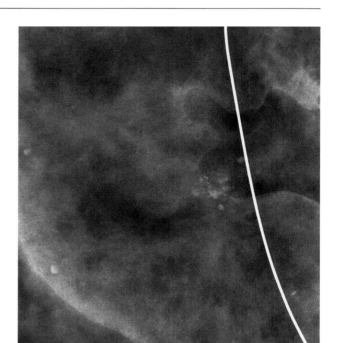

图 114c

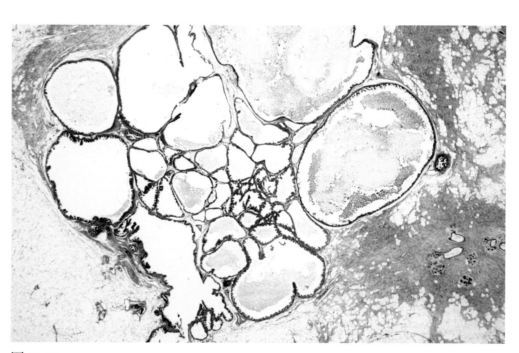

图 114d

115

女性，42 岁，无临床症状。乳腺 X 线筛查发现微小钙化后被召回进一步评估。

体格检查

乳腺未触及肿瘤。

乳腺 X 线摄影

图 115a~d：双乳内外斜位（a、b）和头尾位局部图像（c、d）。双侧乳腺内散在大量微小钙化，未见明显肿瘤。

图 115e：微焦点放大图像。

钙化分析

分布：散在分布。

形态：边缘清晰，许多为长方形和钻石形。

密度：高密度，多变（大小一样的钙化密度相似）。

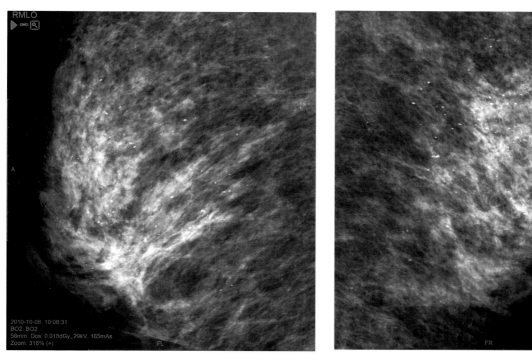

图 115a　　　　　　　　　　　　　　　　图 115b

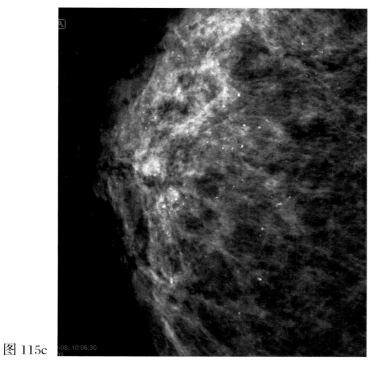

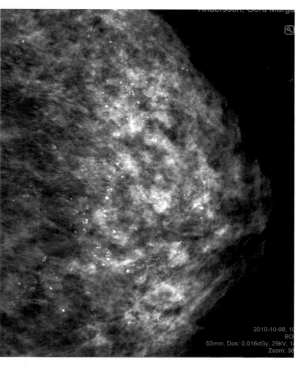

图 115c　　　　　　　　　　　　　　　　图 115d

结论

这是典型的草酸钙结晶，钙化形成于纤维囊性病变中囊状扩张的终末导管小叶单位内。当双侧乳腺内散在分布这种草酸钙结晶的钙化时，乳腺 X 线即可诊断为纤维囊性变，无介入干预的指征。

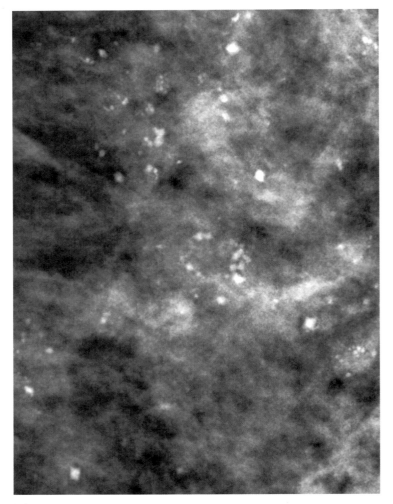

图 115e

116

女性，59 岁，无临床症状。第一次乳腺筛查。

体格检查
乳腺内未触及肿块。

乳腺 X 线摄影
图 116a、b：右乳内外斜位图像和头尾位图像。单侧乳腺中心可见大量钙化，未见肿瘤。

图 116c、d：右乳内外斜位和头尾位微焦点放大图像。

分析
分布：散在分布于一个小叶内。
形态：点状，边缘清晰。
密度：高密度，较均匀。
大小：不一，通常较小。

结论
退化性钙化的典型表现，乳腺 X 线良性钙化。

组织学
退化性钙化，无恶性征象。

注释
这些相似病例的 X 线与组织学分析经验告诉我们，退化性钙化不需要穿刺活检。因为微焦点放大图像为鉴别诊断提供了足够的信息。

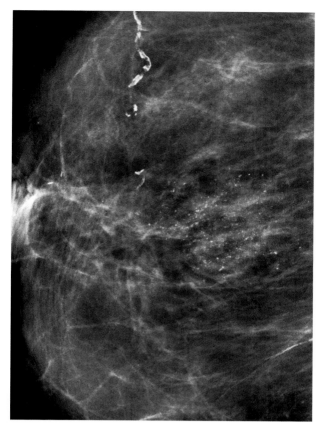

图 116a

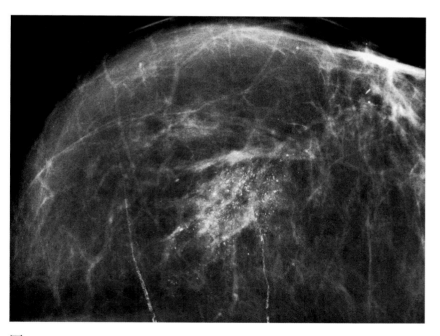

图 115b

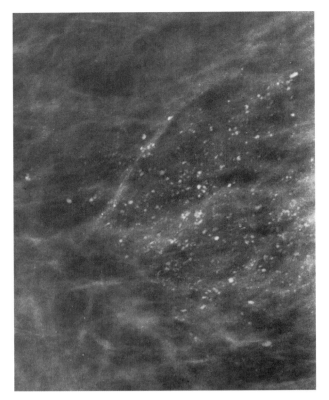

图 116c

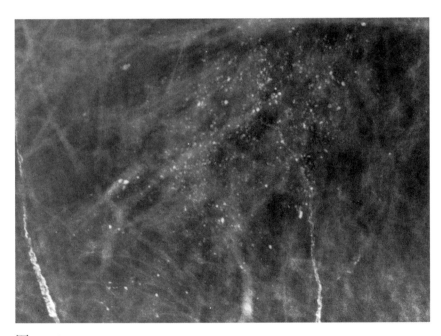

图 116d

117

女性，65 岁，无临床症状。第一次乳腺筛查。

体格检查

乳腺内未触及肿块。

乳腺 X 线摄影

图 117：左乳内外斜位图像。整个乳腺内散在大量钙化，未见肿块。

分析

分布：沿着导管走行分布。

形态：长条状、分支状，部分呈针样。还有少部分为环形或卵圆形的中空钙化。所有钙化边缘清晰、锐利。

密度：高密度。导管周边钙化中间是透亮的；导管内钙化是均匀的。

结论

导管内和导管外的钙化均是分泌型疾病 / 浆细胞性乳腺炎的典型钙化。

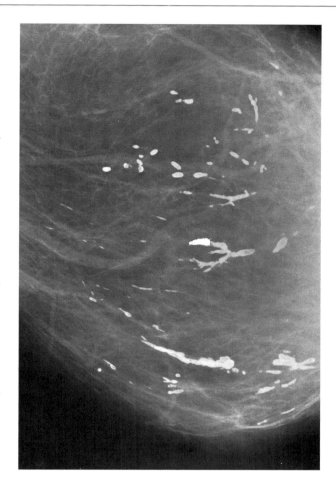

118

女性，64 岁，无临床症状。第一次乳腺筛查。

体格检查

乳腺内未触及肿块。

乳腺 X 线摄影

图 118a：左乳头尾位图像。乳腺中心可见约 6 cm×6 cm 区域的大量钙化，未见肿块。

图 118b、c：内外斜位和头尾位微焦点放大图像。

钙化分析

分布：部分似沿着导管走行分向分布。

形态：大部分呈长条状，边缘清晰、光滑；部分呈针样。

密度：高密度，部分中心透亮（导管周围钙化），但大部分密度均匀一致（实性，导管内钙化）

大小：长短不一。

结论

这是浆细胞性乳腺炎的罕见表现，导管内液体钙化呈导管节段样表现。

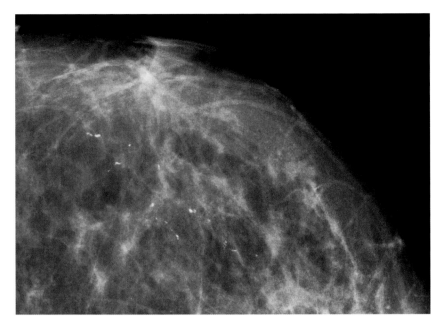

图 118a

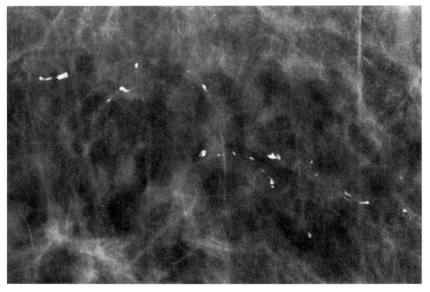

图 118b

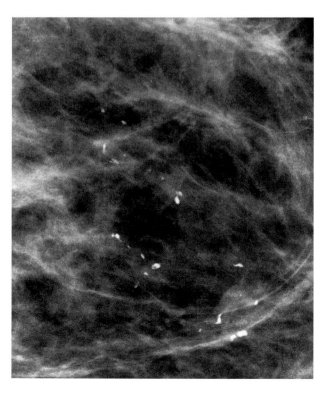

图 118c

119

女性，43 岁，因乳腺筛查发现双侧微小钙化，被召回进一步评估。

乳腺 X 线摄影

图 119a~c：双乳内外斜位放大图像（a、b）。图 119c 是图 119b 的反镜像图。在致密的纤维腺体背景下可见散在分布的钙化，未见明显肿瘤肿块。

图 119d~g：双乳头尾位局部图像（d、e）。图 119f、g 是图 119d、e 的反镜像图。

钙化分析

分布：双侧散在分布。

形态：边缘清晰，很多呈矩形和钻石形，典型的八面体草酸钙结晶钙化。反镜像可以协助钙化细节的分析诊断。

密度：高密度，多变（大小一样的钙化密度相似）。

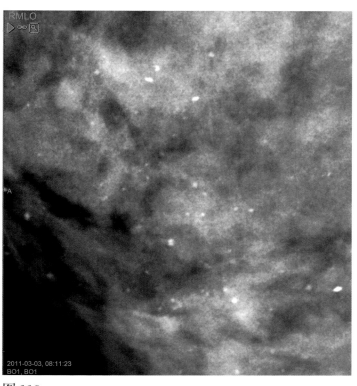

图 119a

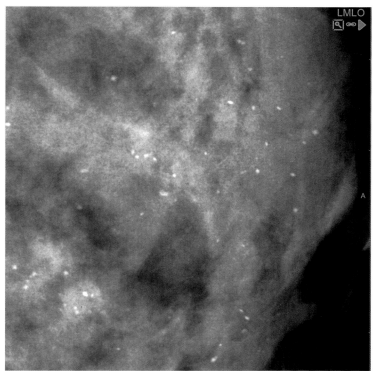

图 119b

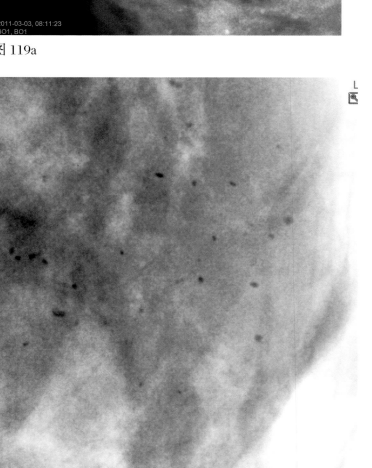

图 119c

结论

当 X 线图像清楚地显示双侧散在草酸钙结晶时，可考虑乳腺增生性改变，包括终末导管小叶单位的小囊状扩张和周围纤维化（纤维囊性变）。

手持超声可以确认大量微小囊腔的存在，许多囊内含有草酸钙结晶。若多普勒显示钙化在液体中移动，则可进一步确定诊断。

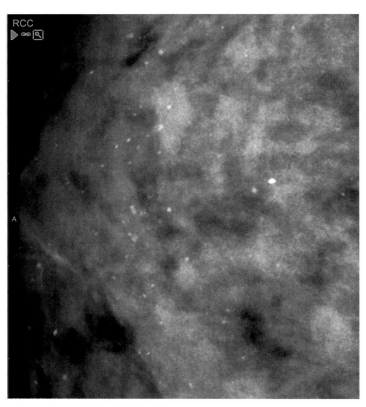

图 119d

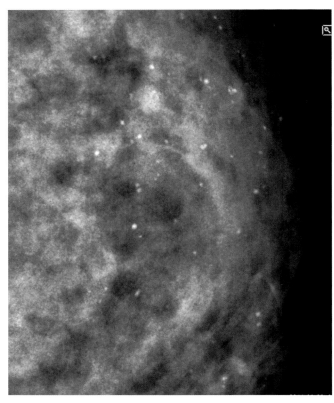

图 119e

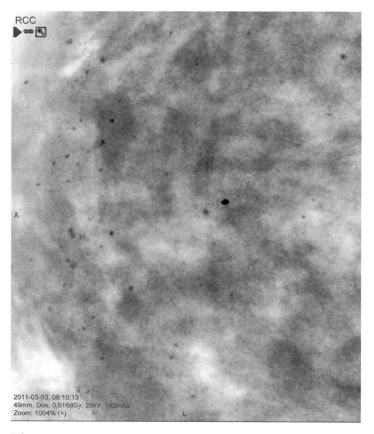

图 119f

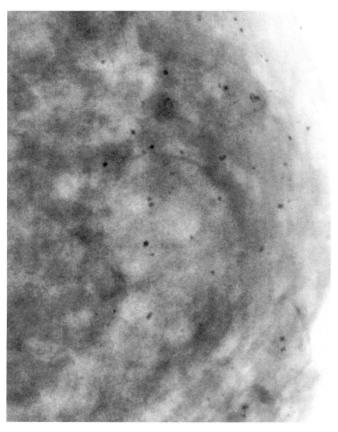

图 119g

120

女性，51 岁，无临床症状。因乳腺 X 线筛查发现的微小钙化被召回进行进一步评估。

体格检查

乳腺内未触及肿块。

乳腺 X 线摄影

图 120a、b：双乳头尾位图像。在致密纤维腺体背景下，双侧可见多簇粉末状钙化，未见肿块。

图 120c~e：右乳不同区域成簇的粉末状钙化的局部微焦点放大图像。

图 120f：手术标本 X 线摄影图像。典型的手术切除标本。

钙化分析

分布：双侧乳腺内散在钙化。

形态：粉末状、棉球样。

密度：模糊不清。

结论与注释

粉末状、棉球样钙化，无明确肿块的硬化性腺病，乳腺 X 线不能与 I 级原位癌相区别，需要全面检查，最好进行外科活检。在硬化性腺病中，无数的沙粒样钙化发生于增生的和小叶内结缔组织增生挤压形成细长的腺泡中。在乳腺 X 线摄影中，单个微小腺泡钙化的集合表现为典型成簇的粉末状 / 棉球样钙化。

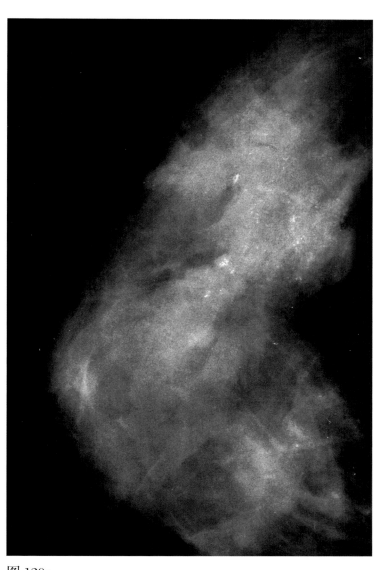

图 120a

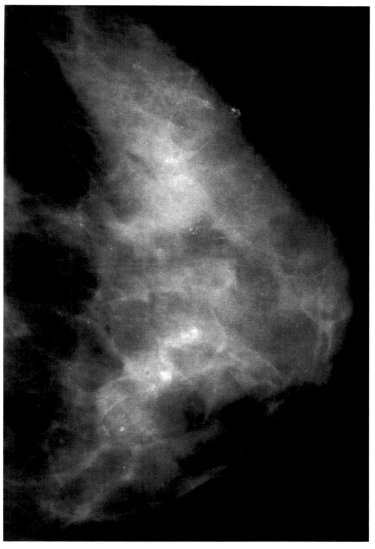

图 120b

图 120c

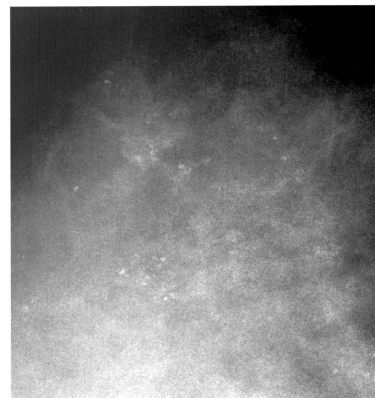

图 120d

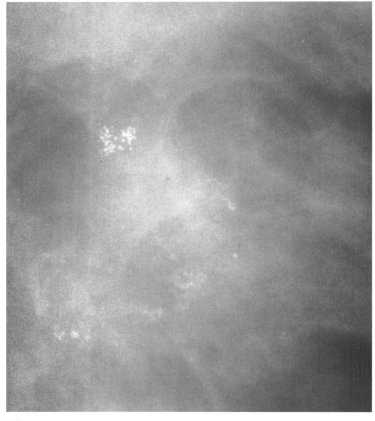

图 120e

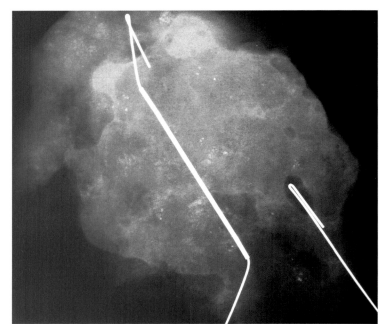

图 120f

组织学

硬化性腺病，纤维囊性变伴顶浆分泌化生，无恶性证据。

图 120g、h：大切片组织学图像（g）和低倍镜图像（h）。为诊断提供了证据。

图 120i~r：显示乳腺 X 线与组织学改变的关系。良性硬化性腺病 X 线图像上的粉末状钙化相当于组织学检查的沙粒样钙化。未见恶性肿瘤的异型性和恶性征象。

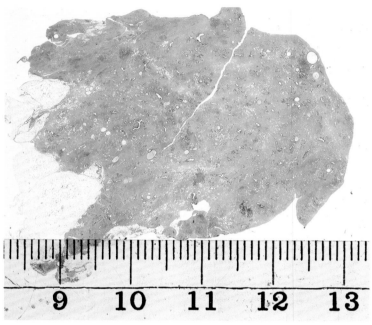

图 120g

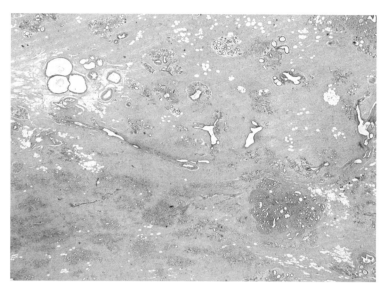

图 120h

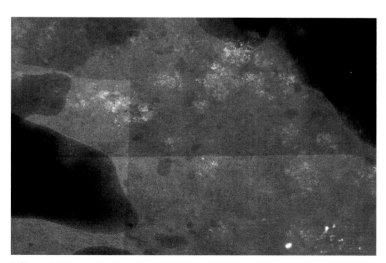

图 120i

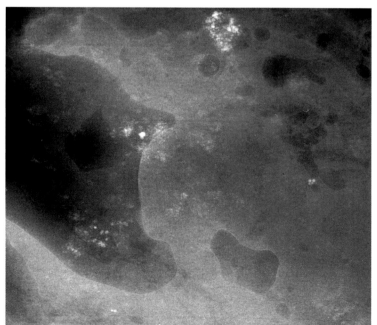

图 120j

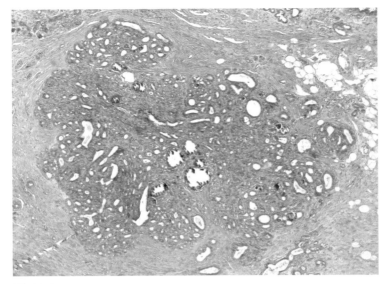

图 120k

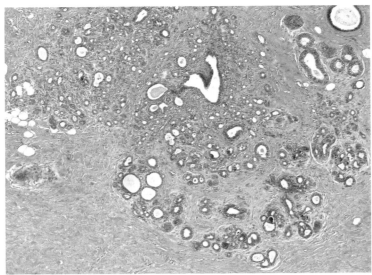

图 120l

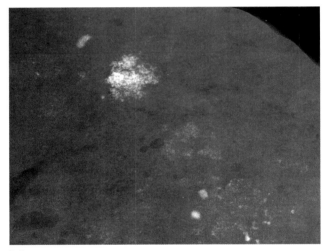

图 120m

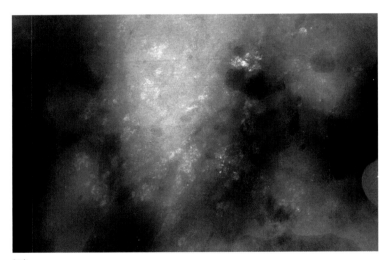

图 120n

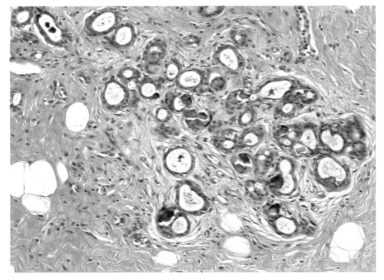

图 120o

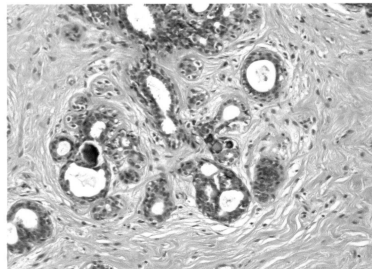

图 120p

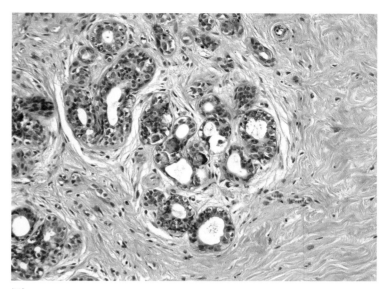

图 120q

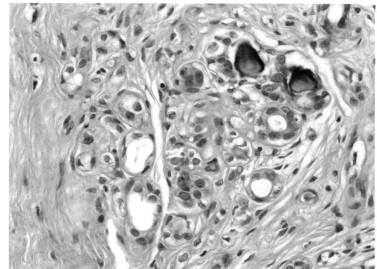

图 120r

121

女性，47 岁，无临床症状。因乳腺 X 线筛查发现微小钙化被召回进行进一步评估。

体格检查

乳腺内未触及肿块。

乳腺 X 线摄影

图 121a~c：右乳内外斜位局部图像（a），外内水平位（b）和头尾位（c）微焦点放大图像。显示致密的纤维腺体背景下的散在钙化。

分析

分布：散在。

形态：由于覆盖致密的纤维腺体组织，钙化的形状很难确定。

密度：因投照方向的变化而不同。

大小：不等。

结论

原位微乳头状癌广泛的跳石样钙化与纤维囊性变的草酸钙结晶钙化的鉴别诊断困难。

图 121d~h：组织切片高分辨率图像。清晰地显示了大量的八面体形草酸钙结晶。

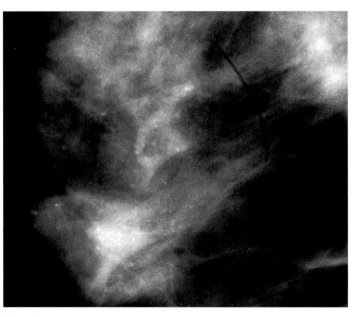

图 121a

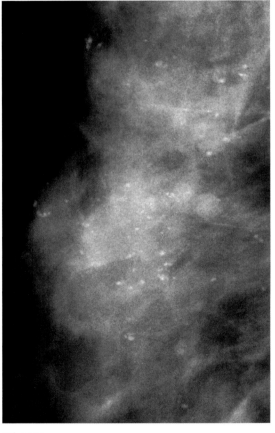

图 121b

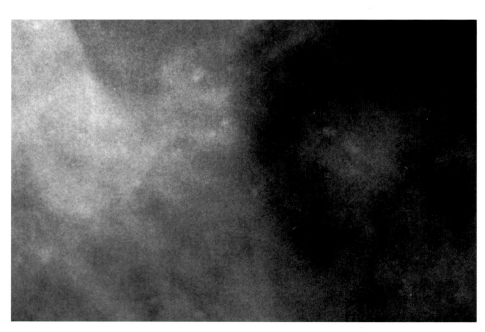

图 121c

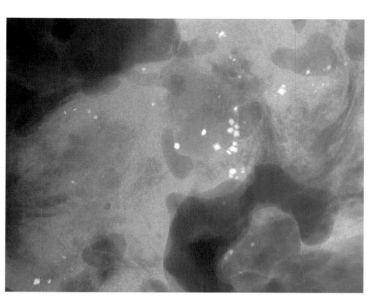

图 121d

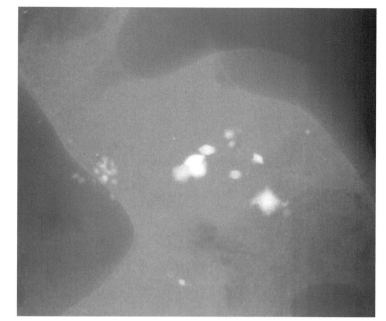

图 121e

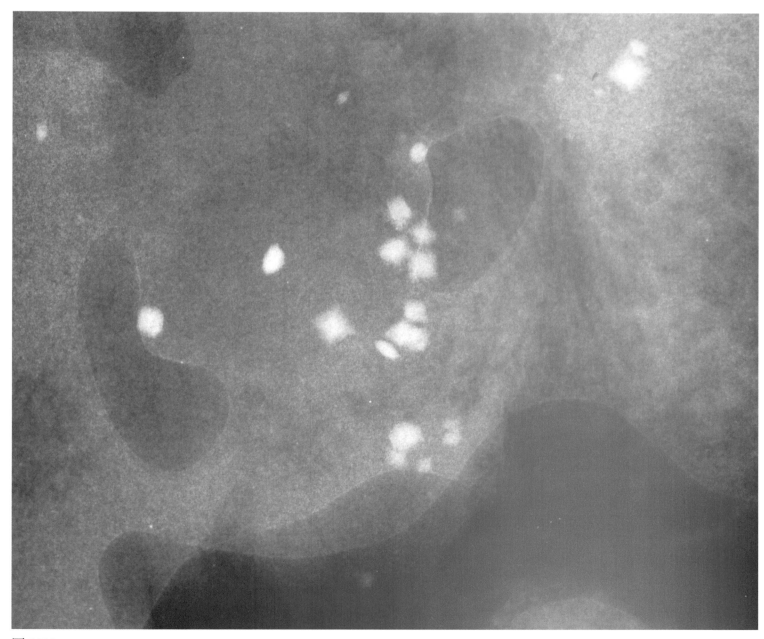

图 121f

组织学

无恶性征象的纤维囊性变。

图 121i~k：组织学图像。纤维囊性变的 HE 染色标本的缩影照片显示草酸钙结晶与标本 X 线摄影图像上的结构相同。

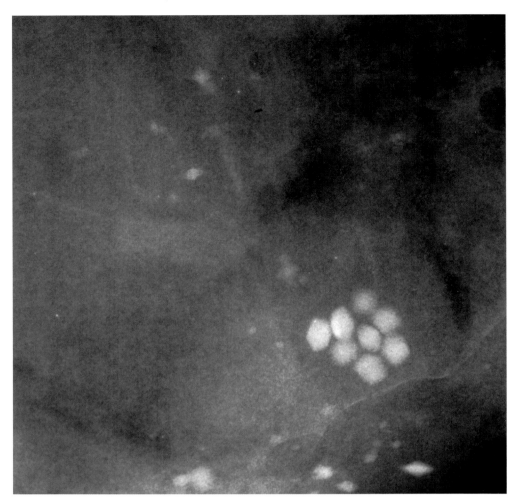

图 121g

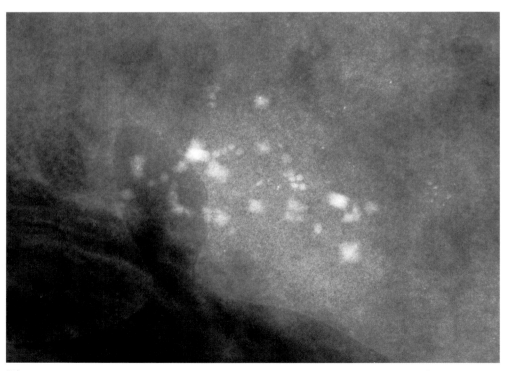

图 121h

组织学

无恶性征象的纤维囊性变。

图 121i~k：组织学图像。纤维囊性变的 HE 染色标本的缩影照片显示草酸钙结晶与标本 X 线摄影图像上的结构相同。

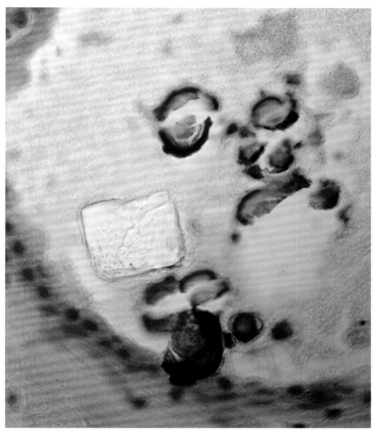

图 121i

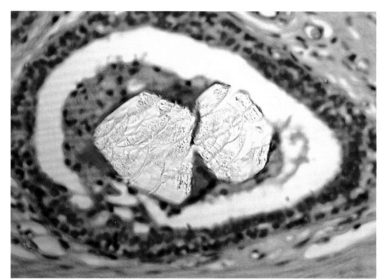

图 121j

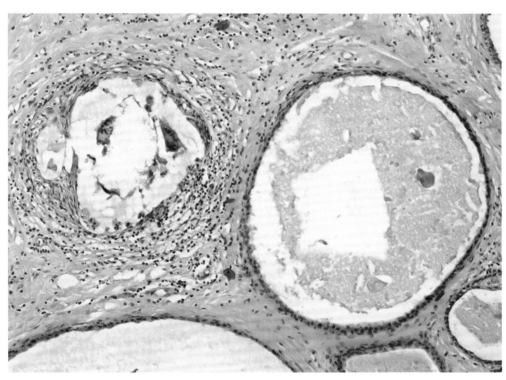

图 121k

122

女性，52 岁，无临床症状。第一次乳腺筛查。

体格检查
乳腺内未触及肿块。

乳腺 X 线摄影
图 122a、b：右乳内外斜位局部图像（a）和微焦点放大图像（b）。乳腺上半部分约 4 cm×2 cm 区域内大量钙化，无明显肿块。

钙化分析
分布：小叶内。
形态：点状，轮廓光滑。
密度：高密度，均匀一致。
大小：小，不等。

结论
良性退化性钙化的典型乳腺 X 线表现。

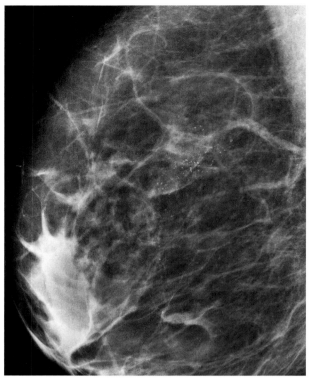

图 122a

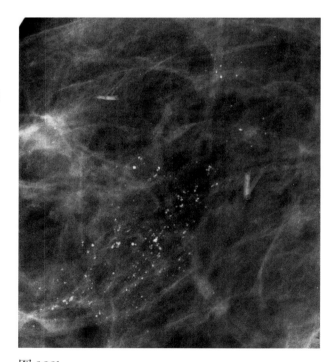

图 122b

123

女性，81 岁，无临床症状。第一次乳腺筛查。

体格检查
乳腺内未触及肿块。

乳腺 X 线摄影
图 123a：左乳内外斜位图像。有三种表现：小的致密影伴卵圆形中心透亮区；乳晕后区钙化；动脉钙化。

图 123 b、c：卵圆形透亮区放大图像（b）和乳晕后区钙化放大图像（c）。

密度分析
形态：卵圆形。
轮廓：边缘清晰。
密度：透射线和不透射线相结合。
大小：9 cm×7 cm。

结论
乳房内淋巴结的典型表现。

钙化分析（箭头）
分布：沿着导管走行分布。
形态：长条状，无断裂。
密度：高密度，均匀一致，实性中心。
大小：长度不一，可达 15 mm。

结论
分泌型疾病／浆细胞性乳腺炎的典型表现。

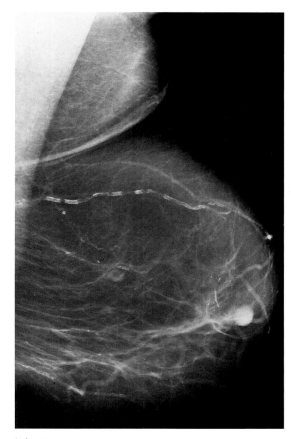

图 123a

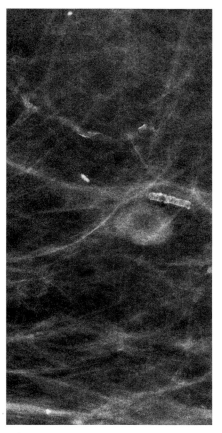

图 123b

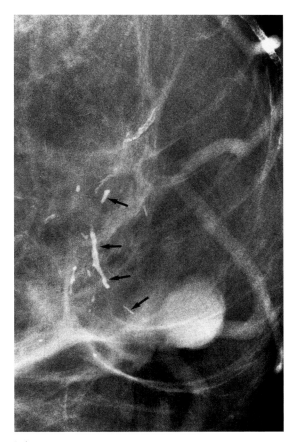

图 123c

124

70 岁，女性，无临床症状。乳腺筛查病例。

体格检查
乳腺内未触及肿块。

乳腺 X 线摄影
图 124a、b：左乳内外斜位图像。显示大量散在钙化，未见明确肿块。
图 124c：微焦点放大图像。

分析
两种钙化类型：
1. 乳头附近的导管周围钙化（箭头），边缘清晰，呈高密度，是浆细胞性乳腺炎的钙化。
2. 整个乳腺散在钙化。
分布：皮肤内。
形态：环样，卵圆形。
密度：低密度，中心透亮。
大小：与皮脂腺大小相似。

注释
环样卵圆形钙化是皮脂腺的典型钙化，这种确切的表现不会引起混淆。

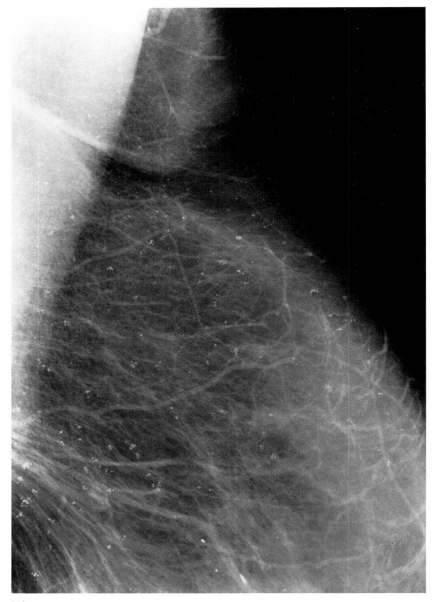

图 124a

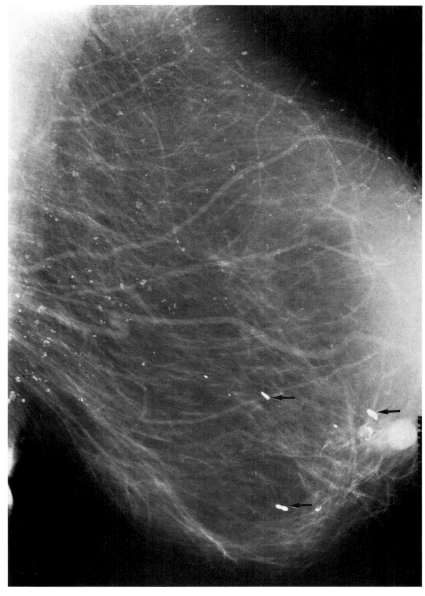

图 124b

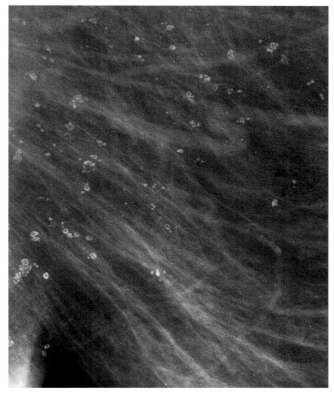

图 124c

125

女性，62 岁，无临床症状。第一次乳腺筛查。

体格检查
乳腺内未触及肿块。

乳腺 X 线摄影
图 125a、b：左乳内外斜位图像和头尾位图像。乳腺下半部可见一组钙化，无明确肿块。
图 125c：头尾位微焦点放大图像。

钙化分析
分布：位于很小的区域内，明显沿着导管走行分布。
形态：不规则，部分呈长条状。
密度：高密度，几乎都有中心透亮区，提示导管周围的钙化。其他为均匀钙化。

结论
分泌型疾病 / 浆细胞性乳腺炎钙化的典型表现。单侧钙化且范围小的病例不常见。

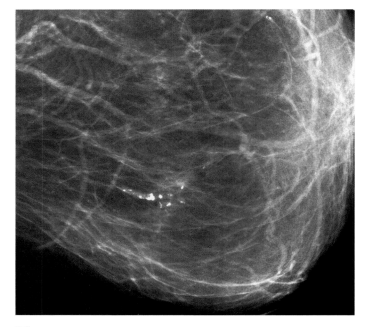

图 125a

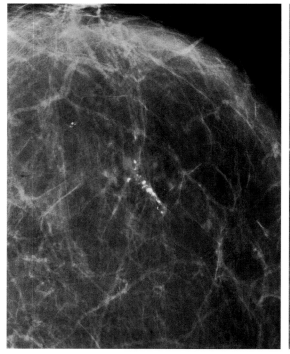

图 125b

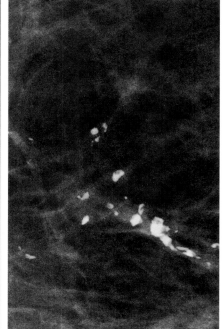

图 125c

126

女性，52 岁，因癌症恐惧症而进行 X 线检查。

体格检查
视诊或触诊无异常。

乳腺 X 线摄影
图 126a、b：左乳内外斜位和头尾位微焦点放大图像。整个致密乳腺内散在钙化。右侧乳腺可见相似的表现。

钙化分析
分布：散在分布于致密的乳腺实质。
形态：不规则，部分呈球形。
密度：高密度，部分不同。
大小：小，多变。

结论
广泛的钙化在形态、大小、密度上都是不一致的，需要组织学检查。因为纤维囊性变的上皮细胞增生，可伴有或不伴有非典型性增生。

组织学
纤维囊性变伴非典型性小叶增生，无恶性证据。

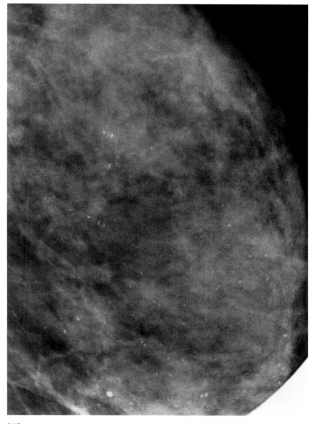

图 126a

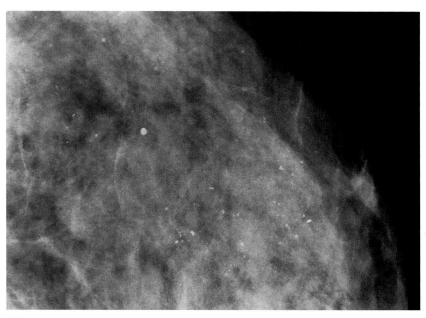

图 126b

127

女性，52 岁，无临床症状。第一次乳腺筛查。

体格检查
乳腺内未触及肿块。

乳腺 X 线摄影
图 127a、b：左乳内外斜位图像和头尾位图像。乳腺外下象限见数个钙化的圆形或卵圆形致密影。

密度分析
分布：看起来像是位于一个小叶的导管系统内。
形态：圆形或卵圆形，分叶状。
密度：不透射线的低密度。
大小：从 2 mm 至 2 cm 不等。

结论
多发良性肿瘤，可能在一个导管及其分支内。

钙化分析
分布：致密阴影的内部和周围。
形态：不规则，蛋壳样。
密度：大的钙化非常致密，小的钙化密度不一。

结论
一个导管及其分支内的多发良性病变，部分钙化。

组织学
多发良性乳头状瘤，部分钙化。

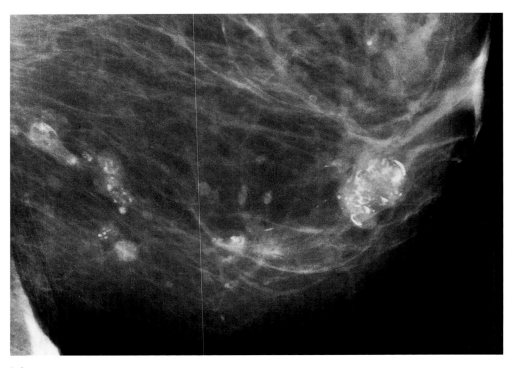

图 127a

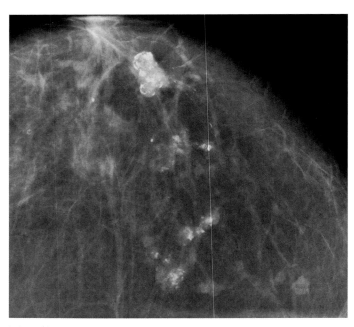

图 127b

128

女性，65 岁，无临床症状。第一次乳腺筛查。

体格检查
乳腺内未触及肿块。

乳腺 X 线摄影
图 128a：右乳头尾位图像。距乳头 5 cm 处可见边界模糊的致密影，伴钙化。
图 128b：头尾位微焦点放大图像。

密度分析
形态：卵圆形，分叶状。
轮廓：大部分模糊不清，微小分叶。
密度：不透射线的低密度，与腺体实质密度相同。

钙化分析
分布：两组钙化非常接近，其中一组不伴肿块。
形态：高度不规则，一个是中空的。病变和胸壁之间有数个针样钙化，似乎是导管内的。
密度：高，相当均匀。
大小：比较大，多变。

组织学
多发良性导管内乳头状瘤，部分钙化。无恶性证据。病变和胸壁之间的线样钙化形成于乳头状瘤的血液钙化。

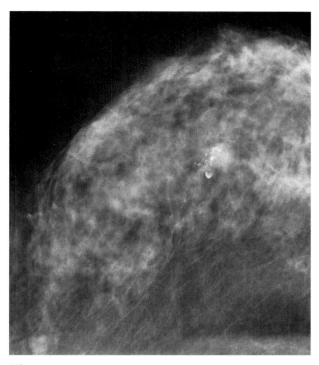

图 128a

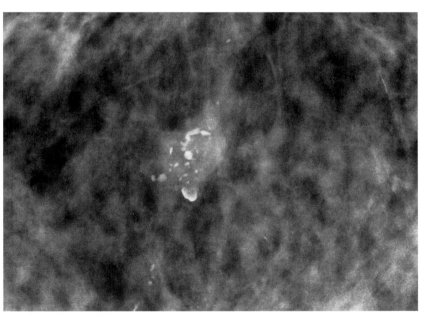

图 128b

129

图129：五个中心透亮的环形钙化。
边缘清晰，高密度，不伴肿块。典型
的微血肿钙化（见前面的油脂囊肿）。

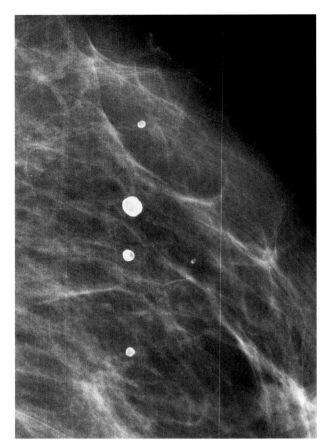

图 129

130
131
132

图 130、131、132 为三个孤立性完全钙化的导管内乳头状瘤的典型 X 线表现。

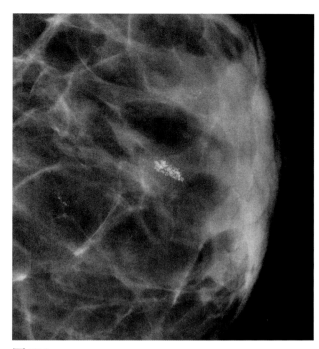

图 130

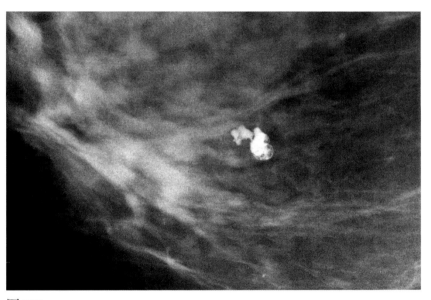

图 131

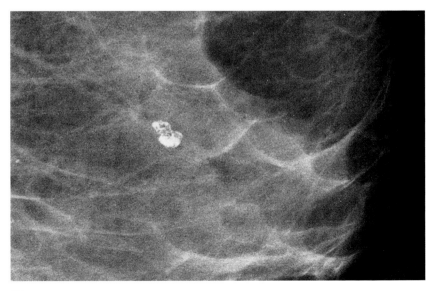

图 132

133

女性，44 岁，无临床症状。第一次乳腺筛查。

体格检查
乳腺内未触及肿块。

乳腺 X 线摄影
图 133a、b：双乳内外斜位图像。整个乳腺见大量钙化。

钙化分析
分布：许多钙化位于皮下脂肪内。
形态：圆形。
大小：从很小至 3 mm 不等。
密度：中央透亮的高密度钙化。

结论
伴有中央透亮区的钙化是良性微血肿钙化。

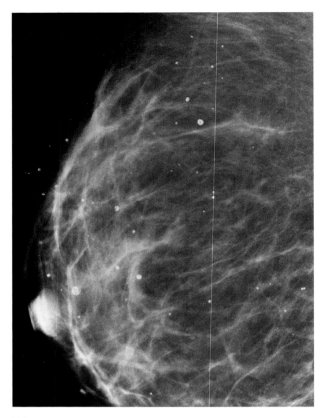

图 133a

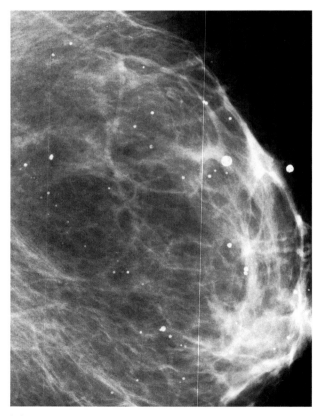

图 133b

134

该病例 15 年前曾行乳腺穿刺活检。

乳腺 X 线摄影
图 134：头尾位局部图像。有数个大的无定型钙化。

钙化分析
分布 / 位置：与手术位置接近。
形态：不规则，蛋壳样，边缘清晰。
密度：高密度，伴许多中心透亮区。
大小：多变，最大 5 cm × 3 cm。

结论
有乳腺手术病史，钙化位于手术区域，钙化内中央透亮的表现提示由微血肿钙化发展而来的油脂囊肿诊断。

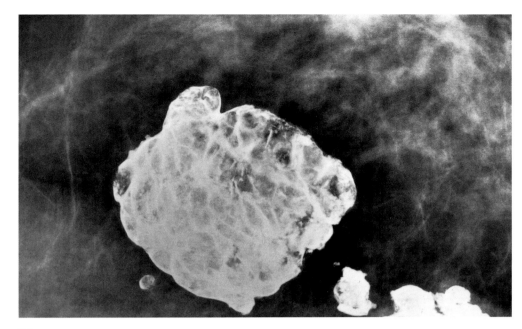

图 134

135

女性，58 岁， 15 年前曾行乳腺整形手术。第一次乳腺筛查。

乳腺 X 线摄影
图 135：左乳头尾位图像。乳晕下可见长条状钙化性病变。

分析
分布 / 位置：位于手术部位。
形态：长条状、分叶状、蛋壳样。
大小：3 cm × 1 cm。
密度：高密度，中心透亮。

注释
囊肿、油脂囊肿和纤维肿瘤都可有蛋壳样钙化，但是仅油脂囊肿有中心透亮区。

结论
钙化的油脂囊肿。手术病史提供了更进一步的诊断依据。一个小的钙化性油脂囊肿位于手术路径的旁边。

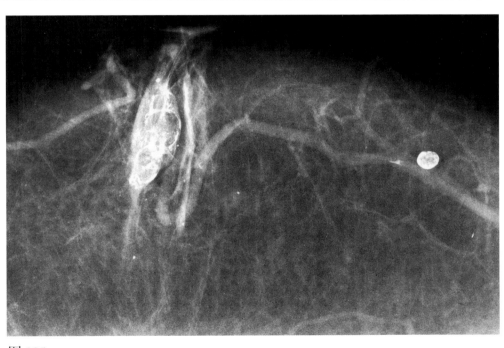

图 135

136

图 136：头尾位图像。乳腺中央有一个 7 mm×6 mm 大小的卵圆形肿块，边缘钙化（蛋壳样钙化，开口箭头）。这是一个部分钙化的囊肿（中心不透亮）。还有一个单独的环形钙化（实性箭头，小的钙化性血肿伴有中心透亮区）。

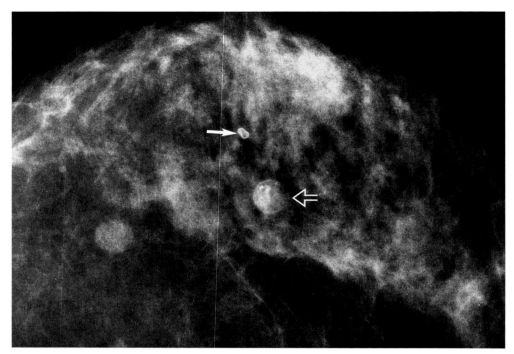

图 136

137

女性，78 岁，1 年前发现乳晕后质硬肿块。

乳腺 X 线摄影

图 137a、b：右乳内外斜位图像和头尾位图像。乳晕后孤立性钙化的肿块。

分析

形态：卵圆形。

轮廓：边缘清晰，蛋壳样钙化。

大小：15 mm×20 mm。

注释

蛋壳样钙化、卵圆形或圆形肿块可能是油脂囊肿、钙化的纤维腺瘤或钙化性囊肿（伴有或不伴有囊内肿瘤）。

1. 因为其内部不透射线，可以排除油脂囊肿。

2. 纤维腺瘤有粗糙的钙化，与这个病例明显不同（病例 138）。

3. 这个病例类似于囊肿钙化。薄的、微细的蛋壳样钙化是出血所致。出血可能由囊内生长引起，特别是病变位于乳头后方。空心针穿刺活检有助于最终确定诊断。

细胞学

恶性细胞。

组织学

乳晕下区导管内乳头状癌。

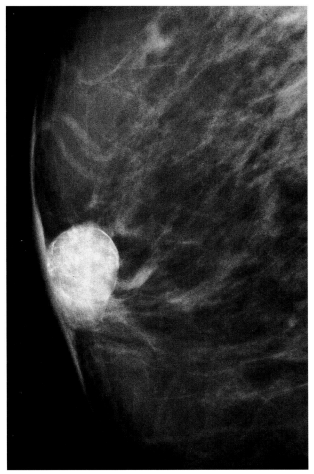

图 137a

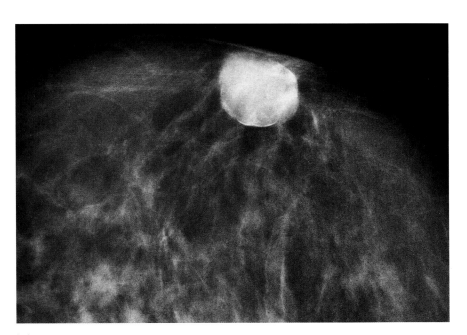

图 137b

138

女性，56 岁，因在胸部 X 线片看到钙化而行乳腺 X 线摄影检查。患者已知乳房肿块数年。

乳腺 X 线摄影
图 138a、b：左乳内外斜位和头尾位局部图像。紧邻乳头后可见一个大的钙化肿块。

肿瘤分析
形态：卵圆形、分叶状。
轮廓：边缘清晰（箭头）。
密度：低密度、不透射线，与乳腺实质密度相同。
大小：3.5 cm×3 cm。
位置：乳晕后。

钙化分析
形态：蛋壳样钙化、粗糙。
密度：非常高。
位置：包绕肿瘤大部。

结论
基于上述特征，肿块为良性 X 线表现。蛋壳样钙化粗糙、肿块不透射线的 X 线影像为典型的纤维腺瘤表现。

组织学
钙化的纤维腺瘤。

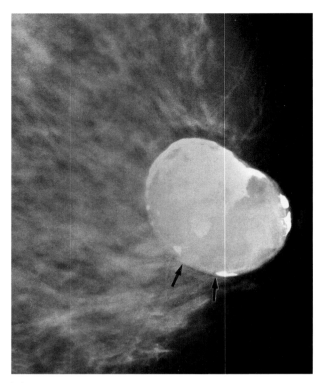

图 138a

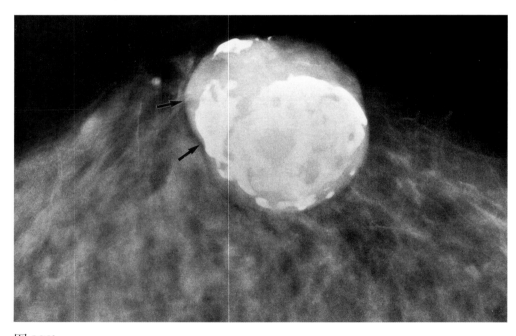

图 138b

139

女性，56 岁，12 年前曾行乳腺整形手术。患者发现左侧乳头逐渐内陷，乳晕后有质硬的肿块。

乳腺 X 线摄影

图 139a、b：左乳内外斜位和头尾位微焦点放大图像。钙化包绕数个卵圆形透射线的病变，与乳晕后纤维化和乳头内陷有关。

结论

蛋壳样钙化和乳腺手术病史可以得出钙化的正确诊断，即创伤后油脂囊肿。

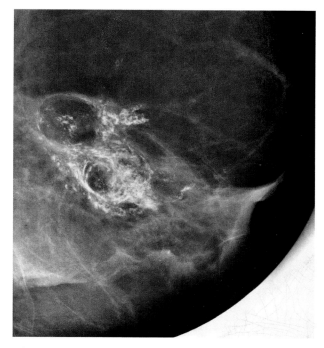

图 139a

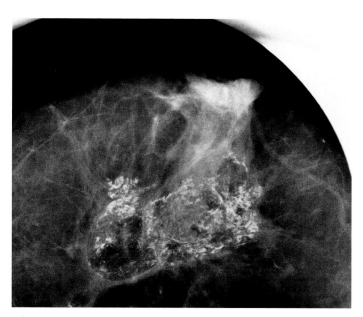

图 139b

140

图 140：15 年前曾行乳腺整形外科手术。乳腺 X 线可见数个蛋壳样钙化，最大者为 15 mm。瘢痕（箭头）从最大的钙化延伸至乳头。钙化病变有透亮中心，是钙化血肿的典型 X 线表现（油脂囊肿）。

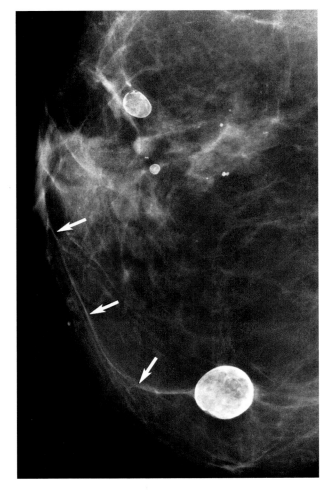

图 140

141

图 141：内外斜位局部微焦点放大图像。在数厘米的区域内可见大量钙化，未见肿块。

分析
分布：散在于一个小叶内。
形态：点状。
密度：高密度，均匀。
大小：非常小，均匀。

结论
乳腺 X 线良性（退化性）钙化。

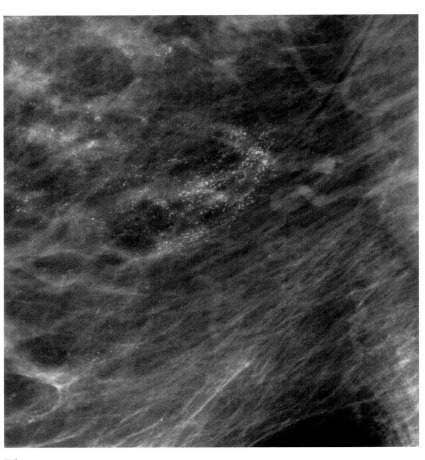

图 141

142

143

144

图 142、143、144：三个透明变性的纤维腺瘤病例。钙化粗糙、无定型、边缘清晰、密度极高，位于分叶、不透射线的低密度肿块内。乳腺 X 线影像即可做出诊断，不需要介入诊断。

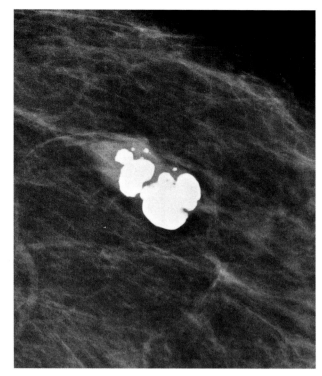

图 142

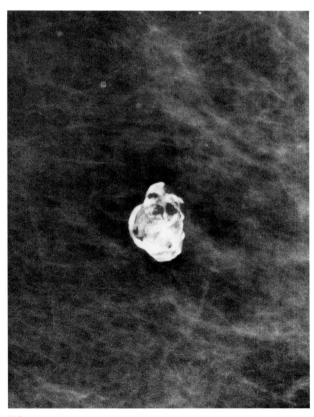

图 143

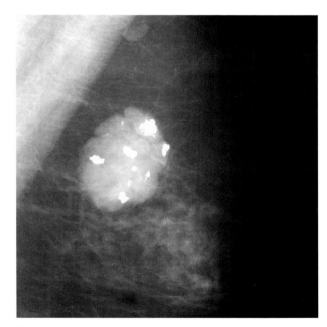

图 144

145~149

图 145、146、147、148、149：
图 142~144 显示纤维腺瘤的钙化是粗糙的、爆米花样的，不需要鉴别诊断；但是纤维腺瘤（图 145~149）内小的碎石样／多形性钙化可能与Ⅱ级原位癌多形性钙化相混淆，粗空心针穿刺活检对鉴别诊断有很大帮助。

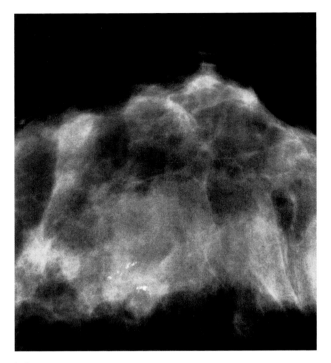

图 145a

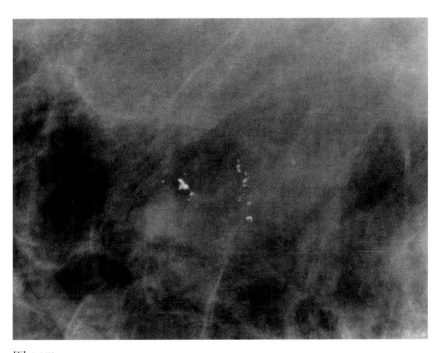

图 145b

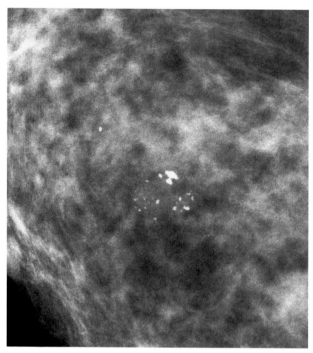

图 146a

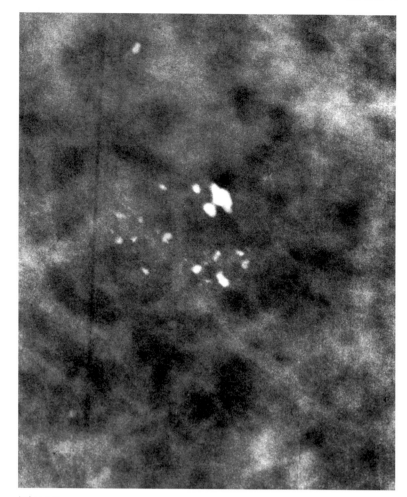

图 146b

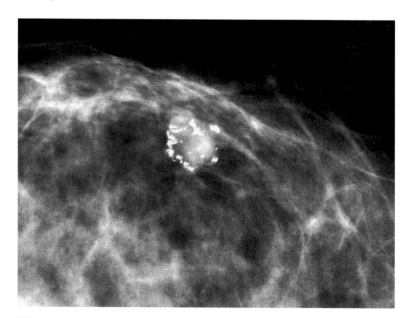

图 147

图 148b：周围伴有大量微钙化的硬化性纤维腺瘤与动脉相邻（HE 染色，12.5×）。

图 148c：钙化基质区域较高倍放大图像（HE 染色，40×）。

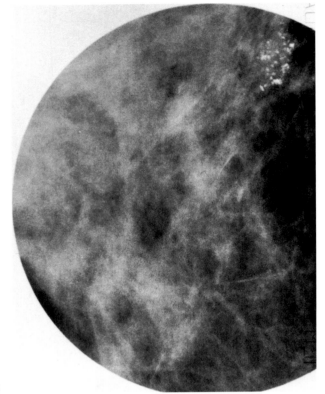

图 148a

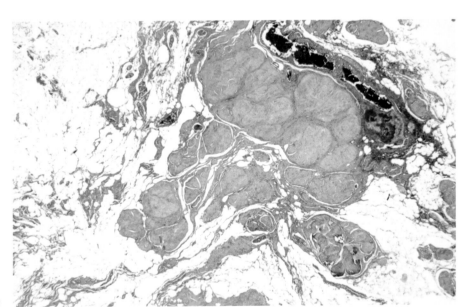

图 148b

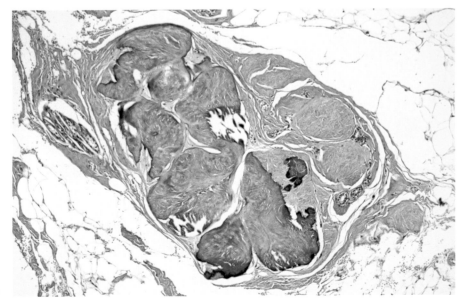

图 148c

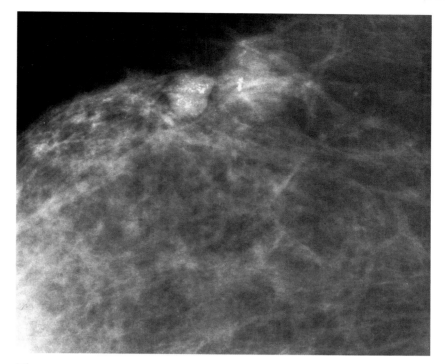

图 149a

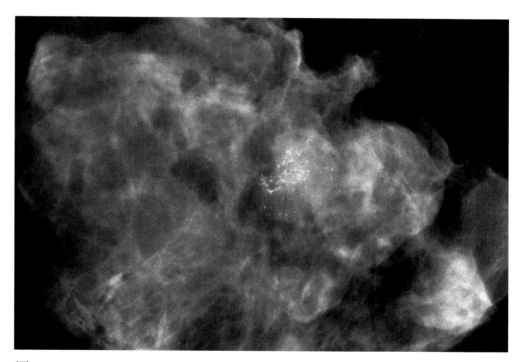

图 149b

150

女性，63 岁，6 个月前发现右侧乳晕下肿块。

体格检查

可触诊到活动度良好、约 10 mm 大小的肿块，临床考虑为良性病变。

乳腺 X 线摄影

图 150a、b：肿块局部加压放大图像。肿块伴钙化。

肿瘤分析

形态：卵圆形、微分叶。

轮廓：不清晰、无晕征，有一个小彗尾征的表现（箭头，图 150a）。

密度：低密度、不透射线。

大小：10 mm × 10 mm。

钙化分析

分布/位置：乳晕后区。

形态：蛋壳样钙化（局部）。

密度：高密度、粗糙、不规则。

结论

钙化是良性的（提示为部分钙化的纤维腺瘤）。尽管这个肿块是低密度的，但是边缘并不清晰，又有彗尾征的表现，需要进行组织学检查。

组织学

癌位于陈旧性的透明样变的纤维腺瘤内。

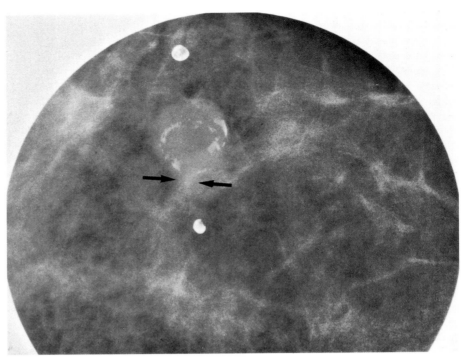

图 150a

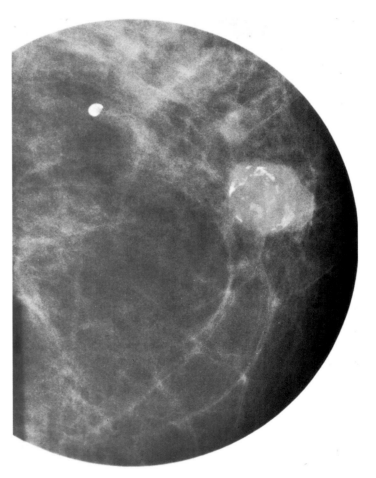

图 150b

151

女性，61 岁，无临床症状。第一次乳腺筛查。

体格检查

右侧乳腺内上象限可触及一质硬、活动度良好的肿块。肿块已有 20 年，其表面皮肤发青。

乳腺 X 线摄影

图 151a：右乳头尾位图像。内上象限可见钙化的肿块。

图 151b、c：穿刺前、后加压微焦点放大图像。

肿瘤分析

形态：卵圆形、分叶状。

轮廓：边缘相当清晰，见部分晕征。

密度：高密度不透射线。

大小：大，4 cm×3 cm。

钙化分析

位置：病变内。

形态：极不规则。

密度：高密度。

大小：粗糙、多样。

结论

非常高的密度和粗糙的钙化代表良性特征。

细针穿刺活检

抽吸数毫升黑色血液，穿刺部位可见缺陷（图 151c 箭头）。

细胞学

血液，无上皮成分。

组织学

钙化的血管瘤，无恶性证据。

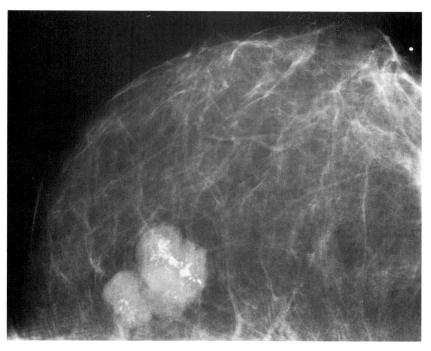

图 151a

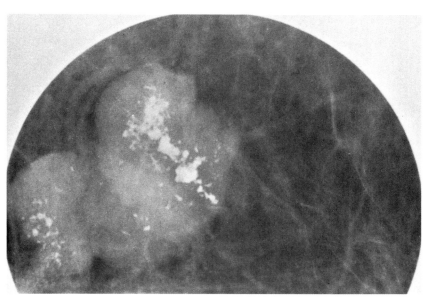

图 151b

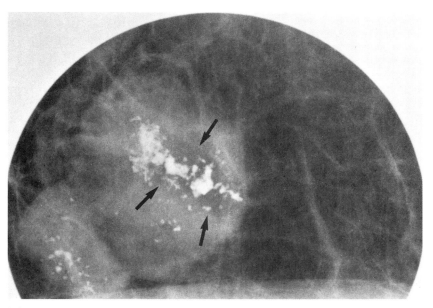

图 151c

152

图 152a、b：钙化疣的内外斜位和头尾位图像。位于疣内的钙化具有迷惑性，但是视诊可以分清病变的位置。偶尔需要用铅粒在疣上进行定位，重复 X 线检查。

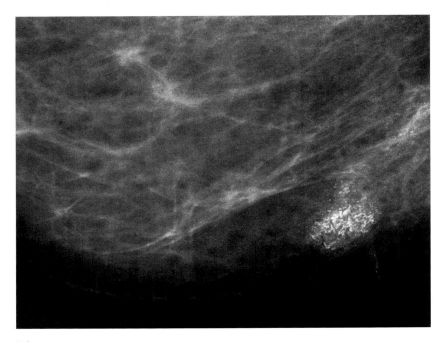

图 152a

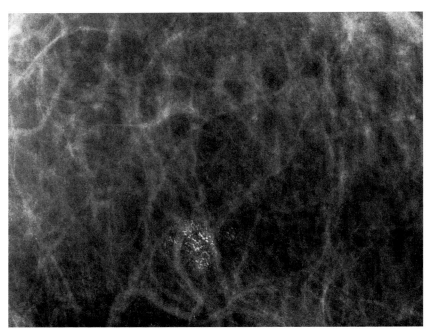

图 152b

第七章　乳腺皮肤增厚综合征

这是由淋巴水肿引起的皮肤增厚综合征，通常是因腋窝淋巴管阻塞所致（图 XXIX）。

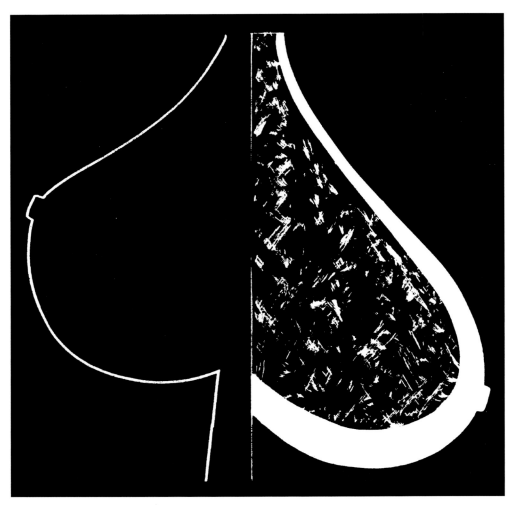

图 XXIX　皮肤增厚综合征：大部分或全部的乳房皮肤增厚，伴有密度增高和网状改变

体格检查

由于液体含量增多，受到影响的乳腺变大、增重。

1. 有明显的橘皮样改变。

2. 常触及增大的腋窝淋巴结。

3. 皮肤炎性红肿发生于炎性乳腺癌、急性乳腺炎和频发乳腺脓肿。

乳腺 X 线表现

（病例 153 和 154）

皮肤明显增厚，常常是正常皮肤厚度的几倍。依重力原因，最早发生和程度最严重的是乳房下部。

由于液体含量增加，与另一侧乳腺对比，整个乳腺密度增高，在 X 线摄影图像上可见粗糙的网格状改变。

淋巴水肿的原因

引起淋巴水肿的原因如下。

1. 腋窝淋巴管阻塞导致乳腺淋巴引流障碍。可继发于：

（1）乳腺癌转移：浸润性乳腺癌扩散至整个乳腺和腋窝（病例 153）。癌位于较高的腋尾区域，直接转移至腋窝淋巴结。

（2）原发恶性淋巴疾病（淋巴瘤等）。

（3）进展期妇科（卵巢、子宫）恶性肿瘤：少见，盆腔内初级淋巴回流阻塞[1]，淋巴液通过胸腹部淋巴网络，回流到腋窝和锁骨上淋巴结（病例 154）。

（4）进展期支气管肺癌或食管癌可引起纵隔淋巴回流障碍，也可导致乳腺皮肤增厚综合征。

2. 乳腺癌细胞沿着患侧淋巴扩散至对称乳腺。这种扩散阻塞了剩余乳腺的皮肤和乳腺内淋巴管。

3. 乳头后区病变进展引起 Sappey 淋巴丛阻塞。在没有腋窝淋巴水肿的情况下，癌症和炎症两者都可以引起乳晕和乳腺下部的皮肤增厚。因为影像表现缺乏，癌症和炎症两者的鉴别很困难。

4. 炎症，特别是大的乳头后区脓肿可以引起乳晕和乳腺下部皮肤增厚。一个重要的鉴别点是 X 线摄影图像上乳腺腋窝部分没有网状阴影的表现（病例 38、42）。

5. 右心衰竭、慢性肾功能衰竭、全身水肿，可仅局限在卧床不起患者的卧侧乳腺。

153

女性，62 岁，发现右侧乳腺增大 6 个月。

体格检查
右侧乳腺比左侧明显增大，较重，出现红斑，有橘皮样改变，可触及肿大的腋窝淋巴结。左侧乳腺正常。

乳腺 X 线摄影
图 153：右乳头尾位图像。整个乳腺皮肤明显增厚，广泛的、显著的网格样改变，未见肿块及钙化。

结论
广泛的网格样改变反映腋窝淋巴管阻塞引起的淋巴水肿。大量的淋巴水肿通常由恶性疾病引起的腋窝淋巴管阻塞所致。肿块缺乏，也应该怀疑广泛浸润的恶性乳腺肿瘤。

组织学
广泛的浸润性乳腺癌，腋窝淋巴结转移。

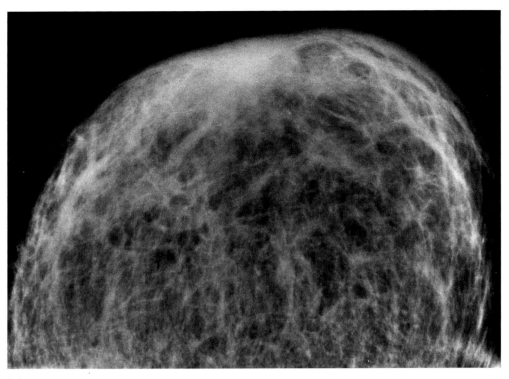

图 153

154

女性，72岁，转移性卵巢癌，4个月前曾行手术切除和放射治疗。

体格检查

患者腋窝和锁骨上淋巴结增大、变硬。双侧乳腺沉重，皮肤红斑伴橘皮样改变。

乳腺X线摄影

图154a：左乳内外斜位图像。

图154b：右乳头尾位图像。

双侧乳腺皮肤显著增厚，密度增高，整个乳腺广泛网格样改变，未见肿块和钙化。

结论

患者的病史很重要。例如，这例患者患有进展期妇科（卵巢和子宫）恶性肿瘤，盆腔淋巴回流可能阻塞，淋巴液通过胸腹部淋巴网络，回流到腋窝和锁骨上淋巴结，导致乳腺淋巴淤积，出现上述临床和X线表现。

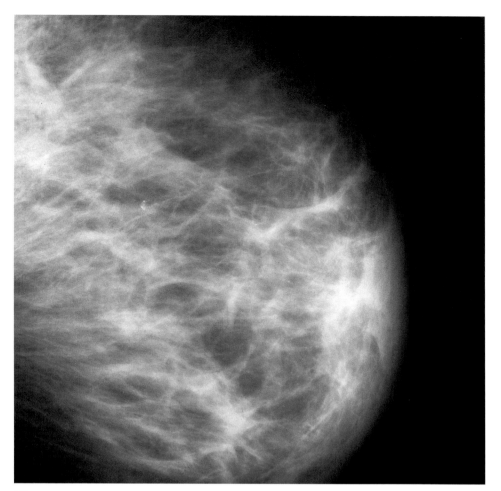

图 154a

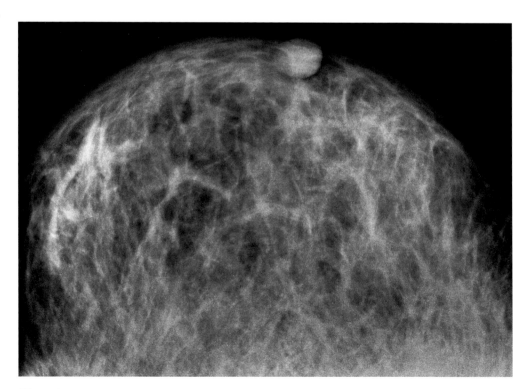

图 154b

第八章　总体策略

乳腺病理性病变的观察可能较困难，特别是星芒状肿块。优质的图像质量、最佳的观片条件及系统的观片方法是发现乳腺异常表现的先决条件。

对病变的认识分析应该认真按照概述中所叙述的方法执行[1]。

处理策略取决于肿瘤的类型：

1. 圆形 / 卵圆形肿瘤：通常不存在认识问题。仔细分析乳腺 X 线表现和合理使用辅助方法，如超声和经皮空心针穿刺活检等，常可避免不必要的手术活检。最常见的病例是囊肿和纤维腺瘤。

2. 星芒状病变：大多数乳腺癌表现为星芒状肿块。93% 的星芒状肿块为浸润性癌；其余的为放射状瘢痕、手术后瘢痕和少数导管原位癌[1]。准确的放射学鉴别诊断，对指导病变的进一步处理非常重要。发现小于 10 mm 的早期肿瘤，可能需要相当高的技能和丰富的经验。

3. 大多数乳腺钙化代表良性过程，只有 20% 的连续活检的成簇钙化为恶性疾病[2、3]。对乳腺 X 线钙化进行细致的分析和使用立体定位空心针穿刺活检，有助于避免大多数不必要的手术活检。

4. 皮肤增厚综合征有显著的临床表现和 X 线表现。这种综合征的根本原因能够通过仔细分析临床和 X 线表现而做出准确判断。

参考文献

第一章

[1] WELLINGS S R, JENSEN H M, MARCUM R G. An atlas of subgross pathology of the human breast with special reference to possible precancerous lesions. J Natl Cancer Inst, 1975,55(2):231-273.

[2] WELLINGS S R. WOLFE J N.Correlative studies of the histological and radiographic appearance of the breast parenchyma. Radiology, 1978,129(2):299-306.

[3] WELLINGS S R. Development of human breast cancer. Adv Cancer Res,1980,31:287-314.

[4] AZZOPARDI J G. Problems in Breast Pathology. Philadelphia: Saunders, 1980.

[5] TABÁR L, TOT T, DEAN P B. Breast Cancer: Early Detection with Mammography. Casting Type Calcifications: Sign of a Subtype with Deceptive Features. Stuttgart: Thieme, 2007

第四章

[1] TABÁR L, DEAN P B, PÉNTEK Z. Galactography: the diagnostic procedure of choice for nipple discharge. Radiology,1983,149(1):31-8.

[2] SICKLES E A, KLEIN D L, GOODSON W H, et al. Mammography after needle aspiration of palpable breast masses. Am J Surg, 1983,145(3):395-7.

[3] ROSEN P P. Rosen's Breast Pathology. Philadelphia: Lippincott Williams & Wilkins, 2008.

第五章

[1] TABÁR L, TOT T, DEAN P B. Breast Cancer: Early Detection with Mammography. Casting Type Calcifications: Sign of a Subtype with Deceptive Features. Stuttgart: Georg Thieme Verlag, 2007.

[2] FROUGE C,TRISTANT H,GUINEBRETIÈRE J M, et al. Mammographic lesions suggestive of radial scars: microscopic findings in 40 cases. Radiology, 1995,195(3):623-5.

[3] HAAGENSEN C D, LANE N, LATTES R. Neoplastic proliferation of the epithelium of the mammary lobules: adenosis, lobular neoplasia, and small cell carcinoma. Surg Clin North Am, 1972,52(2):497-524.

[4] FENOGLIO C, LATTES R. Sclerosing papillary proliferation in the female breast//A benign lesion often mistaken for carcinoma. Cancer, 1974,33(3):691-700.

[5] HAMPERL H. Strahlige Narben und obliterierende Mastopathie [Radia Scars (Scarring) and Obliterating Mastopathy] [Article in German]. Virchows Arch A Pathol Anat Histol, 1975,369(1):55-68.

[6] EGGER H, WEISHAAR J, HAMPERL H. 'Sterne' im Mammogram: Karzinome und 'strahlige Narben' [Stars in mammography-cancers and radial scars] [Article in German].Geburtshilfe Frauenheilkd, 1976,36(7):547-53.

[7] FISHER E R, PALEKAR A S, KOTWAL N. A nonencapsulated sclerosing lesion of the breast. Am J Clin Pathol,1979,71(3):240-6.

[8] AZZOPARDI J G. Problems in breast pathology. Philadelphia: Saunders, 1980.

[9] RICKERT R R, KALISHER L, HUTTER R V. Indurative mastopathy: a benign sclerosing lesion of breast with elastosis which may simulate carcinoma. Caner, 1981,47(3):561-71.

[10]MANFRIN E, REMO A, FALSIROLLO F, et al. Risk of neoplastic transformation in asymptomatic radial scar. Analysis of 117 cases. Breast Cancer Res Treat, 2008 -2, 107(3):371-7.

[11]TABÁR L, TOT T, DEAN P B. Breast Cancer: The Art and Science of Early Detection with Mammography. Perception, Interpretation,Histopathologic Correlation. Stuttgart: Georg Thieme Verlag, 2005.

第六章

[1] American College of Radiology (ACR). Breast Imaging Reporting and Data System Atlas(BIRAD®Atlas).Reston, VA:© American College of Radiology, 2003.

[2]TABÁR L, TOT T, DEAN P B. Breast Cancer: Early Detection with Mammography//Casting Type Calcifications: Sign of a Subtype with Deceptive Features. Stuttgart: Georg Thieme Verlag, 2007.

[3]TABÁR L, TOT T, Dean P B. Breast Cancer: Early Detection with Mammography. Crushed Stonelike Calcifications: The Most Frequent Malignant Type. Stuttgart: Georg Thieme Verlag, 2008.

[4] PAGET J. On diseases of the mammary areola preceding cancer of the mammary gland. St Bartholomew Hosp Rep, 1874,10:87-89.

[5]HOEFFKEN W, LÁNYI M. Erkrankungen der Brustdrüse. In: Schinz ER, ed.: Lehrbuch der Röntgendiagnostik, Band II, Teil 2. Stuttgart: Thieme, 1981,969-1041.

[6]SICKLES E A, ABELE J S. Milk of calcium within tiny benign breast cysts. Radiology, 1981,141(3):655-8.

[7] FROUGE C, GUINEBRETIÈRE J M, JURAS J, et al. Polyhedral microcalcifications on mammograms: prevalence and morphometric analysis. AJR Am J Roentgenol, 1996,167(3):621-4.

第七章

[1] MOLNÁR Z,KELLER G. Kollaterale Lymphbahnen der Thoraxwand bei tumoröser Blockade im kleinen Becken [Collateral lymph vessels of the thoracic wall in tumorous blockage of the small pelvis] [Article in German]. Fortschr Geb Rontgenstr Nuklearmed, 1969, 111(6):854-6.

第八章

[1] TABÁR L, TOT T, DEAN P B. Breast Cancer: The Art and Science of Early Detection with Mammography//Perception, Interpretation, Histopathologic Correlation. Stuttgart: Georg Thieme Verlag, 2005, 197.

[2] CITOLER P. Microcalcifications of the breast//Grundmann B, Early diagnosis of breast cancer. New York (NY): G. Fischer, 1978, 113-18.

[3]EGAN R L, MCSWEENY M B, SEWELL C W. Intramammary calcifications without an associated mass in benign and malignant disease. Radiology,1980,137:1-7.

推荐书目

Ahmed A. Atlas of the Ultrastructure of Human Breast Diseases. Edinburgh & New York: Churchill Livingstone; 1978

Barth V. Diagnosis of Breast Diseases. Stuttgart: Thieme; 2011

Bassett LW, Mahoney M, Apple S, D'Orsi C. Breast Imaging. Philadelphia: Saunders; 2010

Berg WA, Birdwell RL, Gombos E, et al. Diagnostic Imaging: Breast. Salt Lake City: Amirsys; 2006

Bick U, Diekmann F. Digital Mammography. Berlin: Springer; 2011

Birdwell RL (Editor). Breast Imaging. Radiol Clin North Am 2010; 48(5)

Birdwell RL, Morris EA, Wang S-C. Pocket Radiologist-Breast: Top 100 Diagnoses. Philadelphia: WB Saunders; 2003

Cardenosa G. Breast Imaging Companion. Baltimore: Lippincott Williams & Wilkins; 2007

Dronkers DJ, Hendriks JHCL, Holland R, Rosenbusch G. The Practice of Mammography: Pathology, Technique, Interpretation, Adjunct Modalities. New York: Thieme Medical Publishers; 2002

Duffy SW, Hill C, Estève J. Quantitative Methods for the Evaluation of Cancer Screening. New York: Oxford University Press; 2001

Egan RL. Mammography. Springfield: Thomas; 1964

Feig SA. Auditing and benchmarks in screening and diagnostic mammography. Radiol Clin North Am. 2007;45(5):791-800

Feig SA. Screening strategy for breast cancer. Semin Breast Dis. 2003;6(4):161-172

Fischer U. Mammography Casebook. Stuttgart: Thieme; 2006

Gallager HS. Early Breast Cancer: Detection and Treatment. New York: John Wiley & Sons; 1975

Gamagami P. Atlas of Mammography: New Early signs in Breast Cancer. Oxford: Blackwell Science; 1996

Gershon-Cohen J. Atlas of Mammography. Berlin: Springer; 1970

Gold RH, Bassett LW. Mammography, Thermography & Ultrasound in Breast Cancer Detection. Saint Louis: Harcourt Health Sciences; 1982

Hashimoto B. Practical Digital Mammography. New York: Thieme; 2007

Hendriks JHCL, Holland R, Rijken, H. Mammotrainer: Interactive Training for Breast Cancer Screening Mammography. Berlin: Springer; 2004

Heywang-köbrunner SH, Dershaw DD, Schreer I. Diagnostic Breast Imaging: Mammography, Sonography, Magnetic Resonance Imaging and Interventional Procedures. New York: Thieme Medical Publishers; 2001

Hoeffken W, Lanyi M. Mammography. Philadelphia: Saunders; 1977

Homer MJ. Mammographic Interpretation: A Practical Approach. New York: McGraw-Hill; 1996

Hughes LE, Mansel RE, Webster DJT. Benign Disorders and Diseases of the Breast. Concepts and Clinical Management. London: Saunders: 2000

Ikeda DM. Breast Imaging: The Requisites. St. Louis: Mosby: 2010

Ingleby H. Gershon-Cohen J. Comparative Anatomy. Pathology and Roentgenology of the Breast. Philadelphia: University of Pennsylvania Press; 1960

Kopans DB. Breast Imaging. Baltimore: Lippincott Williams & Wilkins: 2006

Lanyi M. Diagnosis and Differential Diagnosis of Breast Calcifications. Berlin: Springer: 1986

Lanyi M. Mammography: Diagnosis and Pathological Analysis. Berlin: Springer; 2003

Leborgne RA. The Breast in Roentgen Diagnosis. Montevideo: Impresora Uruguaya: 1953

Lee L. Stickland V. Wilson R. Fundamentals of Mammography. Saint Louis: Harcourt Health Sciences: 2002

Linell F. Ljungberg O. Andersson I. Breast Carcinoma. Aspects of Early Stages, Progression and Related Problems. Copenhagen: Munksgaard: 1980

Logan-Young WW. Yanes-Hoffman N. Breast Cancer: A Practical Guide to Diagnosis. New York: Mount Hope Publishing; 1995

Martin JE. Atlas of Mammography: Histologic & Mammographic Correlations. Philadelphia: lippincott Williams & Wilkins; 1982

Michell MJ (ed). Breast Cancer. Cambridge: Cambridge University Press : 2010

de Paredes ES. Atlas of Mammography. Baltimore: Lippincott Williams & Wilkins: 2007

Parker SH. Jobe WE. Percutaneous Breast Biopsy. Philadelphia: Lippincott Williams & Wilkins: 1993

Pisano ED. Yaffe MJ. Kuzmiak CM. Digital Mammography. Baltimore: Lippincott Williams &Wilkins; 2003

Potchen J, Sierra A, Azavedo E, Svane G, Potchen EJ. Screening Mammography: Breast Cancer Diagnosis in Asymptomatic Women. Saint Louis: Mosby; 1992

Rosen PP. Rosen's Breast Pathology. Philadelphia: Lippincott-Raven: 1997

Rubin E. Simpson JF. Breast Specimen Radiography. Philadelphia: Lippincott Williams & Wilkins; 1997

Salamon A. Beiträge zur Pathologie und Klinik der Mammakarzinome. Arch Klin Chir. 1913; 101:573-668

Shapiro S, Venet W, Strax P, Venet L. Periodic Screening for Breast Cancer. Baltimore: The Johns Hopkins University Press; 1988

Silverstein MJ. Recht A. Lagios MD (eds). Ductal Carcinoma In Situ of the Breast. Baltimore: Lippincott Williams & Wilkins; 2002

Stavros AT, Rapp CL, Parker SH. Breast Ultrasound. Philadelphia: Lippincott Williams & Wilkins; 2003

Strax P. Early Detection: Breast Cancer is Curable. New York: Harper and Row; 1974

Tucker AK. Ng YY. Textbook of Mammography. Philadelphia: Elsevier; 2001

Vainio H. Bianchini F. Breast Cancer Screening. Lyon: IARC Press: 2002

Wolfe JN. Mammography. Springfield: Thomas; 1967

索引（按笔画排序）

斜体页码是指插图所在页码。